1759

Das Buch

Darf es ein Snack zwischendurch sein? Wie bleiben wir trotz stressigem Berufsleben gesund? Und was haben Eiweiße, Kohlenhydrate, Fette und Ballaststoffe damit zu tun? Dr. Heike Niemeier zeigt uns, dass auch bei der Ernährung die inneren Werte zählen, dass Verbote und Verzicht der falsche Weg sind, und dass kleine Änderungen eine große Wirkung haben können.

Unterhaltsam, anschaulich und fundiert erzählt uns die erfahrene Ernährungswissenschaftlerin alles, was wir wissen müssen über das, was in den Einkaufswagen, auf den Tisch und in den Magen kommt. In Geschichten aus ihrem Leben, ihrer Praxis und der Forschung zeigt sie uns, dass wir mit Kalorienzählen weder schlank noch glücklich werden – dass wir es mit der richtigen Erkenntnis aber sein könnten. Früher lernten wir, den Teller leer zu essen, damit die Sonne scheint, heute sagen uns Werbung, Zeitschriften und unser schlechtes Gewissen, was gut ist – obwohl das doch unser Bauch am besten weiß!

Die Autorin

Heike Niemeier ist promovierte Ökotrophologin und inzwischen hat auch ihr Vater eingesehen, dass das nicht »studierte Hausfrau« bedeutet. In ihrer Praxis, in Kursen, Workshops, Seminaren und Vorträgen zeigt sie Menschen täglich, welche wichtigen Weichen sie mit ihrer Ernährung stellen können. Sie isst für ihr Leben gern.

DR. HEIKE NIEMEIER

Essen gut, alles gut

Wie wir wieder lernen, auf unseren Bauch zu hören

KIEPENHEUER & WITSCH

Für meine zwei wichtigsten Männer:
meinen Vater Werner Niemeier
und Thomas Fabritius,
den Mann an meiner Seite.

Inhalt

Lebensmittel sind Mittel zum Leben. Was essen wir? 119

Essen oder Ernähren ...
oder vielleicht beides?

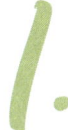

Schöne neue Esswelt

»Essen ist fertig!«
In meiner Kindheit verhießen diese Worte gute Hausmannskost zu regelmäßigen Zeiten und in vertrauter Runde. Seit dieser Zeit ist in meiner Heimatstadt viel Wasser die Elbe hinuntergeflossen. Heute wartet in unserer westlichen Welt ständig Essen, zu jeder Gelegenheit und auch mal ohne Anlass, für kleines und großes Geld. Das ist ein im Vergleich zur Situation vieler Menschen auf der Welt ein Segen – doch zugleich auch ein Fluch.

Es ist ein Segen, weil Essen und Trinken (ebenso wie Schlafen und körperliche Nähe) zu unseren wichtigsten Bedürfnissen gehören. Was wir uns in welcher Menge einverleiben, ist grundlegend für all das, was wir in jungen wie in späteren Jahren, im Arbeitsalltag wie in der Freizeit erleben und erreichen wollen. Ist das Essen gut, ist das die Basis dafür, dass auch alles andere gut sein kann. Gut zu essen, bedeutet für gesunde Menschen dabei keineswegs, extreme Diäten zwanghaft einzuhalten – insbesondere dann, wenn sie gegen das eigene gute Bauchgefühl arbeiten. Ganz im Gegenteil sogar: Gutes Essen sorgt für ein gutes Bauchgefühl.

Mit einer wachen Körperintelligenz können die eigenen Signale aus dem Bauch und aus dem restlichen Körper wahrgenommen werden. Und diese Achtsamkeit ist die wichtigste Ratgeberin, wenn die Essensangebote auf der Straße, an Bahnhöfen, in Büros und auch in den eigenen vier Wänden rufen: »Iss mich!«

Denn der Fluch der ständigen Angebote kann seine Wirkung nur entfalten, wenn wir nicht mit einer gewissen Aufmerksamkeit für uns selbst sorgen. Während gutes Essen uns satt, fit und glücklich macht, führt das falsche Essen in den falschen Mengen genau in die Gegenrichtung: Wir fühlen uns voll, schlapp und auf Dauer möglicherweise sogar richtig krank.

Es sind nicht alle Lebensmittel gleich gut oder gleich schlecht. Ein Smoothie ist für den Körper nicht das Gleiche wie ein Stück Obst, ein Fruchtjoghurt nicht das Gleiche wie ein Naturjoghurt, eine Wurst nicht das Gleiche wie ein Stück Fleisch und auch in den vegetarischen und veganen Fertigprodukten gibt es fragwürdige Zutaten.

Aufgrund ihrer Zusammensetzung kann es ihnen gelingen, den Körper auszutricksen – insbesondere dann, wenn uns das Gefühl dafür, was der Körper will und braucht, durch Werbung, durch unser schlechtes Gewissen oder gar durch unsere Erziehung verloren gegangen ist.

Dabei händelt der Körper Junkfood meist mit links – zumindest dann, wenn er sich nur ab und zu damit beschäftigen muss. Doch so gut Junkfood seinen Fans auch schmecken mag: Irgendwann ist es zu viel des Guten. Die Zunge mag der Geschmack überzeugen, aber dem Rest des Körpers gehen auf Dauer die Reserven aus, um sich fit und aktiv zu halten. Das, was er benötigt, um die Stimmung und das Immunsystem stabil zu halten, findet er im Junkfood trotz seiner gründlichen Suche nicht: Vitamine, Mineralstoffe und andere lebensnotwendige Nährstoffe. In gutem Fast Food, einem schnellen Essen, können diese hingegen allesamt gefunden werden – zur Freude der Zunge und des restlichen Körpers.

Der Teller ist im besten Fall genauso wie das Leben: bunt. Jeden Tag treffen wir etwa 20.000 Entscheidungen, darunter auch an die 2000 Essentscheidungen. Nur eine davon ist die, ob man isst oder nicht. Wenn man sich für das Essen entschieden hat, kommen schon die nächsten Fragen: Jetzt oder gleich? Was? Wie viel? Wo? Mit wem? Wie zubereitet? Ist noch etwas im Tiefkühlfach? Dieses oder jenes Gemüse? Knackig oder weich gekocht? Nudeln? Aus Dinkel oder Weizen? Olivenöl? Wenn ja, welches? Und genau für diese Entscheidungen gebe ich Menschen Anregungen und Hilfestellungen: in Beratungen, bei Vorträgen und Workshops – und hoffentlich auch mit diesem Buch!

Die Arbeit findet dabei mal in meiner Praxis und mal bei Kunden statt, mal sitze ich, mal reise ich, mal esse ich allein, mal in Gesellschaft, mal koche ich, mal lasse ich mich bekochen. Auch ich stehe also ständig vor diesen Entscheidungen und kann Ihnen sagen: Um das Leben in all seinen Facetten leben zu können, sollten wir uns diese Entscheidungen vor allem nicht zu schwer machen.

Ganz im Gegenteil: Wir sollten sie uns leicht machen, wie die Sozialpsychologin Prof. Wendy Wood sagt. Es sind nicht die riesigen Kraftakte und die kaum zu bewältigenden Herausforderungen, sondern die kleinen, täglichen Entscheidungen, die unsere (Ess-)Gewohnheiten formen und mit denen wir eine gesunde Richtung einschlagen können.

Nicht perfekt ist perfekt! So überschrieb eine Zeitung im Dezember 2019 einen Artikel über das Phänomen der *Body Neutrality*, eine Weiterentwicklung der Body Positivity. Dahinter steckt eine tolle Devise: Es geht nicht länger darum, dem Körper – egal ob dick oder dünn – so große Aufmerksamkeit zu schenken, sondern darum, dem eigenen Aussehen mit einer gewissen Gelassenheit, einer neutralen Haltung, zu begegnen (und diese Akzeptanz und Gelassenheit auch von anderen einzufordern). Und damit sind wir auf dem richtigen Weg: Denn das Aussehen ist das eine, die inneren Werte, die charakterlichen ebenso wie die gesundheitlichen, das andere. Nicht jeder, der dick ist, ist krank. Und nicht jede schlanke Person ist gesund. Der Volksmund weiß ja, dass der äußere Schein trügen kann und dass die Schönheit nur im Auge des Betrachters liegt.

Und ob mit Rundungen oder gertenschlank, mit Vorerkrankung oder kerngesund, es gilt: Wer zum guten Essen greift, kann sich mit einer soliden Lebensmittelauswahl und bewussten Essgewohnheiten ganz leicht etwas Gutes tun. Sie helfen in Sachen Vorbeugung, aber auch, wenn sich Erkrankungen vorübergehend oder chronisch im Körper befinden.

In der Therapie vieler Erkrankungen können strengere Diäten maßgeblich zur Gesundung beitragen, in manchen Fällen ist eine moderate Ernährungsumstellung schon vollkommen ausreichend – und bei fast allen Beschwerden kann eine Ernährung, die das Genießen nicht aus den Augen verliert, die Lebensqualität steigern. Essen kann heilen, lindern und stärken – und so auch müde Geister wecken.

»Und was bedeutet das genau?«, werde ich bei meiner Arbeit manchmal gefragt. Von uns Ernährungsberater*innen werden oft klare Aussagen erbeten. Ich möchte sie Ihnen geben: Sie finden in diesem Buch an der einen oder anderen Stelle Zahlen, Fakten und Empfehlungen. Ich möchte aber auch sagen: Nutzen Sie diese als Orientierungshilfen und nicht als Gesetze. Denn Essen funktioniert anders als ein Medikament: Ihren Körper interessiert es nicht, ob Sie vom Gemüse, Fleisch, Butter oder Öl – oder sogar von einem bestimmten Vitamin oder Mineralstoff – in der einen Mahlzeit etwas mehr und in einer anderen etwas weniger essen.

Es geht darum, dass Sie über den Tag und die Woche verteilt mit allem, was Sie für Gesundheit, Genuss, Gewicht, Geschmack und Gehirn brauchen, versorgt sind. Letztlich entscheiden Sie. Ihr Körper ist Ihr Hoheitsgebiet und Sie allein bestimmen, was in welcher Menge wann einreisen darf. Nehmen Sie dabei ruhig mal im Rahmen von Urlauben, Einladungen oder Partys ein paar ungewohnte Lebensmittel-Gäste auf. Nichts ist verboten.

Das Buch »Kaffee und Zigaretten«, so hörte ich den Schriftsteller Ferdinand von Schirach kürzlich eine Lesung eröffnen, »ist kein Ernährungsratgeber«: Es verteufele weder den Weizen, noch lobe es den Kuchen in den Himmel, sagte er, und so etwas werde heutzutage ja erwartet von diesen Büchern, in denen es letztlich doch nur um eines ginge: weniger essen. Ich verspreche Ihnen hiermit: Alle drei von Herrn von Schirach angesprochene Punkte macht dieses Buch nicht! Es verteufelt nicht und es geht auch nicht darum, weniger zu essen. Höchstens ein Lob können Sie hier und da entdecken. Denn es geht um das gute Essen – und dazu kann auch ein guter Kuchen gehören.

Mit diesem Buch möchte ich Ihnen viele Einladungen aussprechen. Ich möchte Sie mitnehmen in die Welten des Essens und der Ernährung und ich möchte gemeinsam mit Ihnen darüber nachdenken, warum die beiden nur zusammen zu haben sind – und was das für uns, unseren Alltag, für unsere Wünsche und Gewohnheiten bedeutet. Dabei orientieren wir uns an drei Fragen, wobei die erste aus gutem Grund am Anfang steht. Sie lautet: »Wozu über das Essen nachdenken?« Hier erfahren Sie, aus welchen Gründen wir über unser Essen nachdenken oder eben nicht darüber nachdenken, und auch, was wir davon haben, wenn wir es tun. Dabei geht es genau um jene Fragen, die Menschen dazu bewegen, in meine Praxis zu kommen, und die vermutlich auch Sie dazu gebracht haben, dieses Buch zur Hand zu nehmen. Leider haben allzu viele dieser Gründe mit Äußerlichkeiten zu tun – im ersten Teil werfen wir einen Blick darauf, welche überraschenden Auswirkungen die Ernährung auf Ihre inneren Werte hat. Im zweiten Abschnitt wenden wir uns unter der Frage »Was essen wir?« den Lebensmitteln zu und trennen die Spreu vom Weizen. Was müssen wir wissen über die Dinge, die da auf dem Teller, im Kühlschrank oder im Supermarktregal liegen? Und schließlich verrate ich Ihnen im dritten Teil, dass dieses Wissen nicht alles ist, und komme so zur Frage »Wie essen wir?«. Denn ob nun das gesündeste oder wohlschmeckendste Lebensmittel vor Ihnen liegt oder nicht – ob Sie wirklich etwas davon haben, hängt davon ab, ob Sie es genießen können!

Die drei Abschnitte sind in kleine überschaubare Kapitel unterteilt, in denen Sie leicht verdauliche Wissenshäppchen, Essperimente, Einkaufstipps, Rezepte für jeden Geschmack und natürlich auch Informationen, die manche Mythen aus der Gerüchteküche ins rechte Licht rücken, finden. Lassen Sie uns dem Essen und der Ernährung einen angemessenen Stellenwert geben. Sie sind nicht alles, worum sich das Leben dreht, doch ein gesunder Körper und ein gutes Bauchgefühl sind die besten Voraussetzungen, um sich ganz nach dem eigenen Geschmack ins Leben zu stürzen. Essen gut, alles gut!

Was macht eigentlich eine Ökotrophologin?

Essen! Auch Ökotropholog*innen essen – und das sogar gern. Zumindest ich. Ich habe schon immer gern gegessen und eigentlich bin ich auch deswegen zum Studium der Ökotrophologie gekommen. Glauben Sie mir, ich wusste nicht, worauf ich mich da einlasse. Ich habe beim Essen immer mein Bauchgefühl sprechen lassen und war in meiner Pubertät auch mal ein echter Zuckerjunkie. Aber irgendwie ohne dadurch zuzunehmen – wahrscheinlich, weil ich damals fast auf dem Niveau einer Leistungssportlerin Handball gespielt habe und für mein Leben gern Fahrrad gefahren bin. Ich wurde selten von meinen Eltern irgendwo hingefahren. Ich erinnere mich eher an die Worte: »Du hast zwei gesunde Beine, du kannst sie auch nutzen!«

Nicht nur beim Essen, auch bei der Studienwahl hat der Bauch entschieden. Bei den Ernährungswissenschaften hatte ich gleich ein gutes Gefühl – die Mischung aus Theorie und Praxis und der alltagsnahe Forschungsgegenstand hörten sich sehr gut an. Im Studium wurde mein Bauchgefühl dann erst mal weitestgehend aus- und der Kopf angeknipst. Das fing schon beim Namen an: Ökotrophologie – ich erinnere noch, wie ich erst mal das Wort nachschlagen musste. Es setzt sich aus drei altgriechischen Wortteilen zusammen: öko/ *oikos* für Haus, *trophe* für Ernährung und *logos* für Lehre. Für meinen Vater wurde ich »studierte Hausfrau« und die Wahl des Studienfachs warf für ihn ein großes existenzielles Fragezeichen auf. Er machte sich Sorgen – wer würde auf dem Arbeitsmarkt denn schon für das Wissen einer Hausfrau bezahlen, ob studiert oder nicht?

Auch ich zweifelte anfangs daran, ob es irgendjemanden auf der Welt gab, der in einen Apfel aufgrund seines Vitamin-C- und Ballaststoffgehaltes biss. War es wirklich dieses Wissen oder war es nicht eher der Geschmack eines reifen, saftigen, süßsauren, spritzigen Apfels, der einen verleitet hineinzubeißen? Mit der Zeit begriff ich auch, dass das vermittelte Wissen sehr wenig mit dem einer studierten Hausfrau zu tun hatte. Es ging um grundlegendere Fragen: »Warum essen wir, wie wir essen?« war Teil des Fachs Ernährungspsychologie, »Warum und wofür kaufen wir Lebensmittel?« hieß es in der Vorlesung Verbraucherverhalten und in den Bereichen Lebensmittel- und Biochemie ging es in die naturwissenschaftlichen Details. Es war, kurz gesagt, eine umfassende Beschäftigung mit allen Einzelheiten unserer Ernährung, ihrer Herkunft, ihrer Zusammensetzung und ihrer Auswirkung.

Nach dem Studium führte mich mein Weg in die USA. Ich lebte aufregende zwei Jahre in Long Beach/Kalifornien und tat, wie mir im Studium gelehrt worden war: Ich ernährte mich fettarm. Mein damaliger Freund stellte mich seiner Familie mit den Worten vor: »That's Heike. She's from Germany. And she's a good eater!« Was im ersten Augenblick despektierlich klingt, war in Wahrheit ein großes Lob: Viele Frauen in Südkalifornien folgten einem sehr fragwürdigen Ess- und Lebensstil, der viel mit Verzicht und Hungern zu tun hatte. Ich nicht! Das war erleichternd für meine

Mitmenschen – doch erschwerend für meinen Körper, denn ich aß das Falsche und ging auf wie ein Hefekuchen. Meine fettarme Kost führte ohne das umfangreiche Handballtraining zu einer gewissen Pfundansammlung am ganzen Körper. Ich fuhr zwar viel Fahrrad – für mich war es noch immer das Gefühl der großen Freiheit –, aber ich hielt auch gern bei Jamba Juice an. Da gab es Trinkbecher, die gefühlt fünf Liter fassten, randvoll mit frischen, zu einem Smoothie pürierten Früchten. Ich freute mich über die fettarmen, also gesunden, und dabei unendlich leckeren Drinks! Zu keinem Zeitpunkt stellte ich einen Zusammenhang zwischen den mächtigen Fruchtzuckerladungen und meinem steigenden Gewicht her. Es mussten Jahre vergehen, bis ich verstand, was da passiert war: Mit den Empfehlungen für eine gesunde Ernährung waren wir Studierenden in Deutschland auf eine sehr veraltete und falsche Fährte geführt worden. Rückblickend betrachtet kann ich froh sein, dass ich gleich nach meiner fachlichen Ausbildung quasi am eigenen Leib eine solche Erfahrung machen durfte – denn genau dieses Wechselspiel prägt meine Arbeit bis heute.

In Südkalifornien machte ich noch eine andere weitreichende Entdeckung: Ich wurde zum ersten Mal mit einer neuartigen Ernährungsform namens »Low Carb« konfrontiert, die im Wesentlichen in einer Reduktion (engl. *low* für »niedrig«) von Kohlenhydraten (engl. *carbohydrates*, kurz: »carbs«) steht. Ich konnte nicht glauben, auf was für einem Irrweg sich die USA befanden. Denn wenn jemand weniger Kohlenhydrate isst, dann muss er ja von anderem mehr essen!? Und das müssten ja dann Fett und Eiweiß sein. Oh Schreck, dachte ich, dabei war die Übergewichts-Epidemie hier doch eh schon viel weiter fortgeschritten als in Deutschland! Hätte ich mein Hochschulwissen damals schon richtig eingeordnet, hätte ich den Sinn hinter Low Carb verstanden, so war ich einfach fassungslos.

Zurück in Deutschland habe ich mich als Ökotrophologin selbstständig gemacht. Vermutlich hat mir meine damals schon große Begeisterung für diesen Beruf geholfen, denn ich erhielt ziemlich schnell interessante Aufträge: Zu Beginn waren das insbesondere Kitas und Schulen, später dann auch zunehmend Unternehmen, die ihren Mitarbeiter*innen Workshops, Kochevents, Vorträge oder Einzelberatungen anboten. Ich traf viele Menschen, die meine Begeisterung fürs Essen teilten, und ich freute mich umso mehr, wenn ich ihnen mit meinem Wissen und meiner Erfahrung Fragen beantworten konnte. Mit der Zeit taten sich mir noch weitere Facetten meines Fachgebiets auf: So lernte ich etwa bei der Arbeit in einer psychosomatischen Klinik den Blick eines Menschen mit Essstörung aufs Essen kennen (und das ist, wie man sich vorstellen kann, noch einmal ein ganz anderer). Außerdem bekam ich die Möglichkeit, Fortbildungen zu Bio-Lebensmitteln durchzuführen, und verbrachte viel Zeit auf Bauernhöfen und in Betrieben, wo ich die Qualitätsunterschiede von Lebensmitteln gewissermaßen direkt bei ihrer Herstellung erkennen lernte. In diesen ganz verschiedenen Welten erfuhr ich, wie sehr das rationale Thema Ernährung mit dem emotional geprägten Thema Essen verbunden ist und dass sich meine Arbeit genau in diesem Spannungsfeld abspielte.

Mit Anfang 30 – ich hatte gerade alle Hände voll zu tun – tat sich eine Chance auf, die ich nicht ungenutzt lassen wollte: Mir wurde eine Promotion angeboten. Da ich die praktische Arbeit dabei nicht aufgeben konnte, schrieb ich meine Doktorarbeit neben dem Job und machte nebenbei auch die Erfahrung, dass Lehrjahre tatsächlich keine Herrenjahre sind. Doch gerade in der Verbindung mit meiner praktischen Tätigkeit war das wissenschaftliche Arbeiten unheimlich bereichernd. Mit der Doktorarbeit hatte ich die einmalige Gelegenheit, der Frage nachzugehen, die mich durch mein Studium und durch die ersten Jahre meines Berufslebens begleitet hatte: Ich wollte sachlich und wissenschaftlich den Einfluss untersuchen, den Essen auf das Wohlbefinden hat. Für meine Forschungen konnte ich mich auf die Zusammenarbeit einer deutschen und einer schottischen Hochschule stützen und so hatte ich zwei Doktorväter, einen Gesundheitswissenschaftler in Hamburg und einen Psychologen in Paisley bei Glasgow. Und beide teilten meine Faszination für das Thema: Mit

19

einer Kost, die neben ihrer biologischen oder medizinischen Eignung auch die Lebensqualität steigert, stehen die Chancen, dass eine bestimmte Ernährung (in meinem Fall war dies eine Low-Carb-Kost bei Menschen mit Typ-2-Diabetes) langfristig eingehalten wird, am besten!

Das richtige Essen kann wie Medizin wirken, klar, aber es ist auch irre wichtig für das Wohlbefinden und kann so wiederum auch die körperliche Gesundheit beeinflussen. Diese Erfahrung mache ich jeden Tag bei meiner Arbeit: Essen aus purer Lust und Ernährung als Notwendigkeit sind keine Gegensätze und können in einer guten Mischung maßgeblich das eigene Körperglück steigern – ganz gleich, ob schon eine Vorerkrankung vorliegt oder aber der Körper noch in bester gesundheitlicher Verfassung ist.

Nicht nur mein Vater hat seine Meinung zu meiner Berufswahl geändert. Auch ich schätze mich mit jeder neuen Erfahrung glücklicher mit dieser Arbeit. Und ich freue mich, meine Erfahrungen und Einsichten auf den nächsten Seiten mit Ihnen zu teilen.

Gesundheit ist (k)ein Geschenk!

Der Philosoph Arthur Schopenhauer, der einst auch ein Medizinstudium begonnen hatte, prägte den berühmten Spruch »Gesundheit ist nicht alles. Aber ohne Gesundheit ist alles nichts«, den wir also durchaus ernst nehmen dürfen. Denn ein gesunder Mensch nimmt seinen Zustand meist als Selbstverständlichkeit an – das ändert sich schlagartig, wenn die Knochen schmerzen, der Bauch bläht, der Bluthochdruck einen nicht zur Ruhe kommen lässt und andere kleinere Zipperlein oder größere Einschränkungen uns zu schaffen machen.

Im Zeitalter der Selbstoptimierung müssen wir uns stets vor Augen halten, dass wir vieles, aber nicht alles verändern können. Gesundheit ist so ein Fall, denn sie hat zwei Seiten: Die eine können wir beeinflussen, die andere nicht. Das Alter, die Genetik und die Herkunft sind Faktoren, die Auswirkungen auf die Gesundheit haben, die wir jedoch nicht verändern können. Mit fortschreitendem Alter steigt das Risiko für Erkrankungen, das Immunsystem wird schwächer und die Muskeln werden weniger – insbesondere dann, wenn wir sie sich nicht ab und zu austoben lassen:»*Use it or loose it* – Nutze sie oder du verlierst sie!«, lautet die Formel eines befreundeten Arztes.

Neben diesen drei Faktoren, die wir nicht oder nur durch einigermaßen mühsame Gymnastikübungen beeinflussen können, tragen viele andere Bereiche zu unserer Gesundheit bei – und viele davon kennen wir vielleicht noch nicht einmal: Derzeit wird in den Medien wie auch in der Wissenschaft immer wieder vom sogenannte Mikrobiom gesprochen. Darunter versteht man die unzähligen für uns unsichtbaren Mikroorganismen, die unseren Körper besiedeln. Das Augenmerk der Forschung liegt dabei insbesondere auf den winzigen Tierchen in unserem Darm. Wir werden uns im ▶ Kapitel *Futter für Ihre Freund*innen* noch genauer damit beschäftigen. Doch so viel vorab: Es mehren sich die Erkenntnisse, dass wir mit unseren Abermillionen Mitbewohnern im Darm sehr freundschaftlich umgehen sollten, denn sie können einen viel größeren Einfluss auf unsere Gesundheit nehmen als lange Zeit vermutet. Einen Freundschaftsbeweis liefern wir ihnen mit bestimmten Stoffen in unserem Essen. Was Möhren für Pferde, Käse für Mäuse und Schokolade für Naschkatzen ist, das sind die Ballaststoffe für die guten Bakterien im Darm. Daraus nehmen sie den Energieschub, den sie benötigen, um sich zu vermehren und um uns gesund zu halten. In diesem Bereich der medizinischen Forschung werden gerade ganz neue Kapitel geschrieben, die längst auch in den Ernährungswissenschaften eine wichtige Rolle spielen.

Dies ist also ein Bereich, bei dem wir unserem Schicksal in der Frage gesund oder nicht gesund unter die Arme greifen können: Anstatt über Alter, Genetik und Herkunft zu grübeln, kümmern wir uns lieber um ausreichend Bewegung, einen guten Umgang mit dem Stress – mit dem sozialen ebenso wie mit dem körperlichen –, um wertvolle zwischenmenschliche Beziehungen und natürlich um gutes Essen. Diese Faktoren liegen alle mehr oder weniger fest in unseren Händen und sie können sogar das Altern beeinflussen: den Prozess des Älterwerdens jeder einzelnen Körperzelle.

Denn das Altern findet auf zweierlei Weise statt: Während wir mit jedem Geburtstag das kalendarische Alter bejubeln dürfen, können unsere Zellen biologisch gesehen tatsächlich jung bleiben. Das wurde mir sehr bewusst, als ich kürzlich mit meiner Damenrunde zusammensaß und eine Freundin der Gastgeberin dazukam. Sie war voller Feuer, interessierte sich für vieles und schwärmte immer noch für ihren Beruf als Modedesignerin. Als sie stolz verkündete, dass sie sich zu ihrem 70. Geburtstag mit ihren Töchtern den lang ersehnten Traum einer Reise nach Fernost erfülle, staunten wir nicht schlecht: 70 Jahre!? Wir konnten es kaum glauben, zumal sie Typ-1-Diabetikerin war, das heißt, eine Stoffwechselerkrankung hatte, die im Alltag viel Aufmerksamkeit erfordert. Diese Frau ist eine von vielen lebenden Beweisen dafür, dass es sich durchaus lohnt, gut auf sich aufzupassen und sich auf das zu konzentrieren, was man selbst in der Hand hat. Ich war natürlich sehr daran interessiert, mehr über ihr Geheimrezept zu erfahren. Als eine Frau mit Typ-1-Diabetes legte sie besonderen Wert auf eine gute und für sie passende Ernährung und auf gute soziale Kontakte. Sie hat sich zwar nicht direkt als Sportlerin beschrieben, aber es wurde deutlich, dass ihr Lebenswandel sehr aktiv war.

Anton ist ein weiteres Beispiel: Mein Freund und ich reisen seit Jahren regelmäßig in den Südosten Mallorcas, wo wir von der Frühstücksterrasse unserer Unterkunft die Bucht einsehen können. Jeden Morgen zur gleichen Zeit beobachten wir dort einen älteren Herrn, der strammen Schrittes den Strand auf und ab geht. Durch einen Zufall lernten wir seinen Sohn kennen, der wie ich aus Norddeutschland stammt und wie sich herausstellte bereits 70 Jahre alt war. Damit stellte sich die Frage, wie alt denn dann der Vater sei? 93 Jahre, eröffnete er uns. Und was ist sein Geheimnis? Das solle ich ihn doch selbst fragen! Peter, 1927 in Ostpreußen geboren, hat einen inneren Leitspruch, der bis heute gilt: »Ich kann das. Ich schaff' das!« Sie werden später im Buch (▶ im Kapitel *Yes, I can!*) noch einmal vom unschätzbaren Wert dieser inneren Einstellung lesen. Für Peter war es die Haltung, die er für seinen 3,5 km langen Schulweg, aber auch für die Flucht und den beschwerlichen Neubeginn in Norddeutschland benötigte. Nach dem Ausscheiden aus dem Beruf als Berufsschullehrer für Elektrotechnik ist er ausgewandert. Sein Leben in Spanien ist seither geprägt von dem Kontakt mit Freunden, Tanzen und jeder Menge Bewegung, in vergangenen Jahren auch als Surflehrer. Man müsse beweglich bleiben – auch im Kopf. So liest er viel, kennt unzählige Gedichte und Balladen auswendig. Doch das sei nicht alles, verrät er mir: Auch das, was wir essen, sei wichtig. Sie können sich sicher vorstellen, wie hellhörig mich dieser Satz werden ließ! Er beschrieb seine Mahlzeiten und was er sich bei ihrer Zusammenstellung dachte. Eiweiß ist für ihn das Wichtigste. Von gebratenem Fisch, Garnelen oder anderen Meeresfrüchten könne er nicht genug bekommen. Mittags besuchte er stets ein Büfett, wo er sich damit großzügig den Teller füllte. Als Öl gibt's für ihn zum Salat nur kalt gepresstes Olivenöl. Morgens und abends macht er sich sein Essen selbst. Wegen seines erhöhten Blutzuckers meidet er Trauben und Bananen sowie Nudeln und Reis. Und darauf könne man auch ganz leicht verzichten, bemerkt er beiläufig. Dazu gönnt er sich in der Woche ein bis zwei Gläser Rotwein und beim Besuch der Kinder trinkt er auch mal ein Bier. Essen gut, alles gut, dachte ich mir im Verlauf des Gesprächs. Und noch etwas kam mir in den Sinn: Je älter wir werden wollen, desto mehr Relevanz hat die gesunde Lebensführung, das heißt der selbst gewählte Lebensstil.

Wer abnehmen will, muss essen!

Meine Tante Helga war eine sehr weise Frau. Sie war Krankenschwester und hatte das Herz am rechten Fleck. Ich habe noch lebhaft vor Augen, wie sie, als wir unangekündigt vor ihrer Tür standen, den Staubsauger fallen ließ und darauf bestand, uns hereinzubitten: Ihrer Ansicht nach waren Gespräche und Treffen zwischen Menschen immer wichtiger als Staub! Wie wahr, denke ich mir heute und mache es ihr gern nach – auch wenn sich der Staub leider mit der Zeit nicht einfach in Luft auflöst.

Eine andere Geschichte, die mir in Erinnerung geblieben ist: In meiner Jugend unterhielten sich die Erwachsenen über das Thema Abnehmen und meine Tante Helga sagte den für mich unvergesslichen Satz »Wer abnehmen will, muss essen!«. Ich verstand es damals nicht, denn ich hatte von den anderen Erwachsenen längst gelernt, dass das Weglassen von Kalorien, also das Fasten, zwangsläufig zum Abnehmen führen würde. Doch wie ich heute weiß, hatte meine Tante recht!

Viele Menschen wollen abnehmen, ob es nun gesundheitlich notwendig ist oder anderen Zielen dient. Und die angewendeten Methoden und Mittelchen sind so unterschiedlich wie die Menschen und ihre Gründe dafür. Mich stimmt es immer wieder äußerst nachdenklich, wenn ich selbst bei normalgewichtigen Menschen bemerke, dass sie der Wunsch umtreibt, schlanker sein zu wollen. Wie konnte es nur dazu kommen, dass wir ständig über das Gewicht reden und »zwei, drei Kilo weniger« immer als besser erachten als unser aktuelles Gewicht? Ich habe noch keine abschließende Antwort gefunden, doch das liegt vielleicht auch daran, dass ich aus zwei unterschiedlichen Blickwinkeln schaue: Der eine ist der private, der mich nur den Menschen sehen lässt, die Wirkung, die Gestik und Mimik, die Wortwahl und den Umgang mit anderen Menschen. Das Gewicht ist für mich dabei so irrelevant wie das Alter und andere Äußerlichkeiten – vielleicht habe ich ja für die Wahrnehmung dieser Dinge keine Synapsen ausgebildet … Und dann habe ich den professionellen Blickwinkel. Aus diesem sehe ich das Gewicht, denn ja, leider wächst mit den Kilos oftmals auch das Risiko für Erkrankungen. Menschen, die mit dem Wunsch zu mir kommen, Gewicht zu verlieren, begleite ich gern, wenn es medizinisch notwendig ist. Auch die anderen begleite ich gern, allerdings stellt sich dann häufig heraus, dass gar nicht das Gewicht, sondern eher Müdigkeit und Schlappheit das Problem sind und das Ziel eher die Steigerung von Wohlbefinden und Vitalität ist – und eben nicht die Gewichtsreduktion.

Liebe Leserin, lieber Leser, führt auch bei Ihnen das Körpergewicht zur Unzufriedenheit oder körperlichen Einschränkungen und möchten Sie daher auch liebend gern ein paar Kilos loswerden? Haben Sie möglicherweise auch schon einmal einen Abnehmversuch gestartet? Einen, bei dem Sie gänzlich auf das Essen verzichtet haben? Null-Diät wurde das früher genannt, heute meist Fasten. Hat es Sie zum erwünschten Erfolg geführt? Kurzfristig ja, werden Sie jetzt höchstwahrscheinlich sagen, aber dann waren sie wieder da, all die weggehungerten Pfunde. Es tut mir leid um Ihren erfolglosen Versuch, denn es ist meist mit großer Anstrengung verbunden, mehrere Tage oder Wochen ohne Essen zurechtzukommen – erst recht, wenn Sie gleichzeitig auch gearbeitet haben. Aber leider überrascht mich der Verlauf Ihres Vorhabens überhaupt nicht.

Das Nicht-Essen führt natürlich erst einmal dazu, dass Sie Gewicht verlieren. Wenn Sie nur Wasser und ungesüßten Tee trinken, reduzieren Sie ja Ihre Kalorienaufnahme um Ihren gesamten täglichen Bedarf, der bei 1600, 1800, 2000 oder auch mehr Kilokalorien liegen kann. Doch die entscheidende Frage ist, was da verschwindet, wenn die Zahl auf Ihrer Waage kleiner wird. Ist es tatsächlich das unerwünschte Fett? Tatsächlich stecken drei ganz verschiedene Dinge hinter dem verschwindenden Gewicht und es beginnt eher überraschend: In den ersten Tagen verlieren Sie vor allem Wasser. Durch das Nicht-Essen werden die Zuckerspeicher und damit auch mindestens ein Liter Wasser aus der Muskulatur abgebaut. Um trotz Null-Diät genug Energie für alle Tätigkeiten zu haben, wird Energie aus den Speichern verbrannt: Dafür holt sich Ihr Körper vor allem das Fett aus den Fettdepots und die Kohlenhydrate aus den Kohlenhydratspeichern. Der Fettabbau ist ja der gewünschte Verlusteffekt – juchuu!

Die Kohlenhydratspeicher aber, die da gerade geleert werden, befinden sich in den Muskeln und mit dem Inhalt der Speicher baut der Körper auch die Muskeln ab. So verlieren Sie mit dem Fett zugleich Ihre wertvollsten Verbrennungsmotoren und damit sinkt auf Dauer Ihr Grundumsatz: Je weniger Muskeln in Betrieb sind, desto weniger Kalorien werden verbraucht – für den weiteren Fettabbau sind das keine guten Voraussetzungen. Es geht also nicht um eine Gewichtsreduktion, es geht um eine Fettreduktion (siehe ▸ Kapitel *Ihr Gewicht ist nicht alles*)!

Um die Muskulatur zu erhalten und gleichzeitig vor allem Körperfett schmelzen zu lassen, ist eine eiweißreiche Kost mit viel Gemüse vorteilhaft – warum, werden Sie vertiefend an vielen anderen Stellen in diesem Buch lesen.

Um dauerhaft Fett, aber keine Muskeln zu verlieren, bedarf es noch einer anderen Sache: Bewegung! Sie haben es in der Hand – oder besser gesagt, in Ihren Armen und Beinen: Ihr möglicher Muskelerhalt hängt davon ab, wie viel, wie lange und wie intensiv Sie Ihre Muckis reizen. *Use it or loose it!* – erinnern Sie sich? Ihre Muskeln wollen gebraucht werden, sonst ziehen sie sich beleidigt zurück, weil sie sich für sinnlos halten. Um das zu vermeiden, lassen Sie Ihre Muskeln spielen! Es ist dabei erst einmal egal, ob ausdauernd beim Spazierengehen, Walking, Joggen, Schwimmen, Radfahren oder kräftig beim Gewichte-Training.

Nach getaner Arbeit sind die bewegten Muskeln besonders hungrig. Am meisten freut sich der Körper dann über Eiweiß, denn das kann er direkt für die Reparatur der vorhandenen und den Aufbau neuer Muskeln nutzen. Sie bereiten sich schon mal auf ihren nächsten Einsatz vor. In den 60 bis spätestens 120 Minuten nach dem

Training ist es daher besonders ratsam, eine Menge von 20 bis 30 g Eiweiß zu essen. Dieses befindet sich beispielsweise in 100 bis 150 g Fleisch oder 170 bis 250 g Quark. Welche Alternativen es gibt, erfahren Sie im ▶ Kapitel *Eiweißquellen sind unterschiedlich wertvoll*.

Und das ist noch nicht alles! Nach dem Sport stellt sich – sofern Sie sich gefordert, aber nicht überfordert haben – ein umjubelndes »Yeah!«-Gefühl ein. Dieses haben Sie sich selbst verdient, durch Ihr eigenes Tun! Bravo! Ihr Körper schüttet durch Bewegung und Sport den Neurotransmitter Dopamin aus. Dopamin wirkt in Ihrem Nervensystem als Botenstoff und sorgt für jede Menge positive Gefühle, man kennt es auch als »Glückshormon«. Der Belohnungseffekt sorgt dafür, dass Sie die sportliche Herausforderung wieder aufnehmen wollen. Und das sollten Sie auch, denn einmal ist keinmal! Wer auf Dauer sein Gewicht reduzieren möchte, benötigt neue Gewohnheiten – und dazu gehört neben dem regelmäßigen Sporteln und ausreichend Schlaf auch das Essen und gerade nicht der komplette Verzicht.

Die gesündeste Turnübung ist das Aufstehen vom Esstisch.
Giorgio Pasotti

Ihr Körper erträgt es nämlich auf Dauer nicht, nichts zu essen. Wie auch? Er ist abhängig von Stoffen, die ihn gut ernähren, also Nähr-Stoffen (siehe ▶ Kapitel *Jeder braucht andere Energiequellen*), weil er ein großes Interesse daran hat, gesund zu sein! Bekommt er nicht, was er braucht, stellt er sich stur, taub und gibt nichts her – auch keine Kilos. Da ist es schon sinnvoller, Freundschaft mit seinem Körper zu schließen und zu verstehen, was er wirklich braucht. Doch nicht nur das: Ihr Körperglück hängt auch ganz eng mit Ihrem Verständnis dafür zusammen, *wann* Ihr Körper und Ihre Seele *was* in *welcher Menge* möchte. Gesund und dem Abnehmen zuträglich ist nicht, alles in sich hineinzuschaufeln, aber auch nicht, auf alles zu verzichten! Wer will denn das auch auf Dauer durchhalten?

Ich möchte Ihnen reinen Wein einschenken und kann Ihnen etwas aus der Wissenschaft verraten: Die meisten Diäten bringen auf Dauer keine großartigen Erfolge für das Abnehmen – auch wenn die Zeitschriften am Kiosk Ihnen anderes versprechen wollen. Enttäuschen möchte ich Sie mit diesen Zeilen keineswegs, glauben Sie mir! Ich möchte eher für Erleichterung sorgen, falls Sie schon mehrere erfolglose Abnehmversuche hinter sich haben. Sie sind nicht allein!

Im wissenschaftlichen Vergleich sind diejenigen Kostformen am erfolgreichsten, bei denen man die Kohlenhydrate auf eine sehr geringe Menge reduziert. Doch auch dabei kann das Gewicht früher oder später wieder (leicht) steigen. Es gibt in der Tat nur wenige Menschen, die auf Dauer das Gewicht reduzieren können, und zu denen gehören in der Regel diejenigen, die konsequent (und auch nach Rückfällen) einen anderen, gesünderen Lebensstil mit guten täglichen Gewohnheiten pflegen (siehe ▶ die Kapitel *Diät bedeutet nicht abnehmen!* und *Yes, I can!*). Gesundes Abnehmen geht (leider) nicht schnell, ist aber mit den richtigen Entscheidungen und vielen kleinen Schritten in die richtige Wohlfühl-Richtung durchaus möglich.

Und wenn Ihnen das Abnehmen vielleicht nicht so gelingt, wie Sie es gern hätten: Schauen Sie auf Ihre inneren Werte! Angefangen bei Ihren Blutwerten, die durch gutes, zu Ihnen passendes Essen immer positiv beeinflusst werden – ganz unabhängig von Ihrem Gewicht. Was letztlich aber nicht minder wichtige innere Werte sind, sind Ihre Körperzusammensetzung und natürlich auch Ihre persönlich empfundene Lebensqualität. Und diesen nähern wir uns jetzt.

Nicht nicht, sondern richtig und gut essen ist das Ziel!

Statt nicht zu essen, ist es sinnvoller, richtig zu essen. Und dabei geht es keineswegs um Verzicht, sondern darum, Ihren Geschmack, Ihre Gesundheit, Ihren Genuss und Ihre Gewohnheiten in ein gutes Gleichgewicht zu bringen.

WISSENSHÄPPCHEN

Wozu über das Essen nachdenken?

Die inneren Werte zählen 2.

Essen wirkt

Wer sich auf den Weg zu einer professionellen Ernährungsberatung macht, hat mehr im Sinn, als nur mal ein wenig über sein tägliches Essen zu klönen oder das ein oder andere Kilo zu verlieren. Ich mache eher die Erfahrung, dass es den Menschen darum geht, endlich zu verstehen, welche Lebensmittel empfehlenswert sind und welche weniger, um die eigene Gesundheit zu verbessern und vor allem um sich in ihrer Haut wohlzufühlen.

Die Ernährungsberatung unterteilt sich in zwei Bereiche: Zum einen geht es um Prävention, also darum, durch die richtige Lebensmittelauswahl und das richtige Essverhalten Erkrankungen vorzubeugen. Die gesunden Personen in meiner Praxis nenne ich die Klienten. Zum anderen geht es um Therapie. In diesem Fall spreche ich von Patienten, deren ernährungsabhängige Erkrankung behandelt oder im besten Fall geheilt werden soll. Die Patienten, die für eine Ernährungsberatung zu mir kommen, leiden an zahlreichen Erkrankungen von A wie Adipositas über B wie Bluthochdruck, C wie chronischen Entzündungen, D wie Diabetes, R wie Rheuma bis Z wie Zöliakie.

»Ernährungsabhängig« bedeutet dabei nicht immer, dass die falsche Ernährung die Ursache einer Erkrankung ist, sondern eher, dass mit der richtigen Lebensmittelauswahl die Erkrankung beeinflusst werden kann. Lebensmittel können dann die medizinische Behandlung unterstützen und im besten Fall sogar ersetzen. Denn schließlich hat eine Therapie durch Essen und Ernährung gegenüber einer Behandlung mit Medikamenten einen großen Vorteil: Essen schmeckt und macht satt – Medikamente nicht und bringen meist auch eine Reihe von unerwünschten Nebenwirkungen mit sich!

Zu Beginn einer Ernährungsberatung oder -therapie möchte ich als Ernährungsberaterin von meinem Gegenüber ziemlich viel wissen, was jedoch weniger meiner Neugier geschuldet ist: Als Grundlage von Beratung und Therapie interessieren mich neben dem Gesundheitsverlauf, der sogenannten Anamnese, auch der Lebenswandel und der Beruf, die Erfahrung mit verschiedenen Kostformen sowie die aktuellen Essgewohnheiten – Letztere lasse ich am liebsten mithilfe eines Ernährungstagebuchs ermitteln.

Nicht für jeden sind alle Fragen im Ernährungstagebuch gleich bedeutsam, denn die Gesundheitsfragen sind ebenso individuell wie der jeweilige Alltag mit seinen Abläufen und Herausforderungen. Ich möchte das an zwei Beispielen zeigen:

Frau Busch war gerade in Rente gegangen, als sie zum ersten Mal zu mir in die Beratung kam. Sie und ihr Mann hatten zu Hause nun eine neue Esssituation und sie wollte einiges ändern, weil sie nun endlich Zeit dafür hatte. Wie sich herausstellte, brachte sie auch ein großes Paket mit Diäterfahrungen in die Beratung mit. Nach der Geburt ihrer Kinder war ihr Bauch kontinuierlich dicker geworden, worüber sie all die Jahre sehr unglücklich gewesen ist. Sie hatte vieles ausprobiert, um wieder schlanker zu werden – insbesondere das Kalorien- oder Punktezählen beherrschte sie inzwischen aus dem Effeff, doch es hatte nie geholfen. Warum? Seit über 30 Jahren wusste sie von ihrer verfetteten Leber und der Empfehlung ihres Arztes, »einfach nur« abzuspecken, woraufhin auch die Leber sich erholen könnte. Heute wissen wir, dass es bei diesem Abspecken aber nicht allein um die Zahl der Kalorien geht, sondern auch um die Art der Kalorien. Kalorien aus Kohlenhydraten, Eiweißen, Fetten oder Alkohol haben alle eine unterschiedliche Wirkung – in der Ernährungsberatung müssen wir also genau analysieren, welche Art Kalorien Frau Busch zu sich nimmt. Eines wurde bei der Auswertung ihres Essprotokolls sehr deutlich: Sie aß nicht sehr viel.

Ähnlich ging es auch Herrn Dorn, ein berufstätiger Mann in einer Führungsposition, der zu mir kam, um sich wieder fitter zu fühlen. Seit seiner Jugend plagten ihn immer wieder Sport-

1. Säule der Ernährungsberatung

In der Ernährungsberatung werden Ernährungstagebücher eingesetzt, die viele Fragen rund um das Essen enthalten. Die Antworten sind nützlich, um den Schlüssel zum Esserfolg zu finden.

- Wie häufig, wann und wie lang wird gegessen?
- Wo und mit wem wird gegessen?
- Was und wie viel wird gegessen (und natürlich auch getrunken)?
- Welche Gefühle und Gedanken bestehen vor, während und nach dem Essen?
- Besteht zu Beginn der Mahlzeit Hunger oder Appetit?
- Ist man hinterher satt oder gar pappsatt?
- Wie hoch ist der Stresspegel vor und während der Mahlzeit?
- Wie steht es am jeweiligen Tag um die Bewegung (oder wurde gar Sport getrieben)? Wie waren Schlafqualität und Schlafdauer?

Mithilfe dieser Fragen kann herausgefunden werden, was das Essen für Effekte hat, welches Essen für die jeweilige Person gut ist und wie der Speiseplan und das Essverhalten optimiert werden können. In diesem Buch werden wir all diese Punkte beleuchten.

verletzungen und sein Körper hatte ihm stets einen Strich durch die Rechnung gemacht, wenn er zu seiner alten Fitness gelangen wollte. Da er ein sehr ehrgeiziger Mann und auch ein Team-Player war, hatte er sich vom Sport nicht abbringen lassen und setzte zur Unterstützung auf ein Team aus Physiotherapeuten, Osteopathen,

Personal Trainern und mir. Um sein steigendes Gewicht zu senken, hatte er eine Strategie aus viel Training und relativ wenig Essen gewählt. Dieser Weg erscheint fürs Erste vollkommen richtig, eine höhere Verbrennung an Kalorien durch den Sport und eine niedrigere Aufnahme an Kalorien müsste ja theoretisch zum Erfolg führen. Herr Dorn nahm tatsächlich ab, doch es waren nur wenige Kilo, bevor er jedes Mal wieder an eine unüberwindbare Mauer stieß. Was war das Problem? Die Analyse des Ernährungstagebuchs machte es deutlich: Auch er aß zu wenig und zudem die falschen Kalorien. Er aß vor allem zu wenig Eiweiß, um seine Muskeln bei der Trainingshäufigkeit und -intensität gut zu füttern. Und er trank am Abend gern mal das ein oder andere Glas Wein, weil es für ihn zu einem guten Essen eben dazugehörte. Der Alkohol machte nicht nur seiner Leber stark zu schaffen, sondern führte auch dazu, dass seine Fettverbrennung nicht so gut wie gewünscht laufen konnte. Daher schaffte er weder den Muskelaufbau noch die Reduktion des Körperfetts – was wir in meiner Praxis mit einer Waage zur Messung der Körperzusammensetzung beobachten konnten.

Herr Dorn war bereit für Veränderungen, doch da er beruflich sehr viel reist, fand er nicht immer die Zeit, ein Essprotokoll zu schreiben. Ich habe ihm deswegen vorgeschlagen, mir Fotos von seinen Mahlzeiten zu schicken – was vor ein paar Jahren noch einen riesigen Aufwand bedeutet hätte, ging mit dem Smartphone nun im Handumdrehen. Anhand der Bilder konnten wir dann gemeinsam herausfinden, wie die Mahlzeiten optimiert werden können, und zugleich verfolgen, wie sie sich mit der Zeit Schritt für Schritt veränderten. Wie bei vielen anderen befinden sich fast genau die gleichen Lebensmittel auf dem Teller, nur die Proportionen haben sich verändert – und mit ihnen auch die Proportionen am Körper: der Bauch geringer, die Mundwinkel oben.

Dass Menschen wie Herr Dorn oder Frau Busch nicht nur dem lange erhofften Abnehmen näher kamen, sondern sich einfach rundum besser, aktiver und wacher fühlten, ist meines Erachtens das wichtigste Ziel der Ernährungsberatung. Ich bin davon überzeugt, dass im Leben meiner Klient*innen langfristig eher jene Dinge einen Platz finden, deren Effekte spürbar sind. Die Ernährung hat jedoch auch Auswirkungen, die man weder fühlen noch schmecken kann: Bevor wir zu Ihnen als der Bestimmerin oder dem Bestimmer Ihres Lebens zurückkehren, wollen wir uns im folgenden Abschnitt den Blutwerten widmen, die für uns unsichtbar in einer engen Verbindung sowohl mit unserer Ernährung als auch mit unserem Körpergefühl in Verbindung stehen.

Unbemerkt ins Unglück? Das muss nicht sein!

Bei Herrn Dorn und Frau Busch war die Schieflage des Stoffwechsels auch an den Blutwerten erkennbar. Veränderungen im Stoffwechsel lassen sich in der Regel zwar schon frühzeitig durch eine Blutuntersuchung oder Screenings erkennen, die meisten Menschen suchen den Arzt aber erst bei Unwohlsein oder Schmerzen auf. Veränderte Blutwerte machen jedoch keine Schmerzen, sodass die Anfänge von stoffwechselbedingten Erkrankungen häufig unerkannt bleiben.

Aus meinem Arbeitsumfeld kenne ich Unternehmen, die für ihre Mitarbeiter Gesundheitschecks sehr unterschiedlicher Art anbieten. Ich finde das begrüßenswert und mache auch in meinen Präventionskursen, Workshops oder Vorträgen auf die Vorbeugung durch Blutchecks aufmerksam. Sie lesen richtig: auch in Präventionskursen. Obwohl die meisten Personen in diesen

Kursen keine gesundheitlichen Einschränkungen haben, stelle ich doch zunehmend fest, dass bei einer zunehmenden Zahl von Teilnehmer*innen aufgrund ihres Lebens-, Bewegungs- und Ernährungsstils Gesundheitsrisiken bestehen. Warum also nicht mal das Blut untersuchen, um für sich selbst herauszufinden, ob alles in Ordnung ist oder ob es an der Zeit ist, im Interesse der eigenen Gesundheit das ein oder andere zu ändern!

Die Messung einiger Blutwerte (z.b. Glukose, Gesamtcholesterin, Triglyzeride) gehört zu den Standardleistungen der Krankenkassen und kann in einem bestimmten Rhythmus ohne Eigenbeitrag vorgenommen werden. Welche Werte genau gemessen werden, hängt von vielen Faktoren ab: einerseits etwa von Vorerkrankungen und dem Alter, andererseits von der Krankenkasse und dem Umfang der Versicherung. Generell empfiehlt es sich, das Gespräch mit Ihrem Arzt oder Ihrer Ärztin zu suchen.

Ein Wert, der üblicherweise nur bei einer privaten Zuzahlung gemessen wird, ist das Vitamin D. Als ich vor einigen Jahren bei einer Routineuntersuchung auch meinen Vitamin-D-Wert bestimmen lassen wollte, sah mein Arzt dazu keinen Anlass, da ich als Marathonläuferin viel draußen war: Vitamin D produziert unser Körper mithilfe der Sonnenstrahlung selbst. Aus Gesprächen mit Kolleg*innen und aus der Fachpresse wusste ich jedoch, dass es in unseren Breitengraden vielen Menschen an Vitamin D mangelt. Die Sonne scheint hier – zumal im verregneten Hamburg – nicht häufig und nicht lange genug, der Winkel der Sonneneinstrahlung ist nicht optimal und zudem zeigen wir zu wenig Haut, als dass die Sonne in vollem Umfang wirken könnte. Ich bezahlte die knapp 30 Euro für die Messung selbst und fand heraus, dass ich einen immensen Mangel hatte.

Da ich wusste, dass Vitamin D an zahlreichen Stoffwechselprozessen beteiligt ist und ein Mangel müde machen kann (mehr dazu lesen Sie im ▶ Kapitel *Sinnvoll ergänzen*), wollte ich gut versorgt sein. Schlapp fühlte ich mich damals nämlich tatsächlich häufiger. Die Ernährung spielt bei der Versorgung mit Vitamin D nur eine Nebenrolle, daher ließ ich mir ein Vitamin-D-Präparat verschreiben (es gibt auch frei verkäufliche, niedriger dosierte Produkte!) und unterstütze seither meinen Körper bei der Vitaminproduktion mit einer Kapsel in der Woche. Einmal im Jahr lasse ich meinen Blutwert prüfen, um auch eine Überversorgung zu vermeiden. Sicher ist sicher.

In der Ernährungsberatung nehme ich die Blutproben nicht selbst, sondern lasse mir die relevanten Werte vom jeweiligen ärztlichen Fachpersonal oder einem Labor ermitteln. Sobald wir die Werte kennen, ein ausführliches Erstgespräch geführt haben und ein Ernährungstagebuch erstellt wurde, kann vieles erkannt werden: etwa, warum eine Gewichtsabnahme nicht klappt, warum ständig Heißhunger auf Süßes besteht, ob das Risiko für Herz-Kreislauf-Erkrankungen erhöht ist und wie sehr die stumme Leber schuftet.

Möchten Sie noch tiefer in das Thema Blutwerte eintauchen? Falls nicht, lesen Sie einfach auf ▶ Seite 48 unter *Der Body-Mass-Index ist nur die halbe Wahrheit!* weiter!

Die folgenden Blutwerte (Blutzucker, Blutfett, Cholesterin und seine Untergruppen wie auch die Leberenzyme) sind von Interesse, um nicht nur den Heißhunger und die verschiedenen Stimmungen, sondern auch den Stoffwechsel der Kohlenhydrate und Fette besser zu verstehen. In der Praxis werden natürlich von Fall zu Fall noch weitere betrachtet.

2. Säule der Ernährungsberatung

Die Berücksichtigung der Blutwerte ist wichtig, da manche gesundheitliche Herausforderung sich (erst mal) nicht äußerlich zeigt. Ein Blick auf die Blutwerte lässt frühzeitig Veränderungen im Stoffwechsel erkennen oder macht Verbesserungen im Laufe der Ernährungsberatungen sichtbar.

■ Glukose Stimmungsschwankungen sind normal. Mal sind wir gut drauf, mal nicht. Bei einigen ändert sich die Form aber stündlich, möglicherweise sogar von jetzt auf gleich. Und das den ganzen Tag lang: Mal könnte man Bäume ausreißen, kurz danach möchte man sich am liebsten schlafen legen. Dieses Phänomen hängt unter anderem mit dem Auf und Ab des Blutzuckerspiegels zusammen. Nach einer Mahlzeit, die viel Zucker enthält, sind wir meist ziemlich gut drauf. Der Zucker strömt durchs Blut, die Hirnzellen werden mit Energie übergossen und jubeln. Manche Menschen sind richtig aufgedreht, nahezu zappelig und sind selbst nach zu kurzen Nächten bereit, das Haus zu verlassen und in den Tag zu starten. Doch dann kommt ziemlich fix der Absturz, die Stimmung ist im Keller und es beginnt die Nahrungssuche – gefragt ist meist etwas Zuckerhaltiges, denn das holt uns am schnellsten aus dem Blutzucker-Loch. Da war doch noch etwas in der Jackentasche, in der Schreibtischschublade oder beim Kollegen – bei Zuckervorräten haben viele ein erstaunlich gutes Gedächtnis.

Der Zucker, der da im Blut herumschwimmt, heißt Glukose. Etwas Glukose ist immer im Blut, damit wir im Notfall – um beispielsweise den in Kürze abfahrenden Zug noch zu erreichen – schnell Energie zur Verfügung haben. Wenn die Glukosemenge jedoch über oder unter den normalen Wert steigt, wirkt sich das kurzfristig auf die Stimmung aus – wir fühlen uns entweder hibbelig und unruhig oder hungrig und schwach. Von der langfristigen Entwicklung des Blutzuckerspiegels lassen sich aber auch Rückschlüsse auf den Stoffwechsel ziehen. Daher wird bei Blutuntersuchungen standardmäßig die Glukose im Blut gemessen.

Glukose ist ein sogenannter Einfachzucker und gelangt hauptsächlich durch das Verdauen der kohlenhydrathaltigen Lebensmittel (siehe ▸ Kasten Seite 41) im Darm ins Blut. Da die Glukose für die Arbeit vieler Zellen – insbesondere für Hirn- und Nervenzellen oder für den Notfall, wie oben beschrieben – so wichtig ist, hält der Körper immer einen bestimmten Zuckerspiegel im

Blut. Selbst wenn alle kohlenhydrathaltigen Lebensmittel weggelassen werden – stellen Sie sich vor, Sie wären auf einer einsamen Insel gestrandet –, kann der Körper Glukose aus seinen Depots (in Muskeln und Leber) freilassen oder – falls auch diese Reserven zur Neige gehen, weil Sie sehr lange auf der Insel sind – selbst bilden. Die Fachleute nennen das die Glukoneogenese, die Zuckerneubildung (Glukose = Zucker, neo = neu, genese = Bildung).

Eine andere Zuckerart in unserem Essen ist der Fruchtzucker (Fruktose), der in Früchten, aber auch in Gemüse oder Getreide enthalten ist. Er gelangt nicht in den großen Körper-Blutkreislauf, sondern zunächst in den enterohepatischen Kreislauf, also vom Darm (entero) zur Leber (hepar). In der Leber wird geprüft, ob die Fruktose zu Glukose umgebaut werden muss, weil entweder irgendwo im Körper gerade Energie fehlt oder die großen Lager in den Muskeln noch freien Speicherplatz haben. Falls nichts fehlt, wird der Fruchtzucker zu Fett umgebaut. Auf diesen Punkt kommen wir später noch einmal zu sprechen, jetzt erst mal zurück zur Glukose.

Unsere Blutbahnen können Sie sich wie die Autobahnen im Körper vorstellen, auf denen sämtliches Material (z. B. Glukose, Fette, Cholesterin) und viele Informationen (z. B. Botenstoffe, Zeichen einer Entzündung, Hormone) hin- und hertransportiert werden. Da sie der wichtigste Energielieferant ist, ist die Glukose quasi jederzeit auf unseren Körperautobahnen unterwegs.

Bei einem gesunden Menschen erhöht sich nach dem Essen – insbesondere nach dem Verzehr von kohlenhydratreichen Speisen – die Glukosekonzentration nur für kurze Zeit. Denn die Glukosemenge, die nicht direkt durch Bewegung oder Sport verbrannt wird, wird mithilfe des Hormons Insulin (siehe ▶ Kapitel *Insulin alias »das Dickmacher-Hormon«*) direkt in den Depots (vor allem in den Muskeln) zwischengelagert. Dadurch normalisiert sich der Glukosewert im Blut wieder auf ein gesundes Level.

Problematisch wird es erst, wenn der Verzehr von Kohlenhydraten ständig über dem Bedarf des Körpers liegt (siehe ▶ Kapitel *Luxus muss man sich verdienen!*). Mit diesen zu großen Mengen

Glukose ist der Körper mit der Zeit überfordert, denn die Muskeln sind durch die letzten Mahlzeiten schon gefüllt worden. Wenn dann nicht gerade durch Bewegung und Sport eine Extraportion Glukose direkt verbrannt wird, bleibt der Zuckerspiegel im Blut für längere Zeit erhöht. Nun ist Schadensbegrenzung angesagt: Der Körper versucht, die Glukose im Blut immer wieder in die großen Lager zu schleusen, um die Blutbahnen zu schützen – denn durch das erhöhte Glukoseaufkommen bilden sich in den Blutbahnen so etwas wie kleine Risse im Asphalt.

Ein kleiner Glukoseüberschuss bereitet dem Körper keine Schwierigkeiten und auch große Mengen Glukose lassen sich ab und zu verstauen. Wenn der Körper jedoch durch eine kohlenhydratreiche Lebensmittelauswahl immer wieder in diese Situation kommt, wird es problematisch. Anfänglich sorgt das Insulin noch dafür, dass die überschüssige Glukose aus dem Blut in die Speicher verschwindet, mit der Zeit stellen sich die bereits bis zum Rand gefüllten Muskelzellen jedoch zunehmend taub. Der Körper reagiert darauf zunächst mit größeren Insulinmengen, um die Zellen doch von der Aufnahme zu überzeugen. Es ist in etwa so, als würde jemand schreien, weil der andere partout nicht hören will – obwohl er ihn auch in normaler Lautstärke sehr gut verstanden hat. Irgendwann nutzt auch das Geschrei nichts mehr: Das Insulin kann an der Muskelzelle nichts mehr bewirken und der Blutzuckerspiegel bleibt nach einer großen Portion Nudeln, Brot, Süßem, Saft, Smoothie & Co. dauerhaft erhöht.

Auf Dauer folgt so Unglück Nr. 1: Wenn das Blut ständig einem Zuckerbad gleicht, so leiden darunter vor allem die sehr feinen Blutbahnen in Augen und Nieren, später auch die großen Blutgefäße. Gemessen wird der dauerhaft erhöhte Blutzucker anhand des Hämoglobins, des Farbstoffes in den roten Blutkörperchen, denn auch dieser verzuckert auf Dauer. Der Blutwert HbA1c (Hb steht für Hämoglobin, der darin zuckerbindende Anteil wird mit A1c abgekürzt) gibt Auskunft über den Blutzuckerspiegel der letzten Wochen. Liegt der Wert des HbA1c über 6,5 %, wird die Diagnose Diabetes mellitus gestellt.

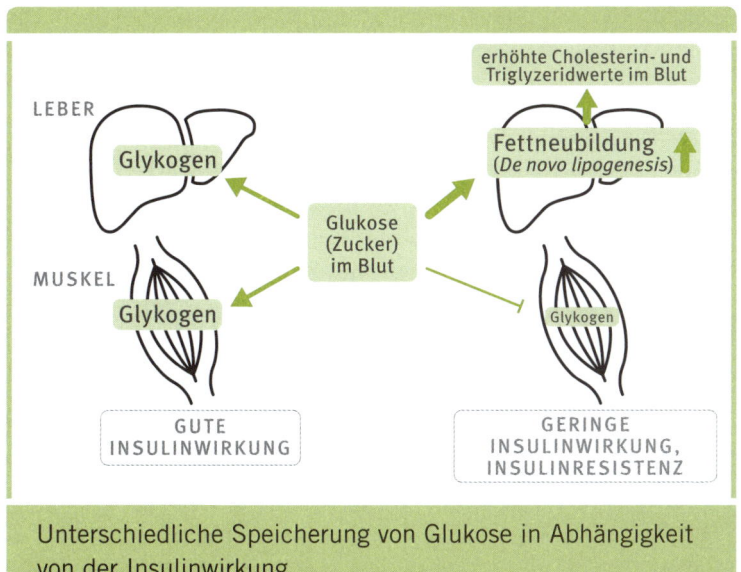

Unterschiedliche Speicherung von Glukose in Abhängigkeit von der Insulinwirkung

Unglück Nr. 2 erfolgt durch das viele Insulin im Blut: Die Leber erhält ein falsches Signal und schüttet mehr Fett und Cholesterin ins Blut, das Fettgewebe im Körper (und auch in der Leber selbst) vergrößert sich, die Innenwände der Blutgefäße nehmen Schaden und auch das Risiko für Krebswachstum im Darm steigt.

Besonders problematisch an diesen Vorgängen ist natürlich auch, dass sie nicht spürbar sind. Herr Berger zum Beispiel hatte sich bereits gedacht, dass seine Blutwerte nicht in Ordnung waren. Er ahnte, dass sein Körper aufgrund schlechter Ernährung, des hohen Stresspegels – er pflegte seine erkrankte Frau – und des gestiegenen Gewichts und Bauchumfangs an seine Grenzen gekommen war. Die Blutwerte schwarz auf weiß zu sehen, motivierte ihn dann doch, sich und seine Gesundheit auch wieder mehr in den Fokus zu rücken und eine Kur zu machen.

Frau Degen, Ende 50, mit einem anspruchsvollen Beruf, war an einem ähnlichen Punkt, als sie zu mir in die Beratung kam. Einerseits wollte sie sich und ihre Gesundheit ein wenig ernster nehmen, insbesondere, weil ihr Rücken schmerzte. Andererseits bemerkte sie, dass ihre Business-Kleidung um den Bauch herum enger wurde, obgleich ihr Body-Mass-Index (BMI) mit 23,4 (siehe ▶ Kapitel *Der Body-Mass-Index ist nur die halbe Wahrheit!*) im Normalbereich lag. Beim Betrachten der Blutwerte wurde deutlich, dass ihr Glukosewert erhöht war: Er lag nüchtern – das heißt nach acht bis zehn Stunden ohne Nahrungsaufnahme – bei 125 mg Glukose in 100 ml Blut. Dieser Wert ist kritisch, denn er kennzeichnet den Übergang zum Diabetes Typ 2. Um sicherzugehen, ob bei einer Person schon Diabetes Typ 2 vorliegt, wird auch der HbA1c-Wert gemessen. Dieser lag bei Frau Degen glücklicherweise noch unter der Grenze von 6,5 % und damit vor der Grenze zum Diabetes Typ 2.

Es war höchste Zeit zu handeln! Herr Berger und Frau Degen haben das Problem erkannt und es leuchtete ihnen ein, dass eine andere, an den Stoffwechsel angepasste Lebensmittelauswahl mit weniger Kohlenhydraten der sich anschleichenden Gefahr entgegenwirken kann. Mit dieser anderen Zusammenstellung des Essens lassen sich sogleich auch andere Blutwerte wieder ins Lot bringen. Zu diesen gehören die Cholesterinwerte und die Blutfettwerte.

■ **Cholesterin** Cholesterin ist eine fettähnliche Substanz, die überall im Körper zahlreiche wichtige Funktionen erfüllt: Es ist im Gehirn und den Nerven enthalten, spielt eine zentrale Rolle bei der Bildung der Gallensäure, die zur Fettverdauung benötigt wird, und ist ein Bestandteil von Hormonen, z. B. Sexualhormone, und den Abermillionen von Zellwänden in unserem Körper. Ohne Cholesterin könnten wir uns also weder fortpflanzen noch einen Körper mit all seinen Zellen aufbauen. Kurzum: Ein Leben ohne Cholesterin wäre nicht möglich. Es ist so wichtig, dass die Leber es sogar selbst produzieren kann, für den Fall, dass wir keines über die Nahrung aufnehmen. Und doch hat es einen ausgesprochen schlechten Ruf. Das mag daran liegen, dass man sich beim Thema Cholesterin meist nur darauf konzentriert, dass es im Blut ist – und dort ein Risiko für die Herzgesundheit darstellen kann. Doch das ist nicht das ganze Bild, denn im Körper befinden sich unterschiedliche Cholesterine mit ganz verschiedenen Aufgaben und Funktionen.

Da wären zum Beispiel das HDL- und das LDL-Cholesterin – diese Namen sind englisch und sagen uns, dass es sich um Lipoproteine mit hoher und niedriger Dichte handelt *(High Density/ Low Density)*.

In ihrer Funktion im Körper unterscheiden sich die beiden ganz grundlegend: Das LDL-Cholesterin wird von der Leber über das Blut, unsere Körperautobahnen, zu den Geweben transportiert, wo es für die oben erwähnten Aufgaben benötigt wird: Der Körper baut allerhand wichtige Dinge daraus. Das HDL-Cholesterin hat die Aufgabe, wie ein Aufräumservice überschüssiges und nicht benötigtes Cholesterin wieder zur Leber zurückzubringen, um es dort abzubauen. Das ist der ganz normale und gesunde Weg der Cholesterine.

Aus dem Gleichgewicht gelangt dieser Prozess von An- und Abtransport erst, wenn beispielsweise die Leber infolge von Fehlsignalen (siehe ▶ Kasten) zu viel Cholesterin in die Blutbahn abgibt und sich dadurch die Menge des LDL-Cholesterins zu stark erhöht – ohne dass sich gleichzeitig auch die Anzahl der HDL-

Partikel erhöht. Erst jetzt, wenn es in der Überzahl ist, verdient das LDL den Zusatz »schlecht«. Denn von nun an befindet sich mehr LDL-Cholesterin in den Blutbahnen, als vom Körper benötigt wird und von den HDL-Partikeln wieder weggeräumt werden kann. Auf den Autobahnen verdichtet sich der Verkehr. Die Autofahrer unter Ihnen, verehrte Leser*innen, ahnen es schon: Wenn nicht bald Autos die Autobahn verlassen, droht Stau.

Das Zuviel an LDL-Cholesterin sorgt dafür, dass die Wände der Blutbahnen Schaden nehmen, so wie bei zu hohem Verkehrsaufkommen der Asphalt strapaziert wird. Wenn dann auch noch Stress (durch Zeitnot, Lärm, Schlaflosigkeit oder Zwischenmenschliches) aufkommt, können die Arterienwände noch mehr in Mitleidenschaft gezogen werden. Das kann auf Dauer zur sogenannten Arteriosklerose führen und in der Folge auch zu Erkrankungen des Herzens und der Gefäße (sog. kardiovaskuläre Erkrankungen).

Mit anderen Worten: Es dürfen schon Autos auf den Autobahnen fahren (dafür ist sie ja da!), doch die Menge der Autos sowie die Qualität des Asphalts sind für einen reibungslosen Straßenverkehr entscheidend. Denn erst wenn auf den Straßen zu viel los ist und gleichzeitig auch noch der Asphalt nicht mehr das ist, was er mal war, mehren sich auf einmal an ganz verschiedenen Stellen die

Probleme. Nicht anders ist es mit den Blutbahnen, denen das aber – anders als den Straßen – lange Zeit nicht anzumerken ist.

Auch Frau Degen war von mehreren Faktoren gleichzeitig betroffen: Ihr gestiegener Bauchumfang, der sie ursprünglich in meine Praxis geführt hatte, wurde begleitet von erhöhten Blutzuckerwerten (Glukose) und Triglyzeriden (Blutfette) sowie zu niedrigen HDL-Cholesterinwerten. Für ihre Gesundheit bestanden also mehrere Risikofaktoren, die in der Medizin mit dem Fachbegriff metabolisches Syndrom zusammengefasst werden und unbehandelt ganz still und heimlich zu Diabetes Typ 2, nichtalkoholischer Fettleber, Herz-Kreislauf-Erkrankungen und anderem führen können.

■ **Leberenzyme** Ihnen ist sicher aufgefallen, dass bei der Glukose als auch bei den Cholesterinen im Blut die Leber immer eine Nebenrolle spielt. Nachdem der Volksmund sie jahrzehntelang vor allem im Zusammenhang mit (übermäßigem) Alkoholkonsum beachtete, wird sie seit einiger Zeit mehr und mehr durch die Wissenschaft auch in Bezug auf das Essen in den Blick genommen.

Und die Leber hat es auch verdient, aus ihrem Nischendasein herauszukommen, denn sie ist ein mächtiges und einflussreiches Organ im Stoffwechsel. Leider ist aber die Tatsache, dass ihr zunehmend mehr Aufmerksamkeit geschenkt wird, die Folge eines ernsten Problems: Immer mehr Menschen in Deutschland und auch weltweit entwickeln eine nichtalkoholische Fettleber (kurz: NAFL). Während man davon ausgeht, dass weltweit etwa 25 % aller Erwachsenen betroffen sind, sind es in Deutschland bereits 42 % der Menschen zwischen 42 und 62 Jahren. Die Fachpresse spricht längst von der »Lebererkrankung des 21. Jahrhunderts« – eine Auszeichnung mit Beigeschmack. Denn wie wir gleich sehen werden, ist die NAFL medizinisch eine echte Herausforderung.

Zur Diagnose NAFL bedarf es vierer Werte: des Leberwertes Gamma-GT, des Triglyzeridwertes, des Bauchumfangs (auf Bauchnabelhöhe) und des Body-Mass-Index. Mit Verzicht auf aufwendige oder teure Methoden kann so der »Fatty Liver Index« ermittelt werden. Falls es für Sie von Interesse ist, finden Sie online Möglichkeiten, ihn für sich zu ermitteln. Dieser Index dient zwar nur der groben Orientierung, doch ist es ein erster Schritt, um das wichtige Stoffwechselorgan besser zu verstehen und die Ernährung dementsprechend zu optimieren.

Cholesterin und sein Verhältnis

Entscheidend bei den Cholesterinwerten ist nicht, sie maximal zu reduzieren. Es geht vielmehr darum, dass HDL-Cholesterin und die anderen Cholesterinwerte andererseits in einem angemessenen Verhältnis stehen.
Bei der Blutuntersuchung sollten daher neben dem Wert für das Gesamtcholesterin auch die Untergruppen HDL-Cholesterin und Non-HDL-Cholesterin bestimmt werden.

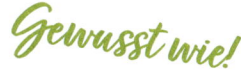

Die Blutuntersuchung bringt Licht ins Dunkel

Unbemerkt ins Unglück muss nicht sein! Die Blutuntersuchung kann frühzeitig Licht ins Ungewisse bringen.

Denn die gemessenen Werte sind ein guter Indikator dafür, ob alles in Butter ist oder ob es sich lohnt, die Ernährung oder den Lebensstil zu ändern.

Die Misere fängt nämlich an, wenn die eigentlich sehr magere Leber aufgrund von Fehlernährung zu viel Fett einlagert. Denn so kann sie ihre Funktionen immer schwerer erfüllen. Das bedeutet einerseits, dass der Stoffwechsel nicht mehr optimal ablaufen kann und bei falscher Lebensmittelauswahl auch das Abnehmen (auch wenn nur wenige Kalorien aufgenommen werden!) zunehmend schwerfällt – denken Sie an Herrn Dorn und Frau Busch … Andererseits gewinnen auch häufig Antriebslosigkeit und Müdigkeit die Oberhand, denn»der Schmerz der Leber ist die Müdigkeit«: Weh tut sie einem nicht. Unbehandelt kann sich durch die Leberverfettung mit der Zeit auch eine Leberentzündung, eine Leberzirrhose und sogar ein Tumor entwickeln.

Übrigens: Medikamente gibt es gegen die verfettete Leber nicht. Mit Medikamenten werden nur die Symptome, aber nicht die Ursachen der verfetteten Leber behandelt: Statine (gegen erhöhte Cholesterinwerte), Metformin (gegen erhöhte Glukosewerte), Betablocker (gegen Bluthochdruck) usw. Durch eine angepasste Ernährung aber kann Ihrer Leber wieder auf die Sprünge geholfen werden. Sie wird es Ihnen mit Fitness und Vitalität im Alltag danken.

Der Body-Mass-Index ist nur die halbe Wahrheit!

Wenn Sie sich, wie fast alle Menschen, die ich kenne, schon einmal mit dem Thema »Abnehmen« beschäftigt haben, dann haben Sie mit ziemlicher Sicherheit auch schon einmal vom Body-Mass-Index gehört. Vielleicht haben Sie sogar schon einmal Ihren eigenen BMI errechnet. Falls ja, dann wissen Sie, dass der BMI dazu dient, den aktuellen Ernährungs- und Gesundheitszustand zu beurteilen. Doch seine Anwendung ist in der Wissenschaft in den letzten Jahren zunehmend kritisiert worden. Und das war auch nötig.

Der Body-Mass-Index berechnet sich aus dem Gewicht (in kg) geteilt durch die Körpergröße (in m) zum Quadrat.

Was der BMI-Wert bedeutet, entnimmt man einer Tabelle, die von der Weltgesundheitsorganisation (WHO) festgelegt wurde. Das Gewicht der Person mit 70 kg wird dieser Klassifizierung zufolge als Normalgewicht mit durchschnittlichem Risiko für Begleiterkrankungen eingestuft, bei einem Körpergewicht von 90 kg liegt Adipositas Grad 1 mit hohem Risiko für Begleiterkrankungen vor. Aber stimmt das? Kann man am BMI tatsächlich das Erkrankungsrisiko ablesen? Die Antwort ist ein kleines Ja und ein großes Nein.

Um die Vorbehalte gegenüber dem BMI in ihrer Gänze zu verstehen, lohnt es sich, einen kurzen Blick in die Vergangenheit zu werfen: Der BMI wurde schon in der ersten Hälfte des 19. Jahrhunderts entwickelt, so richtig populär wurde er aber erst, als US-amerikanische Lebensversicherungen begannen, ihn für ihre Risikoberechnungen einzusetzen. Um die damalige Denkweise auf den Punkt zu bringen: Dicke Menschen erkranken eher als schlanke Personen und kosten die Versicherungen daher möglicherweise schneller mehr Geld. Wie Sie gleich noch lesen werden, hat sich dieser Wissensstand seit der Mitte des 20. Jahrhunderts geändert.

Zu größerer Bekanntheit gelangte der BMI in den frühen 1990er-Jahren, als ihn die WHO als offizielle Methode wählte, um

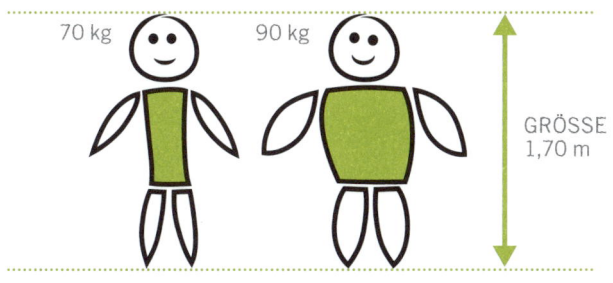

Für eine Person, die 1,70 m groß ist und 70 kg wiegt, berechnet sich der BMI wie folgt:

$$BMI = \frac{70}{1,7 \times 1,7} = \frac{70}{2,89} = 24,2$$

Wäre die Person 20 kg schwerer, würde sich der BMI verändern:

$$BMI = \frac{90}{1,7 \times 1,7} = \frac{90}{2,89} = 31,1$$

die Kategorien Untergewicht, Normalgewicht, Übergewicht und Adipositas (mit verschiedenen Abstufungen) zu bestimmen.

Die kritischen Stimmen sind seither zunehmend lauter und mehr. Zum einen, weil die Personen, die einer Kategorie (z. B. »Normalgewicht« oder »Übergewicht«) zugeordnet sind, sich stark unterscheiden können. So können bei mehreren Personen, die einer Kategorie angehören, ganz verschiedene Blutwerte oder andere Risikoparameter für Erkrankungen vorliegen. So kam zum Beispiel eine große in den USA durchgeführte Erhebung des Gesundheits- und Ernährungszustandes zu einem überraschenden Ergebnis: Von den adipösen Frauen waren 35 % und von den adipösen Männern 29 % »metabolisch« gesund. Mit anderen Worten: Es ist zwar jede/r Dritte dick, aber was den Stoffwechsel betrifft ohne Beschwerden.

Demgegenüber waren von den normalgewichtigen Frauen 21 % und von den normalgewichtigen Männern 30 % metabolisch krank. Mit anderen Worten: Von den Frauen ist etwa jede Fünfte und von den Männern etwa jeder Dritte zwar normalgewichtig, hat jedoch riskante Stoffwechselveränderungen, etwa das oben beschriebene metabolische Syndrom.

Es ist daher absolut zu begrüßen, dass Gewicht und der Body-Mass-Index heutzutage nicht mehr die einzigen Maßstäbe sind. In der medizinischen Fachwelt hat der BMI uns zwar lange Zeit einen guten Dienst erwiesen, weil er im Vergleich zu anderen Werten einfach zu messen war. Er ist jedoch so anfällig für Fehleinschätzungen, dass wir gelernt haben (und manche noch lernen müssen), genauer hinzuschauen.

Auch in meinem privaten Umfeld stelle ich fest, dass das Thema Gewicht differenzierter betrachtet wird. So wird etwa die Body-Positivity-Bewegung, die heute, beim Schreiben dieser Zeilen, noch ein recht junger Trend ist, immer bekannter: Hinter dem Begriff versteckt sich eine Neubewertung des gängigen (schlanken) Schönheitsideals. In den sozialen Medien wie Instagram oder Facebook, aber auch im Fernsehen gelangen Körper in allen Formen, Farben, Größen und ohne Make-up ins Rampenlicht – mit der schönen Botschaft: Du bist perfekt, auch wenn du nicht perfekt bist. Ich finde diese Entwicklung sowohl persönlich als Frau als auch in meiner beruflichen Position erleichternd und hoffe, dass es uns mit der Zeit gelingt, dem äußeren Erschei-

Der Body-Mass-Index ist kurzsichtig!

Der Body-Mass-Index ist nur die halbe Wahrheit, denn er ist ein rein quantitatives Maß. Um den Gesundheitsstatus zu messen, benötigen wir jedoch auch qualitative Informationen – zum Beispiel die Zusammensetzung des Körpers.

WISSENSHÄPPCHEN

nungsbild und der Zahl auf der Waage einen anderen, neutraleren Stellenwert zukommen zu lassen.

Bei meiner Arbeit in der Psychosomatik, wo zahlreiche Menschen (und insbesondere Frauen) sehr viel Energie auf das Nicht-Essen oder gar das Zu-viel-Essen und anschließendes Erbrechen verwenden, frage ich mich, was alles möglich wäre, wenn diese Energie stattdessen in etwas Konstruktives investiert würde. Ich habe dort so wunderbare, starke Frauen kennengelernt, deren Leben zugleich völlig von ihrer Essstörung geprägt war. Im Interesse dieser Menschen, aber auch uns allen zuliebe wäre zu hoffen, dass Bewegungen wie Body Positivity (oder Neutrality, Sie erinnern sich ans erste Kapitel) nachhaltigen Erfolg haben. Es wäre zu wünschen, dass wir uns bei dem Blick darauf, was einen Menschen ausmacht, eher an den echten Werten orientieren würden, in persönlicher und medizinischer Hinsicht. Es geht um mehr als das Gewicht, wenn es um die Gesundheit geht.

Rund, na und!?

Wenn Sie durch die Straßen gehen, auf dem Weg zur Arbeit sind, einer Einladung von Freund*innen folgen oder das Theater besuchen – beobachten Sie doch mal, wie unterschiedlich all die Menschen um Sie herum gebaut sind. Wenn Sie genau hinschauen, haben die einen stärker gebaute, andere einen eher schwachen Oberkörper. Die nächsten haben einen flachen, leicht gewölbten oder auch dicken Bauch. Manche Frauen sind vielleicht sogar schwanger. Und wieder andere haben einen großen oder flachen Po, starke Schenkel oder grazile Beine. Wir sehen alle sehr unterschiedlich aus.

Der Mann an meiner Seite hat zum Beispiel lange, schlanke Beine. Sie sind so, wie ich sie mir als jüngere Frau immer gewünscht hatte. Gleiches sagt er über meine eher kräftigen »Sportlerinnenbeine«, solche Exemplare hätte er als jüngerer Mann gerne gehabt. Heute sind wir so, wie wir sind, mit uns sehr im Reinen. Aber sagen diese Beinformen nun etwas über unsere

Gesundheit aus? Eher nicht, und falls man etwas ableiten möchte, sollte man nicht nur auf die Silhouette achten. Aussagekräftiger sind da schon der Bauch- und Taillenumfang.

Obwohl Körperrundungen meines Erachtens sehr schön sein können, dürfen wir die medizinisch-gesundheitliche Betrachtung einer vergrößerten Körpermitte natürlich nicht vergessen. Neben den Blutwerten, dem Gewicht und dem Body-Mass-Index bildet der Taillenumfang ein weiteres Maß, um die Gesundheit genauer einzuschätzen. Die Internationale Diabetes Gesellschaft empfiehlt zur Risikominimierung von Herz-Kreislauf-Erkrankungen einen maximalen Taillenumfang (gemessen auf Bauchnabelhöhe) von 94 cm für Männer und 80 cm für Frauen.

Wenn wir in unserer Bauchmitte nicht außergewöhnlich muskulös sind, steigt bei größerem Taillenumfang mit großer Wahrscheinlichkeit die Menge an Fett im Bauchinnenraum, dem sogenannten viszeralen Fett. Dieses viszerale Fett befindet sich an einem Ort, an dem eigentlich keine Depots für Körperfett vorgesehen sind. Üblicherweise speichern wir das Fett nämlich vorrangig unter der Haut. Ist die Fettspeicherung unter der Haut jedoch gestört, kann das Fett förmlich überlaufen und an Stellen eingelagert werden, wo es eigentlich nichts zu suchen hat – im Bauchraum, genauer: in der Leber, aber auch in der Bauchspeicheldrüse, den Nieren, den Muskeln sowie in und um das Herz herum. Sehen können wir das mit bloßem Auge nicht.

Anders als früher angenommen, ist das Bauchfett keine träge Masse – ganz im Gegenteil: Es ist eine sehr aktive Masse, doch sie führt leider wenig Gutes im Schilde. Das Bauchfett kann in sich selbst und in den Organen Entzündungen auslösen. Über diverse Botenstoffe führt es so zu Veränderungen im ganzen Körper: Die Insulinresistenz wird gefördert, wodurch der Stoffwechsel der Kohlenhydrate und Fette gestört wird, der Blutdruck wird erhöht, die Gerinnungsneigung im Blut steigt und auch der oxidative Stress und das Entzündungsrisiko. In der Folge kann das Herz verstärkt von Arhythmien, Dysfunktionen oder Erkrankungen betroffen sein und auch Nierenerkrankungen können folgen.

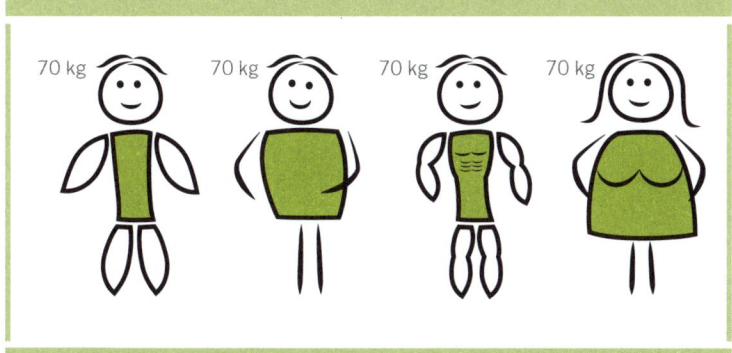

Unterschiedliche Körperformen bei gleichem Gewicht

Es geht bei einem runden Bauch also längst nicht mehr nur um das Aussehen, sondern viel mehr um all das, was sich da so im Bauchraum tut – und das wiederum betrifft nicht nur die Personen mit ganz offensichtlichen Rundungen. Auch Personen mit schlanken Beinen oder auch insgesamt schlank wirkendem Körper können von den Fetteinlagerungen im Bauchinnenraum mit all seinen Konsequenzen betroffen sein, wie Sie an den oben abgebildeten Personen erkennen können. Und darauf legen wir im nächsten Kapitel den Fokus.

Ihr Gewicht ist nicht alles.
Auf die Inhalte kommt es an!

Bei Menschen mit größerem Bauchumfang ist es offensichtlich, dass sich die Fettmenge vergrößert hat. Häufig ist es eine Mischung aus Fett unter der Haut und weiterem Fett im Bauchinnenraum. Wie kann es nun sein, dass sich auch bei schlanken Personen eine größere Menge Fett im Bauchraum sammelt? Die Antwort ist einfach: Bei ihnen wird das Fett weniger direkt unter der Haut, sondern im Bauchinnenraum (viszeral) gespeichert –

3. Säule der Ernährungsberatung

Gewicht, Body-Mass-Index und Taillenumfang allein sind nicht aussagekräftig, um den Gesundheitsstatus zu ermitteln.

Entscheidend ist auch der Anteil an Körperfettmasse – insbesondere des gefährlichen Bauchfetts – sowie Muskelmasse, Wasser und der Ernährungszustand der Körperzellen.

Daher gehört zur umfassenden Analyse in der Ernährungsberatung die Messung der Körperzusammensetzung.

und es ist dort teilweise so gut versteckt, dass es von außen nicht sichtbar ist.

Vor einigen Jahren las ich zum Beispiel eine Studie, in der insgesamt 477 gesunde Teilnehmer*innen mittels einer Magnet-Resonanz-Tomografie untersucht wurden. Besonders eindrücklich waren die Ergebnisse bei drei Männern mit dem gleichen BMI – 24, also normalgewichtig – und bei drei anderen Männern, die jeweils den gleichen Bauchumfang hatten: schlanke 84 cm.

Bei einem normalen BMI von 24 schwankte der Fettgehalt im Bauchraum von 1,07 Litern über 2,2 Liter bis 3,6 Litern. Der erste und letzte unterschieden sich also um mehr als das Dreifache an Bauchfett. Wie konnte es sein, dass alle den gleichen BMI haben? Wir erinnern uns, dass für den BMI das Körpergewicht und die Körpergröße ins Verhältnis gesetzt werden. Was wir aber bei der Berechnung nicht wissen, ist, wie sich das Körpergewicht zusammensetzt: ist es Körperfett oder Muskulatur? Die erste Person wird dementsprechend wenig Fett und viele Muskeln, die letztere viel Fett und wenig Muskeln haben. Wie schon in den vorherigen Kapiteln erwähnt: Gewicht und BMI sind in ihrer Aussage sehr beschränkt.

Ganz ähnlich verhält es sich mit dem Bauchumfang: Die drei

anderen Männer sahen von außen um die Taille alle gleich aus – dennoch war der Fettanteil im Körper des einen im Vergleich zum dritten um das Achtfache erhöht. Um präzise Aussagen über die Körpergesundheit zu treffen, genügt also weder das Gewicht, der BMI oder der Taillenumfang allein.

Die in der oben erwähnten Studie eingesetzte Magnet-Resonanz-Tomografie und auch die Computer-Tomografie sind Möglichkeiten, die Körperzusammensetzung zu ermitteln. Diese Methoden gelten als Goldstandard – leider auch, da sie sehr teuer sind. Bisher kommen sie deswegen vor allem in der Forschung zum Einsatz.

In der Praxis ist die Bioelektrische Impedanzanalyse (kurz: BIA) die erste Wahl. Sie ist schnell, unkompliziert und vergleichsweise kostengünstig. Für die BIA wird der elektrische Widerstand in den verschiedenen Körpergeweben (z.b. Muskelgewebe, Fettgewebe) gemessen. Auch ich habe für meine Praxis ein solches Gerät angeschafft: Seither müssen meine Patient*innen und Klient*innen nur 17 Sekunden barfuß auf der Waage stehen, um ihren Körperfettgehalt, ihre Muskelmasse, den Wassergehalt in ihrem Körper und den Gesundheits- und Ernährungszustand ihrer Körperzellen zu erfahren. Und sie erfahren eben noch ein entscheidendes Detail: den Fettgehalt in ihrem Bauchraum. Ich freue mich jedes Mal über ihre Verblüffung.

Gesunde Zellen, gesunder Körper

Zellen sind die kleinste Einheit in unserem Körper. Mehrere Zellen verbünden sich zu Geweben, diese zu Organen und diese zu einem Organsystem, dem Körper.
Je besser also die Zellen ernährt sind, desto besser geht es dem Körper. Gut ernährte Zellen können wachsen, sich vermehren, miteinander austauschen und sich an veränderte Situationen im Körper anpassen oder schützen.

WISSENSHÄPPCHEN

Muskeln sind wertvolle Masse!

Der Körper setzt sich aus verschiedenen Bereichen zusammen. Besonders wertvoll ist die Muskelmasse, die Sie über das richtige (eiweißreiche) Essen füttern. Durch körperliches Training erhalten die Muskeln einen Reiz – und das nach dem Sport gegessene Eiweiß kann noch besser aufgenommen werden.

WISSENSHÄPPCHEN

Mit diesen Messungen erhalten wir Werte, die bei der Bewertung von Gesundheit wirklich aussagekräftig sind: Nicht das Gewicht per se ist entscheidend, sondern wie sich der Körper zusammensetzt. Als übergewichtiger Mensch hat man mehr Zellen, doch wenn die alle bei bester Gesundheit sind, dann geht's auch dem Körper gut. Bei meinen Patient*innen, die ihr Gewicht reduzieren möchten, steht die Fettreduktion und nicht die Gewichtsreduktion im Fokus. Denn wie wir gelernt haben, sollten die verlorenen Kilos nicht wertvolle Muskulatur sein, sondern überschüssige Fettpfunde. In der Muskulatur sitzen die Kraftwerke, die ständig Energie verbrennen – sogar im Ruhezustand. Dieser Grundumsatz (siehe ▶ Kapitel *Jeder braucht andere Energiequellen*) ist einer der wichtigsten Faktoren, um den berühmten Jojo-Effekt zu vermeiden.

Ich bin immer wieder erstaunt, dass ich nach Faulenzer-Urlauben ohne viel Sport mehr Platz in meinen Hosen finde. Was ist passiert? Sie ahnen es sicher schon: Use it or loose it! (siehe ▶ Kapitel *Gesundheit ist (k)ein Geschenk*). Meine Beinmuskulatur hat in der Urlaubszeit sofort die Chance ergriffen und sich zurückgezogen. Wünschenswert ist das auf gar keinen Fall. Im Alltag wieder angekommen, werden die Muskeln dann wieder mit Training und Radeln geweckt und die Zahlen auf der Waage erreichen wieder das alte Niveau. Puh!

Sie bestimmen!

Wie geht es Ihnen? Diese Frage ist mit Abstand die wichtigste von allen, wenn es um Ihre Gesundheit geht. Das Maß aller Dinge sind nämlich ganz allein Sie! Kein anderer weiß so gut wie Sie, wie Sie sich morgens beim Aufstehen fühlen, wie es Ihnen während des Tages geht und mit welchen Gedanken Sie abends in Ihr Bett hüpfen – oder ob Sie doch eher hineinfallen.

In der Wissenschaft unterscheidet man daher zwischen den objektiven Werten zur Messung der Gesundheit, zu denen Ihre Blutwerte, das Gewicht oder auch die Körperzusammensetzung gehören – denen wir uns in den vorangegangenen Kapiteln gewidmet haben –, und den subjektiven Werten, und das ist im Wesentlichen: Ihre persönliche Einschätzung Ihrer Lebensqualität. Und die ist enorm wichtig – vielleicht sogar am allerwichtigsten.

Es überrascht Sie sicher nicht, dass die Ernährung und das Essen einen gehörigen Einfluss darauf haben, wie es Ihnen körperlich und psychisch geht. Ein gutes Essen kann müde Geister wach rufen, Ihnen ganz unverblümt die Energie geben, die Sie gerade brauchen, und, wie der Volksmund so schön sagt, »Leib und Seele zusammenhalten«. Finden Sie es nicht auch wunderbar, wenn Sie sich in schöner Atmosphäre mit lieben Menschen zum Essen treffen und Ihre Geschmacksknospen vor Freude am liebsten jubeln würden, weil einfach alles stimmt? Stellen Sie sich nun noch vor, dass Sie weder zu viel noch zu wenig essen, sodass Sie sich nach

4. Säule der Ernährungsberatung

Es geht in der Ernährungsberatung nicht um kurzfristige Diäten, sondern um langfristige Lösungen. Die Empfehlungen für eine optimale, gesundheitsförderliche Lebensmittelauswahl müssen daher zu Ihren Vorlieben und Ihrem Leben passen. Sie entscheiden, was gut für Sie ist.

dem Essen rundum wohlfühlen. Ist nicht genau das Lebensqualität?

Meinen Beruf habe ich – wie eingangs beschrieben – ausgewählt, weil ich schon immer gern gegessen habe. Und trotz meines Wissens über das, was gesund ist, genieße ich das Essen heute immer noch – vielleicht sogar mehr denn je. Es freut mich immer wieder, dass das, was meine Zunge erfreut, auch meinem Körper und meiner Seele gut zu gefallen scheint. Das war natürlich nicht immer so. Als Jugendliche habe ich viel Fast Food gegessen, das war irgendwie cool, und für den Sport, den ich betrieb, war es vor allem wichtig, viel zu essen. Als Studentin konnte ich noch nicht kochen, aber mein erster Mitbewohner fühlte sich gezwungen, es mir beizubringen. Er kochte sehr gut und wenn ich abends hungrig vom Training kam, verschlang ich regelmäßig sein Essen. Um den Ärger zu vermeiden, haben wir uns darauf geeinigt, dass er mir Tricks und Kniffe zeigt. Nach dem Studium verfeinerte ich meine Kochkünste, aber noch besser wurde es, als ich begann, beruflich mit Köchen zusammenzuarbeiten. Von ihnen habe ich zum Beispiel gelernt, dass auch die einfachen Rezepte sehr lecker schmecken können und dass es gerade für Anfänger*innen von Vorteil ist, gute Zutaten zu wählen. Denn ohne Können und mit schlechten Zutaten ist es für den Laien schwer, etwas Gutes zu zaubern. Minus mal minus ist nicht immer plus.

Ich bin heute fest davon überzeugt, dass leckeres Essen und gesunde Ernährung sich nicht ausschließen müssen. Doch dann und wann höre ich Sätze wie »Das ist so lecker, das kann nicht gesund sein!« oder, andersherum, »Das ist sicher gesund – schmeckt nämlich nicht!«. Ich vermute, solche Sätze kommen aus einer Zeit, in der farblose Körner sich an fades Gemüse gereiht haben und geschmackbringendes Öl verachtet wurde.

Irgendetwas muss in der Vergangenheit in Sachen gesundes Essen mächtig schiefgelaufen sein. Denn auch heute noch fragt mich ausnahmslos jedes Mal, wenn wir bei einem Kochevent leckere Antipasti zubereiten, ein Teilnehmer oder eine Teilnehmerin, ob das denn jetzt tatsächlich dazu beitrage, den Cholesterinspiegel positiv zu beeinflussen. Schließlich schmecke es doch so gut und man könne sich so gut vorstellen, das in Zukunft regelmäßig zu essen.

Diese Momente freuen mich persönlich sehr, denn wir haben gemeinsam ganz viele Ziele erreicht: Die Antipasti schmecken gut und er oder sie könnte sich vorstellen, sie regelmäßig selbst zu machen, denn: Es war ja ganz einfach. Und, last but not least, freut es mich natürlich auch, weil ich weiß, dass dieses Gericht gesund ist.

Ähnlich überrascht fragen mich die abnehmwilligen Teilnehmer*innen, wenn wir vor dem Kochen das Vier-Gänge-Menü besprechen: ob man alle Gänge mitessen dürfe? Es sei so viel mehr, als sie glaubten, essen zu dürfen. Ich versichere dann, dass sie ihre Portionen selbstverständlich komplett essen dürfen. Ihre einzige Aufgabe sei es, auf das Sättigungsgefühl zu achten, damit sie sich nach dem Essen angenehm satt und nicht unangenehm pappsatt fühlen (siehe ▶ Kapitel *Essen Sie sich richtig satt?*).

Essen gut, alles gut!?

Seit meinen frühen Berufsjahren versetzt mich ein Phänomen immer wieder ins Staunen: der Griff mancher Menschen zu Lebensmitteln, die ihnen eigentlich nicht schmecken. Insbesondere bei Menschen, die abnehmen wollen und teilweise schon sehr diäterfahren sind, besteht häufig eine furchtbare Angst vor Lebensmitteln, die Fett enthalten. Bei ihnen hatte die Fettphobie voll zugeschlagen.

Viele sind in einer Zwickmühle, denn obwohl sie vor Fett in Lebensmitteln einen riesigen Bogen machen, sind sie gleichzeitig den Magerquark, den entrahmten Joghurt und all diese anderen eher aromalosen Lebensmittel leid. Eigentlich würden sie gern mal wieder geschmackvolle Lebensmittel essen. Und obwohl sie schon einmal gehört haben, dass Fett ein »Geschmacksträger« ist, müssen sie ihren ganzen Mut zusammennehmen, um sich beispielsweise ein Frühstück aus Quark mit 20 % Fett i. Tr., etwas

Vollmilch, einigen Nüssen, Haferflocken und Beeren zu »erlauben«. Zu groß sind die Angst und der Irrglaube, dass Fett fett macht. Dann doch lieber Magerquark, möglicherweise mit Wasser etwas cremig gerührt, und dazu ein paar Beeren.

Mit meinen Patient*innen wie auch mit den Menschen in meinen Kursen nehme ich mir gern die Zeit, die Fettphobie von allen Seiten zu beleuchten und Schritt für Schritt genügend überzeugende Argumente für eine vorsichtige Annäherung an fetthaltige Lebensmittel zu finden. Denn der Mut lohnt sich – das Ergebnis ist nicht selten ein erleichtertes Lächeln. Der Quark am Morgen kann ebenso wie die Sahnesauce zum Gemüse der Durchbruch zu vielen anderen schmackhaften Lebensmitteln und zu einem neuen Ess- und Lebensgefühl sein. Und es zeigt sich in Studien genau wie bei mir in der Praxis: Mit der Zeit gehen einige Kilos verloren und gewonnen wird viel Lebensqualität und das »Yeah«-Gefühl.

Und das ist es doch, worum es geht: Wir brauchen Ernährungsweisen, die Vorlieben genauso berücksichtigen wie die gesundheitliche Situation und den Lebensstil. Ade kurzfristige Diäten mit irren Erfolgsversprechen! Fettfreies oder -armes führt selten zum Besserfühlen, geschweige denn zum Gesundbleiben oder Abnehmen. Essen darf schmecken und sollte uns kurz- wie langfristig glücklich machen.

Mit dem Essen das Körperglück steigern!

Um das Körperglück auch langfristig steigen zu lassen, ist es clever, den Fokus auf den Geschmack und auch auf den Gesundheitswert des Essens zu legen.
Der gute Mix aus leckerem Essen und gesunder Lebensmittelauswahl sollte im Mittelpunkt stehen, denn so freuen sich Ihre Zunge und auch der Rest Ihres Körpers.

WISSENSHÄPPCHEN

In der Wissenschaft wird der Einfluss der Ernährung auf die Lebensqualität noch etwas stiefmütterlich behandelt, doch es gibt eine sehr interessante Arbeit von Tiffany L. Carson und ihrer Arbeitsgruppe. Das Team hat nicht nur den Geschmack eines Essens als entscheidend befunden. Ebenso können die empfundene Sattheit und Zufriedenheit, unsere Beziehungen zu anderen, die wirtschaftliche Lage sowie die körperliche und psychische Situation unser Essen – und in der Folge auch unsere Lebensqualität – beeinflussen.

Es liegt also auf der Hand, dass unsere Lebensmittelauswahl nicht nur von unserem Wissen über Gesundheit und Ernährung, sondern auch von der Situation in unserem Portemonnaie und unserem sozialen Umfeld abhängt. Daher möchte ich in diesem Buch auch an verschiedenen Stellen auf die sozialen Gesichtspunkte sowie auf den Preis guter Lebensmittel eingehen.

Lassen Sie uns also eintauchen in die geschmackvolle, wohltuende Welt der Lebensmittel, der Ernährung und des Essens und gemeinsam herausfinden, wie Sie sich mit leckeren und gleichzeitig hochwertigen Lebensmitteln angemessen sättigen und auch längere Zeit satt bleiben, sodass sich die Gedanken nicht ständig ums Essen drehen müssen.

Kennen Sie den lästigen Süßhunger zwischendurch? Oder gar den plagenden Heißhunger? Er kann unser gutes Lebensgefühl mächtig einschränken – genauso wie die eingefleischten Verbotslisten, das lästige Kalorienzählen oder das träge Gefühl nach dem Essen. Sie können das alles hinter sich lassen. Dieses Buch verrät Ihnen, wie Sie eine wesentliche Basis für Ihr Körperglück erreichen können. Essen gut, alles gut!

Ich bin satt, wie schön is dat!

3.

Satt sein ist ein wunderbares Gefühl, nicht wahr? Sie kennen es sicher. In Ihrem Bauch ist nicht zu viel und nicht zu wenig Essen. Sie können sich gut bewegen und klar denken, ohne dass Ihre Körpermitte Ihnen dazwischenfunkt und zwickt.

Sich nach dem Essen satt fühlen und es auch für längere Zeit bleiben sind zwei der wichtigsten Ziele, die wir mit dem Essen erreichen wollen. In der Fachwelt benutzen wir dafür zwei Begriffe: Das gute Gefühl direkt nach dem Essen wird als Sättigung bezeichnet und das anhaltende Gefühl zwischen zwei Mahlzeiten ist die Sattheit. Wie Sie später noch lesen werden, sind diese Unterschiede wichtig, denn manchmal ist man nach dem Essen pappsatt, hat aber nach zwei Stunden leider schon wieder Hunger.

Wenn ich in meinen Workshops zu Beginn frage, was meinen Teilnehmern das Wichtigste beim Essen ist, dann gibt es mit regelmäßiger Wiederholung zwei Hauptanliegen: »Das Essen muss mir schmecken!« und »Ich möchte mich satt essen!«. Ich kann das nachvollziehen. Nicht nur, weil ich persönlich wahrscheinlich die gleichen Antworten geben würde, sondern auch, weil ich diese Punkte in Studien immer wieder finde und auch der Ernährungsbericht 2019 vom Bundesministerium für Ernährung und Landwirtschaft genau das widerspiegelt.

Hunger ist häufig der Grund, aus dem die Studienteilnehmer*innen eine bestimmte Ernährungsform früher abbrechen als vorgesehen. Die besten Pläne und Vorhaben für eine bessere Ernährung oder Diät werden über Bord geworfen, wenn der Hunger zu häufig oder zu massiv wird. Welch Glück, dass moderne Ansätze in der Ernährungsberatung die wichtige Bedeutung von Sättigung und Sattheit erkannt haben und keiner mehr Hunger leiden muss, nur weil er besser auf sich und das Essen aufpassen will.

Für das Sattwerden spielen Gewohnheiten eine nicht zu verachtende Rolle. Manch einer weiß schon vor dem Essen, ob er hinterher satt sein wird. Warum das so ist? Wir sammeln in unserem Leben ständig Erfahrungen, an deren Fundus wir uns schon beim Anblick eines Essens erinnern und die uns leise flüstern, wie es uns hinterher gehen wird.

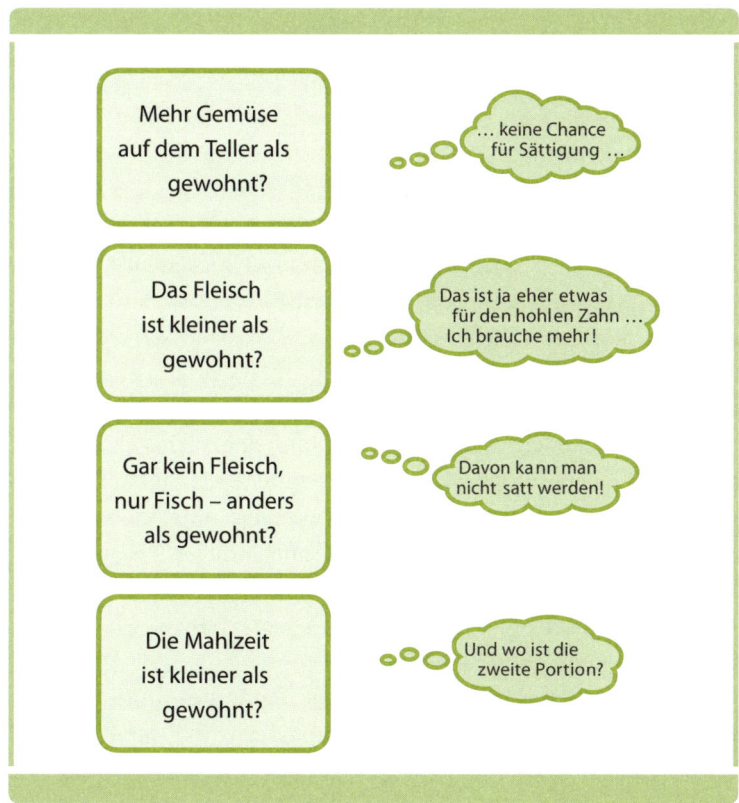

Tatsächlich können wir mit den Augen aufgrund unserer Erfahrungen schon einige Eigenschaften des Essens schätzen, so zum Beispiel den Kaloriengehalt. Und manch einer verbindet mit der Kalorienanzahl das Sattwerden. Doch das funktioniert nicht, denn unser Magen misst keine Kalorien.

Die oben genannten Reaktionen auf ungewohnt zusammengesetzte Mahlzeiten sind nur Vermutungen. Denn das, was zur Sättigung führt, kann auch eine uns unbekannte Lebensmittelkombination mit mehr Gemüse, wenig oder keinem Fleisch und sogar eine kleine Portionsgröße sein. Mit ungläubigem Blick schaute mich Herr John an, als ihn seine Kolleg*innen das erste Mal zu einem Kochevent mitgenommen hatten. Als Herr John jedoch in seiner Gruppe den Zwischengang, ein Gericht mit Radicchio, Fenchel, Birne und Feta zubereitete, verriet sein Blick, dass er sich definitiv am falschen Ort fühlte. Da es jedoch sehr lustig zuging und munter davon berichtet wurde, wie häufig man sich in dieser Runde schon hatte überraschen lassen, wurde er schon etwas weichgekocht. Als es dann endlich Zeit für den Zwischengang war, entschuldigte er sich zunächst schmunzelnd bei seinen Kolleg*innen für das Gericht, denn er hätte dieses Rezept sicher nicht ausgewählt. Seine erfahrenen Kolleg*innen wussten schon um dieses Phänomen der sich geschmacklich ergänzenden Lebensmittel und Herr John schließlich auch. Seine Zweifel gingen schnell über in Stolz – und das vollkommen zu Recht, denn etwas Neues ausprobieren geht immer mit (etwas) Mut einher. Und schließlich stellte er fest, dass er nicht nur die Geschmacksknospen auf seiner Zunge positiv überrascht hatte, sondern sich letztlich auch wohlig satt fühlte.

Wir sehen, wie entscheidend unsere Vorerfahrungen und wie wichtig manchmal neue positive Erfahrungen sind, um die alten Annahmen über Bord zu werfen. Mein Vater, der im Erstberuf Maurer ist und später umsattelte, um in einer Behinderten-Werkstatt eine Gartengruppe anzuleiten, war es gewohnt, eine prall gefüllte Brotbox mit zur Arbeit zu nehmen, mittags nicht ohne Nachschlag den Tisch zu verlassen und auch abends

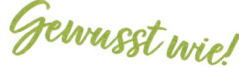

Vor Mut kochen

Die Sättigungssignale können durch ganz unterschiedliche Lebensmittel ausgelöst werden – und nicht nur durch das uns vertraute auf dem Teller. Für die Experimentier-Muffel gilt: Mut voran! Einfach mal etwas Ungewohntes ausprobieren! Denn was kann schon passieren außer einer neuen Erfahrung? Das Schlimmste wäre doch, Sie würden nicht satt. Und das ließe sich mit weiterem Essen schnell beheben.

noch mal gut, in unserer Familie hieß das früher »viel«, zu essen. Doch mit dem Einstieg in die Rente dämmerte es ihm, dass er gar nicht mehr so viel brauchte wie in den 48 Arbeitsjahren. Mein Vater hatte nach Beendigung seines körperlich anstrengenden Arbeitslebens den Entschluss gefasst und gelernt, die Essensmenge an die eines eher ruhigen Rentnerlebens anzupassen. Bezeichnend dafür, dass es ihm dennoch an nichts mangelte, brachte er es mit den norddeutschen Worten auf den Punkt: »Ich bin satt, wie schön is dat!«

Satt sein ist etwas Schönes, hat aber nichts mit übergroßen Mengen zu tun. Das habe ich nicht nur für mich persönlich gelernt, sondern auch bei meiner Arbeit. Als ich damit anfing, meine Vorträge und Workshops durch praktische Elemente, durch gemeinsames Zubereiten und Kochen zu ergänzen – ich wollte den Beweis antreten, dass gesunde Ernährung tatsächlich lecker schmecken kann –, habe ich pro Person stets viel zu viel berechnet und eingekauft. Das war natürlich meiner Unsicherheit geschuldet. Ich wollte auf jeden Fall vermeiden, dass irgendjemand am Ende noch Hunger hatte. Irgendwann ging ich dazu über, die Teilnehmer*innen zu bitten, leere Dosen und Gefäße zum Mitnehmen der Reste mitzubringen. Und mit den Jahren gewann ich an Sicherheit, sodass die Einkäufe heute wesentlich kleiner ausfallen.

Dass ich damit keine Fehler mache, bestätigen mir meine Teilnehmer*innen. Für die Neulinge in den Kochaktionen führt die angebotene Lebensmittelmenge jedoch regelmäßig zu überraschenden Äußerungen wie »Ich hätte nicht gedacht, dass ich von der (kleinen) Menge satt werde!« oder »Jetzt nach dem Essen habe ich ein richtiges tolles Bauchgefühl. Sehr ungewöhnlich für mich!«. Anders geht es mittlerweile den Mitarbeiter*innen in einem Unternehmen, mit dem ich schon lange zusammenarbeite. Für das Unternehmen biete ich Kochkurse am Feierabend an und seit einigen Jahren auch schnelle Mittagessen im Büro, sogenannte »Speedlunches«. Die Mitarbeiter*innen wissen, was sie erwartet: schnelle, leckere Küche, die sie nach den Abendevents gut schlafen oder nach den Mittagsevents gestärkt arbeiten lässt. Ihr Auge hat aufgrund der vielen Erfahrungen mittlerweile gelernt, wie viel Essen nötig ist, um sich satt und wohlzufühlen.

Satt werden wir nicht durch Kalorien

Wenn ein Essen 1000 kcal enthält, heißt das nicht unbedingt, dass Sie danach satt sind – obgleich es viel Energie ist. Umgekehrt kann ein Essen mit 500 kcal schon sehr sättigend wirken. Wenn es ums Sattessen geht, ist Kalorienzählen daher nicht sehr zielführend, denn der Magen hat an seinem Eingang keinen Kalorienzähler, der bei übermäßiger Zufuhr die Schotten dicht macht. Um sich satt, aber nicht kugelrund zu futtern, sind also andere Strategien angesagt.

Ob wir uns satt fühlen oder Hunger haben, entscheiden Hormone aus dem Magen-Darm-Trakt, das Insulin und der Blutzuckerspiegel sowie immer auch die Psyche. Über die Darm-Hirn-Achse ist unser Bauch auf direktem Wege mit dem Oberstübchen verbunden. Über bestimmte Hormone kommen dort die Signale »Danke, satt!« oder auch »Ich brauche Futter!« an.

Ein »Lust-auf-Essen«-Hormon ist das Ghrelin. Wenn der Magen leer ist, sendet das Ghrelin ans Gehirn das Signal, dass wieder für Nachschub gesorgt werden kann. Wenn der Magen dann mit

Essen versorgt wird und einen bestimmten Füllzustand erreicht hat, beruhigt sich das Ghrelin und das Gefühl der Sättigung stellt sich ein. Das Signal, das Essen bitte zu beenden, wird auch noch von anderen Hormonen ausgelöst. Diese Hormone kommen aus dem Darm, dem Fettgewebe oder der Bauchspeicheldrüse und gelangen alle in das Hunger-Sättigungs-Zentrum im Gehirn, den Hypothalamus. Die Schaltzentrale entscheidet, ob wir uns hungrig oder satt fühlen.

Die Dehnung der Magenwand, die das Sättigungssignal auslöst, wird durch das Volumen und das Gewicht der verzehrten Lebensmittel erreicht. Wie man sich leicht denken kann, ist es hilfreich, wenn die voluminösen, schweren, sättigenden Lebensmittel nicht gleichzeitig auch in die Kategorie »Kalorienbombe« fallen. Ahnen Sie schon, welche Lebensmittel groß und schwer sind und viel Wasser (und dadurch wenig Kalorien) enthalten? Richtig! Gemüse, Pilze, Salate und auch Beeren und andere Früchte. Diese gehören also zur kalorisch angepassten, sättigenden Magenfüllung dazu. Doch diese allein können uns nur kurzfristig sättigen, aber nicht langfristig satt machen – wir brauchen auch andere Lebensmittel.

Neben der Magendehnung ist auch der Blutzuckerspiegel an der Hunger- und Sättigungsregulation beteiligt. Er ist mitverantwortlich, ob und wie lange wir uns satt oder eben auch hungrig fühlen. Der Blutzuckerspiegel wird

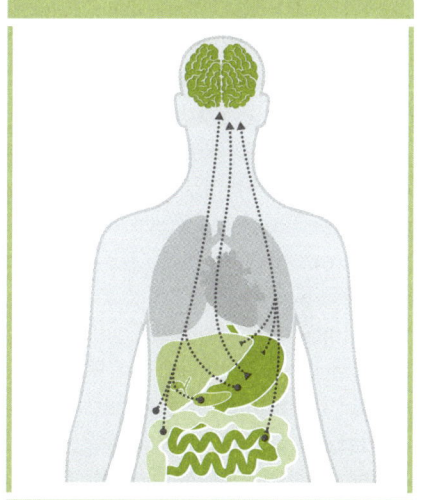

Sättigungssignale aus Magen, Darm, Bauchspeicheldrüse und Fettgewebe, die an das Gehirn gesendet werden

durch das Insulin reguliert, das Sie schon kennengelernt haben und das wir im ▶ Kapitel *Insulin alias »das Dickmacher-Hormon«* noch genauer unter die Lupe nehmen werden.

Wie wir wissen, ist das Insulin dafür zuständig, den Blutzuckerspiegel zu senken, falls er zu hoch ist. Und dadurch wird möglicherweise ein Hungergefühl ausgelöst: Nach einem schnellen Anstieg kann der Blutzuckerspiegel nämlich schnell wieder sinken und dabei sogar unter das Ausgangsniveau fallen (siehe Abbildung). Mit anderen Worten: Erst ist der Blutzuckerspiegel zu hoch (Überzuckerung), dann ist er zu niedrig (Unterzuckerung). Das liegt gewissermaßen am überbordenden Fleiß des Insulins, das einen erhöhten Blutzuckerspiegel sofort normalisieren will und dabei über das Ziel hinausschießt und uns Hunger verspüren lässt – obwohl wir doch gerade erst gegessen haben.

Diese Art von Hunger kommt manchmal sehr überraschend. Innerhalb von Minuten kann so aus heiterem Himmel ein »Bärenhunger« entstehen. Auslöser sind Lebensmittel, die den Blutzucker stark in die Höhe treiben.

Hunger ist ein sehr unangenehmes Gefühl, das wir sofort beseitigen wollen. Dabei lässt sich natürlich zwischen leichtem Hunger und Heißhunger unterscheiden. Während Letzterer uns nicht mehr klar denken lässt und uns in Richtung essen treibt, lässt sich der leichte Hunger noch einen Moment hintanstellen und, was immer wir gerade tun, zu Ende führen. Der Heißhunger lässt jedoch keine Geduld zu. Er lässt sich körperlich und psychisch spüren:

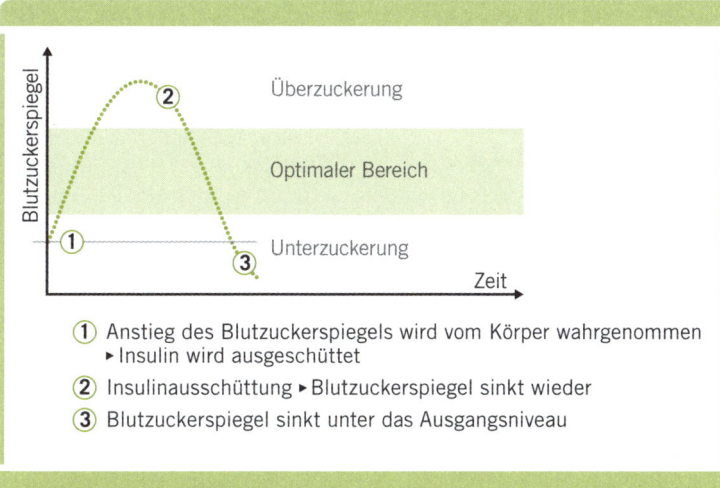

1. Anstieg des Blutzuckerspiegels wird vom Körper wahrgenommen
   ▸ Insulin wird ausgeschüttet
2. Insulinausschüttung ▸ Blutzuckerspiegel sinkt wieder
3. Blutzuckerspiegel sinkt unter das Ausgangsniveau

Blutzuckerspiegel und Insulinausschüttung

Wir haben ein riesiges Loch im Bauch und Übelkeit, Schwindel, Zittern, kalter Schweiß, Nervosität, Magen- und Kopfschmerzen können sich in uns breitmachen. Kein Wunder, dass wir dann gereizt und konzentrationsschwach sind.

Wenn Sie gut für sich sorgen wollen, seien Sie achtsam und lernen Sie schon das kleine Loch im Bauch wahrzunehmen. Je nachdem, was Sie in Ihrer letzten Mahlzeit gegessen haben, haben Sie jetzt mehr oder weniger Zeit, sich auf Nahrungssuche zu begeben und zu essen. In diesem Buch werden Sie viele Hinweise darauf bekommen, wie Sie mit der richtigen Lebensmittelauswahl den eigenen Hunger steuern und insbesondere den Heißhunger vermeiden können.

Und dann gibt es noch den nichtkörperlichen Hunger. Im Rahmen von verschiedenen Fortbildungen rund um die Themen Esspsychologie und Achtsamkeit ist mir mehrfach ein Buch empfohlen worden. Es nennt sich »Achtsam essen«, in dem der Autor Jan Chozen Bays verschiedene Hungerarten beschreibt: Augenhunger, Nasenhunger, Mundhunger, Magenhunger, Zellhunger, geistiger Hunger und Hunger des Herzens.

Bei dieser Sichtweise auf den Hunger spielen also unsere Sinne (Sehen, Riechen, Schmecken, Fühlen), unsere Zellen und Emotionen eine wichtige Rolle. Interessant ist, dass mancher Hunger gar nicht durch Essen gestillt werden muss oder kann. Der Herzhunger ist beispielsweise der Hunger nach echter Nähe. Er wird zwar manchmal durch Essen gestillt, doch manchmal ist er schon beruhigt, wenn ein gutes Gespräch mit einem lieben, zugewandten Menschen geführt wird oder wenn man mal fest in den Arm genommen, also »geherzt«, wurde.

Und der Augenhunger ist manchmal schon befriedigt, wenn man Schönes sieht. Kennen Sie das, wenn Sie einen schönen Ort sehen, an dem Sie sich nicht »sattsehen« können? Mir geht es so, wenn ich in Hamburg auf dem Altonaer Balkon sitze, von dem ich von oben auf den Hafen blicken kann. Es ist mir ein sehr vertrauter Platz, den ich gern aufsuche, wenn ich viel unterwegs war. Ebenso gern mag ich die Terrasse meiner Freundin Heidi, die mit ihrer Familie im Salzburger Land ein Bio-Hotel führt. Ich kann dort stundenlang sitzen und das Voralpenland und die grünen Heufelder beobachten. Hunger bekomme ich dort kaum. Nur manchmal lockt Heidi mich mit leckerem selbst gebackenem Kuchen, »Marünknödln« – zu Deutsch: Marillenknödel – oder Zwetschgen-Buchterln. Da sage ich nicht Nein. Doch mit Hunger hat das nichts zu tun, sondern mit feinstem Appetit.

Heißhunger hausgemacht!

Ein kleiner, leichter Hunger ist das natürliche Zeichen dafür, dass Sie (bald) mit einer Mahlzeit beginnen sollten.
Wenn Sie das Zeichen übergehen oder durch eine falsche – meist sehr zucker- oder stärkereiche – Lebensmittelauswahl beantworten, provozieren Sie einen selbst gemachten Heißhunger. Das muss nicht sein!

WISSENSHÄPPCHEN

Die Verführung lauert überall

Es gibt Unterschiede zwischen Hunger und Appetit. Ist Ihnen schon einmal aufgefallen, dass Sie manchmal einfach essen müssen, ganz egal was genau, und dass Sie ein anderes Mal genau dieses und nichts anderes essen wollen? Genau so lassen sich Hunger und Appetit unterscheiden. Hunger ist unspezifisch, wir müssen einfach nur essen. Irgendetwas. Jetzt. Schnell. Appetit ist spezifisch, wir wissen genau, was wir essen wollen. Und können sogar darauf warten.

Ein weiterer Unterschied ist, dass uns Hunger quasi von innen, aus unserem Körper durch die Hormone und den Blutzuckerspiegel signalisiert wird. Appetit hingegen kommt von außen, durch den Reiz von bestimmten Lebensmitteln, die wir riechen, sehen, schmecken oder von ihnen hören. Die Verführung zum Essen lauert also überall: beim Einkaufen, in der Werbung, beim Kochen selbst.

Vor einer Weile kam Frau Ebert zu mir in die Beratung. Die Mutter von drei schulpflichtigen Kindern arbeitet halbtags, um die Kinder nach der Schule zu empfangen, für das Mittagessen zu sorgen und sie am Nachmittag zu den verschiedenen Sport- und Musik-Aktivitäten zu fahren. Da die Kinder zu unterschiedlichen Zeiten aus der Schule kommen, essen sie an einigen Tagen nicht alle zusammen, sondern in zwei oder drei Schichten. An diesen Tagen sitzt Frau Ebert dann mehrfach mit den Kindern beim Essen, riecht und sieht es und bekommt immer wieder Appetit. Für ihr eigenes Wohlbefinden und ein fitteres Gefühl am Nachmittag war es für Frau Ebert immens wichtig, die Körpersignale für Hunger und für Appetit auseinanderzuhalten. Sie wollte nicht immer essen, aber der Appetit hat sie verführt. Ihre Lösung war, dass sie nur noch in der ersten Schicht isst und in den folgenden dann mit einem Kaffee dabeisitzt. Für ihre Kinder war das okay, denn die Mama war ja da.

Appetitanregend wollen selbstverständlich auch der Lebensmittelhandel und die Gastronomie sein – vor allem an von uns

71

Konsumenten hochfrequentierten Plätzen wie Bahnhöfen, Flughäfen, Einkaufsstraßen und -zentren. Man kann es ihnen nur schwer vorwerfen, denn ihre Aufgabe ist es nun einmal, Essen zu verkaufen. Und das klappt sehr gut, wenn unsere Sinne und Emotionen angesprochen werden und unser Appetit angeregt wird. Die Strategien sind sehr unterschiedlich. Beispielsweise werden ganz bewusst Gerüche eingesetzt: Ist Ihnen aufgefallen, dass viele Supermärkte eine Bäckerei im Eingangsbereich haben, in der ständig Brot und Brötchen (auf-)gebacken werden? Es duftet so schön. Ähnlich funktionieren die Probierstationen, an denen Sie sich kleine Häppchen nehmen dürfen. Während der Handel also seine Aufgaben erfüllt und Verkaufsanreize setzt, müssen wir unsere Aufgaben erfüllen: Checken Sie, was Sie wirklich essen möchten oder ob Sie nur unbewusst einer Verlockung auf den Leim gehen.

Natürlich lässt sich überhaupt nichts dagegen sagen, sich von Zeit zu Zeit mal zum Essen verführen zu lassen. Es kommt überhaupt nicht darauf an, ob Sie ab und zu mal anders essen als gedacht oder über die Stränge schlagen. Entscheidend für ein gesundes Maß ist allein, wie häufig Sie sich verführen lassen. Setzen Sie sich am besten selbst ein realistisches Maß dafür, wie viel Verführung für Sie gut ist.

In meiner Praxis ist häufig die Frage, ob und, wenn ja, wie viele Süßigkeiten denn jetzt erlaubt seien. Die Genuss-Profis stellen diese Frage meist nicht, denn sie essen einfach so viel, wie sie gerade möchten. Ihr Geheimnis einer angemessenen Menge ist häufig, dass sie das Objekt der Begierde wirklich lang im Mund lassen und so den vollen Geschmack auskosten. Wer schlingt, kann nicht genießen. Mit den Genuss-Lehrlingen trainiere ich entweder die geschmackliche Sättigung (siehe ▸ Kapitel *Achten Sie auf Ihr gutes Gewissen!*) oder gebe ganz klipp und klar eine Menge vor – falls das von mir gewünscht wird. Dabei gehe ich nach dem Prinzip ▸ WAS? ▸ WIE VIEL? ▸ WOFÜR? vor. Sie finden eine Anleitung im folgenden Essperiment.

Überrascht es Sie, dass das Naschen überhaupt erlaubt ist?

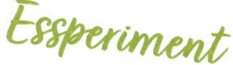

Sich angemessen verführen lassen

Es geht nicht darum, jeder Verführung zu widerstehen. Es geht darum, es so zu machen, dass Sie sich hinterher wohl-fühlen.

WAS?

In diesem Essperiment werden Toffifees als Objekt der Begierde gewählt. In einer Packung präsentieren sich Ihnen 15 kleine Toffifees von ihrer besten Seite.

Wenn Sie etwas anderes lieber mögen, dann machen Sie das Essperiment gern mit Ihren Lieblings-Genussmitteln.

WIE VIEL?

Diese Frage ist etwas schwerer zu beantworten und hängt eng mit dem WOFÜR? zusammen: Möchten Sie die Kleinen bewusst genießen oder möchten Sie die Toffifees einfach un-bewusst vernaschen?

Es ist beides okay, führt nur zu unterschiedlichen Essweisen. Aus meiner Sicht ist eine angemessene Menge eine Packung Toffifees pro Woche.

Diese Empfehlung basiert auf zwei Informationen, die Sie auch auf der Verpackung finden können:

■ Ein Toffifee enthält knapp über 4 g Zucker und 43 kcal.

■ Die WHO empfiehlt 25 g Zucker am Tag.

■ Die ganze Packung enthält demnach 60 g Zucker (15 x 4) und 652,5 kcal (15 x 43 kcal). Aufgeteilt auf die sieben Tage einer Woche wären es dann durchschnittlich 9 g Zucker (60 : 7) und 93 kcal pro Tag (652,5 : 7) aus den Toffifees.

Sie hätten dann noch Spielraum für anderen Zucker im Laufe des Tages, z. B. aus Marmelade oder Ahornsirup am Morgen oder Honig im Salatdressing, um auf die empfohlene Menge von maximal 25 g zu kommen, und wären mit knapp 100 kcal auch kalorisch im Rahmen.

Übrigens! Falls Sie zu den Menschen gehören, die täglich eine Packung Toffifees essen, das heißt sieben Packungen pro Woche, dann wäre die sinnvolle, weil realistische Reduktion zunächst auf 3 bis 4 Packungen pro Woche. Sie hätten die Menge dann ja schon einmal halbiert!

WOFÜR?

Genießen! Toffifees gehören als zucker- und fettreiche Süßigkeiten zu den Genussmitteln und weniger zu den Lebensmitteln. Und Suchtmittel sollten sie im besten Fall auch nicht sein.

Und ahnen Sie vielleicht schon, warum das Naschen nicht verboten ist? Aus der Esspsychologie ist bekannt, dass Verbote bei uns Menschen kurzfristig funktionieren, aber auf Dauer meistens nicht. Und zudem können Verbote den Appetit noch verstärken. Letztlich erhalten die Toffifees dann möglicherweise so viel Aufmerksamkeit, wie die Kleinen gar nicht verdient haben. Und was sich immer wieder zeigt: Letztlich werden sie dann früher oder später doch vernascht, vielleicht sogar viel zu schnell verschlungen, vielleicht (unbemerkt) auch viel mehr, als Sie eigentlich wollten, und vielleicht sogar noch mit einem schlechten Gewissen. Das geht auch anders!

Essen Sie sich richtig satt?

»Gute Entscheidungen werden im Kopf getroffen, wenn das Bauchgefühl stimmt.« Diesen Satz las ich als Werbeplakat in einer Wiener U-Bahnstation und er beschreibt genau das Gefühl, das mir bei Workshops in Unternehmen beschrieben wird, wenn es um in die Mittagspause hinein verlängerte Meetings geht. Denn in den Minuten, in denen jede/r im Kopf schon mit dem Essen beschäftigt ist, weil der Hunger (siehe ▶ Kapitel *Ich bin satt, wie schön is dat!*) immer größer wird, sind die getroffenen Entscheidungen nicht immer die besten.

Ganz ähnlich verhält es sich in Meetings nach der Mittagspause, wenn zu viel gegessen wurde: Der volle Magen und Darm nehmen zum Verdauen die gesamte Aufmerksamkeit für sich in Anspruch – schließlich kam ja gerade die Warenanlieferung, die versorgt werden muss. Der Kopf ist vorübergehend nur bedingt einsatzbereit.

Das Ziel ist, sich nach dem Essen besser zu fühlen als vorher. Satt oder pappsatt, das ist hier die Frage. Denn zwischen den beiden besteht ein kleiner feiner Unterschied: Der pappsatte Körper – den wir im nächsten Kapitel ins Visier nehmen – hat zu viel des Guten bekommen. Der satte Körper fühlt sich wohl und ist gestärkt, die Konzentration nimmt wieder zu und es stellt sich eine geistige und körperliche Zufriedenheit ein. Mit einfachen (norddeutschen) Worten: Ich bin satt, wie schön is dat.

Wenn sich das Sättigungsgefühl breitmacht, nimmt die Lust zu essen allmählich ab, doch der Appetit kann noch vorhanden sein. Bestellen Sie sich, werte Leserinnen, daher auf jeden Fall bei Ihrem Lieblingsitaliener einen Räuberlöffel, falls Ihr Partner sich noch ein leckeres Tiramisu bestellt. Es könnte nämlich sein, dass Sie der Appetit verführt … Werte Herren, das Gleiche gilt natürlich auch für Sie!

In meine Praxis kommt seit längerer Zeit Herr Friedrich, der kognitiv sehr gut verstanden hat, was und wie viel er essen müsste, um sein Übergewicht zu reduzieren und – wichtiger noch – seine Blutwerte zu optimieren.

Herr Friedrich arbeitet sehr, sehr gern. Er isst zwar auch gern, aber im Berufsalltag ist ihm das Essen häufig eine lästige Unterbrechung. Also tendiert er dazu, in kurzer Zeit viel zu viel zu essen. Damit verpasst er jedoch die Chance, sich nach dem Essen angenehm satt zu fühlen. Stattdessen erreicht er häufig das unangenehme pappsatte Völlegefühl, ist müde und unkonzentriert. Ein Gefühl, das er selbstredend gar nicht gernhat.

Für eine angenehme Sättigung kommt es zum einen darauf an, *was* gegessen wird, aber auch darauf, *wie* gegessen wird. Um Herrn Friedrich das zu verdeutlichen, haben wir gemeinsam schnelle Büro-Gerichte gekocht, deren Gemüseanteil deutlich höher war, als er es von seinen normalen Mahlzeiten gewohnt war. Da Gemüse allein nicht langfristig satt macht, haben wir es in dem einen Gericht mit Fleisch und in dem anderen mit Hülsenfrüchten kombiniert. Diese Lebensmittel gehören zu den eiweißreichen, die für die lang anhaltende Sattheit wichtig sind. Eiweiß bewirkt im Vergleich mit den anderen Makro-Nährstoffen (Kohlenhydrate und Fette) die größte Sättigung.

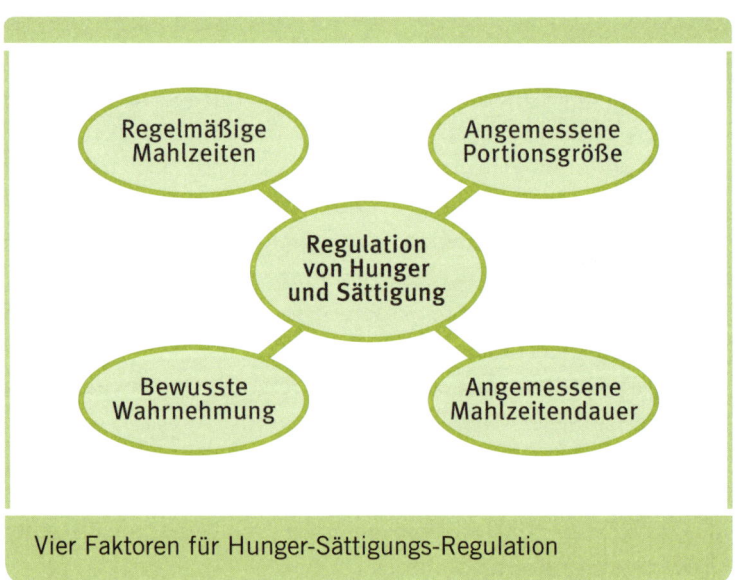

Vier Faktoren für Hunger-Sättigungs-Regulation

Der Magen und die Sättigung

Falls Sie sich das Volumen Ihres Magens nicht so recht vorstellen können, nehmen Sie zwei Wasserflaschen: eine 500-ml- und eine 750-ml-Flasche. Halten Sie sich jede einzelne vor Ihren Bauch. Können Sie sich schon vorstellen, wie Ihr Magen durch 500 bis 750 ml gefüllt ist und Sie gesättigt sind? Falls Sie sich das Magenvolumen noch präziser veranschaulichen möchten, füllen Sie die Flaschen mit Wasser und gießen dieses in zwei verschließbare Beutel. Schließen Sie die Beutel und legen Sie diese wahlweise auf einen Teller oder in eine Schüssel, von der Sie essen, um sich die Menge vor Augen zu führen.

WISSENSHÄPPCHEN

Zudem haben Herr Friedrich und ich uns zum Essen gemütlich hingesetzt und aufgrund eines interessanten Gesprächs eher langsam gegessen. Ahnen Sie schon, was passiert ist? Er hat zwar, wie er es gewohnt war, einen Nachschlag genommen, aber er hat ihn nicht aufgegessen. Warum? Er sagte, er sei satt und dass er fühle, dass der nächste Bissen zu keiner Verbesserung seines Körpergefühls führen würde.

Ich gebe zu, ich habe ihn vor und während des Essens natürlich gebeten, auf sein Körpergefühl zu achten, denn wir befanden uns ja in einer Beratungssituation. Im Sport würde man so etwas eine Trainingseinheit nennen. Seine ihn selbst überraschende Erfahrung aus dem Esstraining war, dass man sich mit Gemüse, Fleisch und Hülsenfrüchten angenehm satt fühlen kann.

Drei von vier Dingen, die für die Wahrnehmung der Sättigung (und übrigens auch des Hungers, dazu unten mehr) ganz entscheidend sind, haben wir hier ganz bewusst gesteuert: Die Portionsgröße war ausreichend groß, wir hatten eine angemessene Mahlzeitendauer und wir haben das Essen bewusst – trotz guter Unterhaltung – wahrgenommen.

1 Eine angemessene Portionsgröße für einen durchschnittlichen, nicht körperlich anstrengend arbeitenden Menschen liegt bei etwa 500–750 ml. Manche brauchen mehr, andere weniger. Das hängt einerseits mit der Körpergröße und andererseits auch mit anderen Faktoren wie beispielsweise der vorangegangenen körperlichen Arbeit zusammen. 500–750 ml ist ungefähr eine Tellerportion.

2 Die Mahlzeit sollte etwa 20 Minuten dauern. So lange benötigen die Hormonsignale, um in Ihnen das »Danke, satt!«-Gefühl auszulösen.

Falls Sie schneller essen wollen oder müssen, ist das nicht unbedingt ein Problem, achten Sie einfach darauf, gut zu kauen. Und denken Sie daran: Die Sättigung tritt auch bei schnellem Essen erst nach 20 Minuten ein. Nach 10-Minuten-Mahlzeiten erfahren Sie also erst nach weiteren 10 Minuten, ob ihr Körper das Sättigungssignal auslöst. Für die Schnellesser ist es daher empfehlenswert, bewusst auf das Körpergefühl zu warten – insbesondere dann, wenn man sich nach den Mahlzeiten noch fit fühlen oder Gewicht reduzieren möchte.

3 Für die bewusste Wahrnehmung beim Essen ist es sinnvoll, sich nicht mit anderen Dingen wie Smartphone und Zeitungen abzulenken. Gerade für die in der Achtsamkeit Ungeübten ist es ratsam, sich vor dem ersten Bissen einen Moment auf das Essen zu konzentrieren – manchmal reicht schon eine Minute volle Konzentration. Die Geübten können das in wenigen Sekunden.

Zur Unterstützung gibt es auch Apps, die man zum Trainieren der Achtsamkeit nutzen kann. Einer meiner Klienten, Herr Grase, hat in seinem sehr fordernden Job so zu neuer Zentrierung gefunden – und sein Gewicht aufgrund des anderen Umgangs mit sich und dem Essen um über 10 kg reduziert.

4 Essen Sie möglichst regelmäßig! Dabei ist es nicht wichtig, eine bestimmte Anzahl an Mahlzeiten einzuplanen, sondern einfach für sich selbst einen guten Rhythmus (siehe ▶ Kapitel

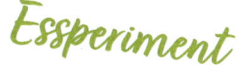

Haben Sie es satt, sich voll zu fühlen?

Die Wahrnehmung von Hunger und Sättigung ist elementar, um auf das ständige Essangebot und die üppigen Portionsgrößen unserer neuen Esswelt eine gute Antwort zu finden.

Achten Sie darauf, wie lange Sie benötigen, um vor der Mahlzeit mit Ihren Gedanken beim Essen – und nur beim Essen – zu sein.

Sehen Sie es schon vor Ihrem inneren Auge? Schmecken Sie es schon?

Beobachten Sie im 2. Schritt, wie viel Sie essen müssen, um sich ca. 20 Minuten nach dem Beginn der Mahlzeit satt zu fühlen.

Im 3. Schritt können Sie noch darauf achten, wie lange Sie satt bleiben: 2 Stunden? 3 Stunden? 5 Stunden?

Denken Sie an einen regelmäßigen und für Ihren Körper verlässlichen Essrhythmus, um Hunger und Sättigung spüren zu lernen!

Essen mit Taktgefühl) zu finden. Dieser schafft für Ihren Körper eine Verlässlichkeit und Sie vermeiden die Unsicherheit, möglicherweise nicht genug zu bekommen. Eine Unsicherheit, auf die Sie vielleicht reagieren, indem Sie sich vorbeugend den Bauch vollschlagen – und mit unkontrollierten Essmengen schon den folgenden Heißhunger provozieren.

Von einer guten Sättigung sprechen wir also, wenn sich nach dem Essen ein positives Körpergefühl einstellt, ohne dass zugleich zu viel Energie (deren Maßeinheit sind die Kalorien) verzehrt wurde. Dabei spielt die sogenannte Energiedichte eine große Rolle, denn sie beeinflusst die Energie-, also Kalorienaufnahme, die Sättigung und damit letztlich auch das Körpergewicht. Sie werden später noch einmal Genaueres darüber lesen können, zunächst erfahren wir, was passiert, wenn das Sättigungssignal übergangen wird.

Zu viel ist zu viel

Wer satt ist, verhungert nicht. Wer hingegen mehr isst, als für eine Sättigung nötig ist, fühlt sich nach dem Essen elend. Denn zu viel ist einfach zu viel. Und genug ist genug. Satt essen hat etwas mit genug essen zu tun und dazu gehört auch, mit dem Essen aufzuhören, wenn es an der Zeit ist. Sie wissen aus dem letzten Kapitel, wie viel unser Magen benötigt, um sich gut zu füllen, ohne seine gnadenlos dehnbaren Wände zu stark zu strapazieren. Es erfordert Training und Beobachtung, um die richtige Menge für sich herauszufinden. Hinzu kommt, dass nicht jeder Tag gleich ist und unser Hunger- und Sättigungsgefühl variiert. Manchmal, und insbesondere dann, wenn die Temperaturen von einem auf den nächsten Tag stark fallen und das herbstlich-winterliche Frieren beginnt, könnte ich einfach ständig essen. Auch der Appetit verändert sich an diesen Tagen hin zu deftigen Speisen. Ich liebe dann Szegediner Gulasch, Kohleintöpfe oder auch heiße Suppen. Mit einem Salat oder einer Gemüsepfanne pur springt meine Körperheizung an solchen Tagen einfach nicht an. Verlieren wir eins nicht aus den Augen: Nach dem Essen wollen wir uns ja besser fühlen als vorher – und so verlangen unterschiedliche Tage nach unterschiedlichem Essen. Und auch die Menge variiert: So habe ich mich selbst überrascht, als ich mit meiner Freundin Heidi beim Wandern vorhatte, am dritten Tag auf dem Tierser Alpl zu übernachten. Das Schutzhaus liegt auf 2440 m Höhe und wir begannen auf 1700 m. Oben angekommen waren wir stolz wie Oskar – und hungrig! Wir haben uns beide ein Omelett mit Tiroler Schinken und Kartoffeln bestellt. Es wirkte zunächst mächtig, doch uns konnte nichts stoppen. Mit unserem Bärenhunger konnten wir uns nicht nur das Omelett komplett einverleiben – es war ein wahres Freudenfest für die Zunge, die Muskeln, wahrscheinlich auch

Das Aufessen hat nichts mit dem Wetter zu tun!

Sicher haben Sie auch schon einmal davon gehört, dass das Aufessen einer Portion für das morgige gute Wetter verantwortlich ist. Mit großer Wahrscheinlichkeit schon als Kind! Und dann ist Ihnen beim Heranwachsen sicher irgendwann aufgefallen, dass es da keinen Zusammenhang gibt. Wir im Norden können ein Lied davon singen, denn wir essen sicher häufiger auf, als die Sonne scheint. Kein Wunder, denn diese Redewendung basiert auf einem großen sprachlichen Missverständnis.

Im Plattdeutschen heißt es: »Et dien Töller leddig, dann givt dat morgen goods wedder!« Daraus wurde im Hochdeutschen dann schnell der Ausdruck »Iss deinen Teller leer, dann gibt es morgen gutes Wetter!«. Doch das wedder bedeutet nicht »Wetter«, sondern »wieder«. Wer also seinen Teller leer isst, kann darauf setzen, dass es morgen auch wieder Gutes gibt! Und für das Gute können wir in der Tat viel mehr Verantwortung tragen als für das Wetter.

WISSENSHÄPPCHEN

für jede unserer Zellen! –, sondern nach kurzer Pause auch noch einen fantastischen Südtiroler Joghurt mit Beeren. In meinem normalen Berufsalltag wäre ich nach so einer Mahlzeit wahrscheinlich direkt vom Schreibtisch aufs Sofa gewechselt.

Kennen Sie auch dieses Gefühl, wenn Sie sich nach dem Essen hinlegen möchten, weil der viel zu stark gefüllte Magen sonst nach oben drückt und den Lungen den Platz nimmt, um frei zu atmen? Ich verbinde diese Flachatmigkeit mit dem Weihnachtsgefühl in meiner Jugend: viel Essen, kaum Bewegung. Zu Weihnachten gab es gefühlt den ganzen Tag Köstlichkeiten – und leider auch meine Geschwister, meine gefürchteten Fressfeinde.

Zu viel essen war in meiner Familie gelernt – und das nicht nur zu Weihnachten. Bei uns galt die Formel »viel = gut«. Mittlerweile haben sich die Zeiten zum Glück geändert und selbst beim alljährlichen »Grünkohl satt«-Essen, also »All you can eat« nach norddeutscher Tradition, halten viele in meiner Familie Maß. Die Antriebslosigkeit, Trägheit und Lustlosigkeit nach dem Essen gepaart mit Übelkeit, Aufstoßen und Sodbrennen, die durch das Zu-viel-Essen hervorgerufen werden können, sind passé. In meiner ganzen Familie scheint die Qualität des Essens mehr und mehr über die Quantität zu siegen. Ich habe mich häufig gefragt, wie es dazu kam, dass wir die Formel »viel = gut« aufgestellt haben. Eine von wahrscheinlich vielen Erklärungen war, dass wir das Essen von unseren Bezugspersonen, unseren Eltern, gelernt hatten. Wenn Eltern aus den unterschiedlichsten Gründen das Zu-viel-Essen vorleben, ahmen Kinder das nach. Auch Sätze wie »Wenn du alles aufisst, scheint morgen die Sonne«, »Woanders hungern Kinder« oder »Wer weiß, wann du wieder etwas bekommst« sind verheerend, denn sie sorgen für emotionalen Druck. Um diesen auszugleichen, essen Kinder mehr, als ihre perfekt funktionierende Hunger-Sättigungs-Regulation unter normalen Gegebenheiten zulassen würde. Es mag Eltern vielleicht erst einmal beruhigen, wenn die Kinder aus ihrer Sicht genug gegessen haben und gut versorgt sind. Doch was lernt das Kind? Essen hat etwas mit Zu-viel-Essen und Bauchdrücken zu tun.

Aus meiner Sicht ist es unermesslich wichtig, dass Kinder ihr natürliches angeborenes Essverhalten uneingeschränkt beibehalten. Insbesondere, um größtmögliche Autonomie in einer Welt zu haben, in der ein ständiges Lebensmittelangebot herrscht. Denn wenn im Erwachsenenalter noch immer die Überzeugung herrscht, dass das Bauchdrücken nach dem Essen normal ist, kommen wir in Teufels Küche: Das Gewicht wird unweigerlich steigen, weil immer wieder zu viel gegessen wird.

Mit vielen meiner Klienten und Patienten nehme ich die Themen Hunger und Sättigung in den Blick, denn hier liegt der Schlüssel zu vielen Herausforderungen des Alltags: Wer fitter und konzentrierter im Beruf sein möchte, wer die Lust auf ein aktives Leben spüren möchte und letztlich auch wer ein angemessenes

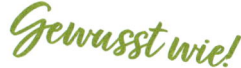

> ### Extreme meiden!
>
> Statt zwischen den Extremen Heißhunger und Völlegefühl zu pendeln, beginnen Sie mit dem Essen, wenn der Hunger noch nicht unangenehm ist, und hören Sie bei Sättigung mit einem guten Bauchgefühl auf. Das Signal erhalten Sie etwa 20 Minuten nach dem Beginn der Mahlzeit.

Körpergewicht haben möchte, muss darauf achten, sich satt, aber nicht pappsatt zu essen.

Es spricht überhaupt nichts dagegen, es manchmal krachen zu lassen und über die Stränge zu schlagen – selbst wenn gerade keine Bergtour beendet wurde. Doch für ein gutes Körpergefühl tagein, tagaus und für ein normales Körpergewicht ist es von großem Vorteil, seine inneren Maßgeber zu schulen, um sich zwischen leichtem Hunger und angenehmer Sättigung zu bewegen, statt zwischen den Extremen, Heißhunger und Völlegefühl, zu pendeln.

Nicht nur Liebe geht durch den Magen!

Liebe ist ein starkes Gefühl, so stark, dass es sogar unseren Appetit und Hunger verändern kann. Es scheint, als würden die vielen Schmetterlinge im Bauch so wild herumflattern, dass wir uns einfach satt fühlen – und neben der Liebe die Luft allein zum Leben reicht. Tatsächlich wirken bei Verliebten die Hormone, allen voran das Serotonin, so sättigend.

Der Magen, den Sie in den vorangegangenen Kapiteln schon etwas näher kennenlernen konnten, und auch der Darm sind entscheidende Organe für die Regulation von Hunger und Sättigung – ihre Aufgabe ist es auch, unsere Nahrung auseinanderzunehmen, um sie so für unseren Körper nützlich werden zu lassen.

Ein bedeutender Teil der Verdauung fängt eigentlich schon vor dem Mund an: In der sogenannten kephalen Phase kann uns allein durch das Sehen, Riechen und durch die reine Vorstellung von Essen das Wasser im Mund zusammenlaufen. Denken Sie doch gerade mal an eine Zitronenscheibe, in die Sie hineinbeißen. Merken Sie, wie Ihre Fantasie auf Zack ist? Läuft der Speichel schon? Der Speichel dient unter anderem dem Neutralisieren der Säure aus der Zitrone.

Der Speichel, der durch die reine Vorstellung oder durch das tatsächliche Essenkauen produziert wird, dient als Einleitung des Verdauungsprozesses, die Darm-Hirn-Achse wird aktiviert und der Magen bereitet sich auf das zu erwartende Essen vor. Wir stellen auch hier fest, wie eng das Hirn und der Magen-Darm-Trakt zusammenarbeiten.

Im Speichel befindet sich ein Enzym namens Ptyalin, das die Kohlenhydrate spaltet. Sie können es bei der Arbeit beobachten, wenn Sie merken, dass Brot bei langem Kauen süß wird. Dabei wird die Stärke (ein Kohlenhydrat, das aus einer langen Kette Glukosemoleküle besteht, siehe ▸ Kapitel *Was haben Kohlenhydrate mit Zucker zu tun?*) gespalten, sodass der süße Geschmack der Glukose spürbar wird. Einfache Zuckermoleküle wie Traubenzucker (im Fachwort: Glukose und Dextrose) können auf kurzem Weg – wenn auch in kleinerer Menge – durch die Schleimhaut ins Gehirn transportiert werden, wenn sie dort benötigt werden.

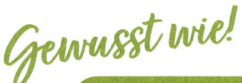

Kauen hilft dem Magen

Das ausreichende Kauen Ihres Essens regt die Speichelproduktion an und entlastet Ihren Magen. Sorgen Sie durch das Kauen dafür, dass Ihr Essen den weiteren Weg stark zerkleinert antritt.

Im Mund wird das Essen durch die Geschmacksknospen der Zunge und Nervenendungen auf seine Temperatur, seine Textur und seinen Geschmack hin untersucht und als brauchbar oder verdorben, bekannt oder unbekannt eingeordnet. Was verdorben ist oder nicht schmeckt (Leber wäre so ein Fall für mich!), wird erkannt und ausgespuckt. Unbekannte Lebensmittel dürfen bei neugierigen und mutigen Esser*innen den weiteren Weg antreten, bei anderen kommen die unbekannten Lebensmittel möglicherweise gar nicht erst in den Mund. Wat der Buur net kennt, dat fret er nich …

Vom Mund rutscht das – hoffentlich gut gekaute – Essen dann die Speiseröhre hinunter in Richtung Magen. Am Eingang des Magens sitzt ein Ringmuskel (Sphinkter), wenn der nicht richtig schließt, kann es unangenehm werden: Saurer Magensaft steigt auf. Die Gründe dafür sind entweder das Essen selbst oder aber der Einfluss von Gefühlen, weil wir gestresst, verärgert oder wütend und daher sprichwörtlich »sauer« sind.

Der Magen ist eine bohnenförmige Ausbuchtung im Verdauungsschlauch, der im linken Oberbauch direkt unter dem Zwerchfell sitzt. In ihm ist der sehr saure Magensaft – bestehend aus Wasser, Salzsäure und Pepsin (Enzym zur Eiweißverdauung) – zu finden, um kurzen Prozess mit allem zu machen, was fälschlicherweise gegessen wurde und uns schaden könnte, oder um das Essen weiter vorzuverdauen, bevor es in den Dünndarm gelangt.

Wenn das Essen im Magen ankommt, beginnt die sogenannte gastrische Phase, in der die Magendehnung sowie auch die Temperatur des Essens und dessen Gehalt an Eiweißen – deren Verdauung beginnt hier – und Gewürzen gemessen werden. Der Magen bleibt je nach Menge und Zusammensetzung des Essens mehrere Stunden gefüllt. Dabei sind fettreichere Mahlzeiten länger im Magen, weil sie schwerer verdaulich sind. Dass wir uns das für ein längeres Sättigungsgefühl zwischen zwei Mahlzeiten, der Sattheit, zunutze machen können, haben Sie im ▸ Kapitel *Essen Sie sich richtig satt?* lesen können.

Auch zu wenig zerkaute Lebensmittel bremsen die Magenpassage aus. Erst wenn das Essen durch ausreichend Magensäure zerkleinert und durch die Muskeln in kleine Teile zermalmt wurde, gelangt der Speisebrei portionsweise in kleinen Mengen in den Dünndarm. Wir merken von all der vielen Arbeit meist nichts.

Der Dünndarm ist ein etwa 3 bis 4 m langer Schlauch mit einem Durchmesser von 2,5 cm. Er ist in drei Teile unterteilt: Er beginnt mit dem 30 cm langen Zwölffingerdarm, geht über in den ca. 1,5 m langen Leerdarm und endet in den ca. 2 m langen Krummdarm, bevor er in den Dickdarm mündet.

Wenn das Essen aus dem Magen in den Darm gelangt, beginnt die intestinale Phase: Durch Bicarbonat wird zunächst die Säure neutralisiert, die der Speisebrei aus dem Magen mitgebracht hat. Für die Verdauung von Fetten kommen Verdauungssäfte aus der Bauchspeicheldrüse und der Leber und Gallenblase hinzu.

Im Leer- und Krummdarm werden alle Nährstoffe (Eiweiße, Fette, Kohlenhydrate, Vitamine, Mineralstoffe und Wasser) gespalten und durch die Darmwand ins Blut und die Lymphe aufgenommen. Daher wird der Dünndarm auch als wichtigster Abschnitt der Verdauung bezeichnet: Jetzt stehen all die Nährstoffe aus dem Essen dem Körper zur Verfügung – und der muss mit dem arbeiten, was wir ihm da so durch unsere Lebensmittelauswahl zur Verfügung gestellt haben.

Die vom Dünndarm nicht aufgenommenen Nahrungsbestandteile – vor allem Ballaststoffe und restliches Wasser – gelangen in den Dickdarm, wo sie durch Muskelbewegungen an Millionen von Dickdarmbakterien vorbeitransportiert werden. Im nächsten Kapitel können Sie Genaueres über diesen sagenhaften Mikrokosmos im Darm lesen. Die Muskelkontraktionen werden in den drei aufeinanderfolgenden Teilen des Dickdarms – aufsteigender, waagerechter und absteigender Teil – mehrfach täglich gestartet und können den Drang auslösen, aufs Klo zu gehen.

Ein knurrender Magen ist nicht hungrig!

Der Verdauungstrakt arbeitet fast unbemerkt auch dann, wenn wir nichts gegessen haben. Nur das Knurren des Magens ist ab und zu zwischen den Mahlzeiten hörbar und wird manchmal für ein Hungersignal gehalten.

Das Knurren ist das sogenannte »Housekeeper«-Geräusch, die Putzphase im Magen-Darm-Trakt. Es entsteht durch das Zusammenziehen und Entspannen der Muskulatur von Magen- und Darmwänden, um sämtliche Überbleibsel der letzten Mahlzeit wegzuräumen und sauber zu machen.

WISSENSHÄPPCHEN

Jetzt ist das Ende des Verdauungstraktes fast erreicht: Das Wasser aus dem Darminhalt wird nahezu komplett in den Körper zurückgewonnen. Der Stuhl dickt ein, wird mit Schleim überzogen und mit losen Darmzellen durch zwei Muskelringe transportiert: den inneren Schließmuskel, den wir nicht willentlich steuern können, und den äußeren Schließmuskel, den wir Gott sei Dank bewusst steuern können.

Die Muskelkontraktionen im Magen und Darm werden über Nervensignale aus dem Gehirn auch durch unsere Emotionen gesteuert:

Wenn wir uns fürchten, arbeitet die Magenwand weniger und im Darm kommt es zur erhöhten Kontraktion. Sie ahnen es vielleicht schon: Wir »haben Schiss«. Bei Wut erhöhen sich Muskelkontraktionen von Magen und Darm, manche haben dann »so eine Wut im Bauch!«. Und bei Trauer oder Schmerzen senken sich im Magen und im Darm die Muskelkontraktionen, sprichwörtlich »schlagen sie auf den Magen«.

Stubenfein wurde der Darm und auch das Abführen durch Giulia Enders und ihr Buch »Darm mit Charme«. In diesem beschreibt sie vieles rund um die mit Scham besetzte Zone in unserer Körpermitte auf entzückende Art und Weise. Unter anderem erklärt sie die »Drei-Tage-Regel«, der zufolge sich der Dickdarm bei einer regulären Toiletten-Sitzung um etwa ein Drittel entleert. Es verschwindet das, was im dritten absteigenden Teil ist und rauswill. Bis zum nächsten Tag wird dieser Teil von dem dahinter wartenden Stuhl wieder gefüllt und bei der nächsten Sitzung dann geleert.

Dieser Ablauf kann bei einigen Menschen auch schneller oder langsamer stattfinden – und wird durch Abführmittel ziemlich durcheinandergebracht, denn dann entleeren sich alle drei Bereiche des Dickdarms und man muss nun drei Tage warten, bis wieder etwas am untersten Ende anklopft und rauswill.

Die Zahl Drei ist auch noch anderweitig hilfreich: Zwischen dreimal täglich und alle drei Tage auf die Toilette zu gehen ist alles in Ordnung. Erst wenn Sie sich häufiger als dreimal oder seltener als alle drei Tage entleeren, ist der ärztliche Blick notwendig. Und keine Scham vor dem Thema: Für uns Fachleute aus Medizin und Ernährungsberatung sind diese Themen schon lange stubenfein und gehören zum Berufsalltag dazu.

Falls Sie zu den Personen gehören, denen das Abführen eher schwerfällt, gibt es hilfreiche Tipps:

Sehr wichtig ist es, sich Rituale zu schaffen. Denn das Nervensystem, das beim Abführen maßgeblich beteiligt ist, ist ein Sensibelchen. Es mag Veränderungen und auch Stress eigentlich gar nicht. Das spüren einige im Urlaub, wenn in den ersten Tagen aufgrund des neuen Essens, einer anderen Sitzhaltung und der anderen Temperaturen erst mal gar nichts rauswill. Und auch im Alltag, wenn die Zeit uns im Nacken sitzt und wir alles andere als locker sind, um uns zu gemütlich auf der Toilette zu erleichtern, sind täglich eingeplante Auszeiten auf dem stillen Örtchen wichtig.

Ich nehme es mit Freude wahr, wenn ich heutzutage bei Freunden die Toilette aufsuche und diverses Lesematerial zu finden ist. Bei meiner liebsten Freundin fühle ich mich besonders wohl. Für sie, ihren Mann und auch die Zwillinge gibt es ganz Unterschiedliches zu lesen. Von humorvollen Kurzgeschichten, Comics, Erstaunlichem aus aller Welt und dem Ursprung von Redewendungen gibt es allerhand Stoff zum Verweilen. Sogar für Gäste. In meiner Erinnerung waren die ausschweifenden Toiletten-Sessions früher den Männern vorbehalten, heute machen alle mit. Für meinen Vater gehörte zum Beispiel auch das Rauchen auf der Toilette dazu, genauso wie die aktuelle Ausgabe des SPIEGEL. Ich glaube, er genoss die Auszeiten sehr. Doch während selbst für ihn das Rauchen heute längst der Vergangenheit angehört, ist das Lesen geblieben. Und das ist auch empfehlenswert, selbst wenn die Magazine und Bücher sehr variieren, denn eines haben sie gemeinsam: Das ungehetzte Lesen als Ritual entspannt von oben vorne bis hinten unten.

Weitere Rituale, die zur Erleichterung auf der Toilette beitragen können:

- Beruhigen Sie Ihren Darm auch mit verlässlicher Regelmäßigkeit und räumen Sie sich täglich zu einer Ihnen beliebigen Tageszeit eine »WC-Zeit« ein.

- Kommen Sie in Bewegung (Gehen, Schwimmen, Laufen und anderes), sodass der Beckenboden und andere Muskulatur in Schwung kommen.

- Entspannung hilft gegen Stress, der den Darm lähmen kann: Meditation, Yoga oder autogenes Training können den Darm in Schwung bringen.

- Nutzen Sie eine Wärmeflasche, um Ihren Bauchraum zu beruhigen.

- Machen Sie Massagen, indem Sie mit sanftem Druck im Uhrzeigersinn über Ihren gesamten Bauchraum (Darm und Magen) kreisen.

- Wählen Sie Getränke wie Kaffee, Tee oder auch (warmes) Wasser, um das Abführen einzuleiten.

- Öle wie Leinöl oder Olivenöl können harten Stuhlgang geschmeidiger machen.
- Essen Sie ballaststoffreich – und trinken Sie eine ausreichende Menge dazu.

(Siehe auch die ▸ Kapitel *Im Fluss bleiben!* und *Futter für ihre Freund*innen.*)

Bitte denken Sie daran, dass die meisten Tipps erst durch die regelmäßige Wiederholung wirksam sind. Ihr Darm liebt Gewohnheiten!

Eine Kalorie ist nicht gleich eine Kalorie

4.

Die Kalorien haben es nicht leicht. Meist spricht man argwöhnisch über sie, verbunden mit der Aussage, dass man am liebsten auf sie verzichten möchte oder sie zumindest zu einem gewissen Grad aus dem Leben verbannen. Ich denke, die Kalorien nehmen es mit gewisser Unbekümmertheit zur Kenntnis, denn sie wissen, dass wir ohne sie nicht leben können. Denn woher sollten wir die Energie für unser tägliches Tun schöpfen. Luft und Liebe? Nun ja, wir brauchen beides. Aber eben auch Kalorien – zwar nicht in Hülle und Fülle, dafür in bester Qualität.

Bei vielen meiner Workshop-Teilnehmenden sorgt es für eine gewisse Erleichterung, dass es für den Erhalt oder die Verbesserung ihrer Gesundheit nicht vorrangig um den Verzicht auf Kalorien geht, sondern um eine gründliche Auswahl der besten Kalorien. Wir brauchen die besten, damit wir die Energie für all die Arbeit haben, die unser Körper so für uns verrichtet: atmen, Blut zirkulieren und Herz schlagen lassen, die Darmmotorik aufrechterhalten, die Immunabwehr auf Zack halten, denken, küssen, shoppen, bügeln, sporteln und und und.

Wissen Sie eigentlich, was Kalorien sind? Laut Definition ist eine Kalorie die Wärmeenergie, die einem Gramm Wasser bei normalem Atmosphärendruck zugeführt werden muss, um dessen Temperatur von 14,5 °C auf 15,5 °C zu erhöhen. Sie dürfen diese Definition gleich wieder vergessen – und vergessen Sie auch am besten das Thema Kalorien und das Zählen derselben. Es gibt Wichtigeres, denn Kalorien machen uns weder satt (siehe
▶ Kapitel *Ich bin satt, wie schön is dat*), noch schmecken sie lecker. Auch haben sie per se keinen Einfluss auf den Erhalt oder

die Verbesserung unserer Gesundheit und spielen selbst beim Abnehmen nur die zweite Geige. Achten Sie, wenn's schon um Kalorien gehen muss, lieber auf die Qualität als auf die Quantität – das lohnt sich.

Bei der Frage, welche Kalorien denn die wertvolleren sind und auf welche man eher verzichten kann, empfiehlt sich z. B. ein Blick auf einen groß angelegten »Versuch«, der vor vielen Jahren in den USA und Großbritannien unternommen wurde: 1977 veröffentlichten die USA und 1983 Großbritannien Ernährungsempfehlungen, um der Herz-Kreislauf-Erkrankungen und des stetig steigenden Gewichts der Bevölkerung Herr zu werden. In beiden Ländern wurde für die täglich aufgenommenen Kalorien ein Fettanteil von unter 30 % empfohlen. Für damals 220 Millionen US-Amerikaner und für 56 Millionen Briten hieß es fortan »low fat, please« – und das, obwohl die Datenlage für diese strengen Empfehlungen mehr als fragwürdig war.

Viele Jahre später wurde überprüft, was die US-Bürger*innen denn seit der Veröffentlichung der Empfehlungen so gegessen haben, und man stellte fest, dass sie brav den prozentualen Fettanteil in ihrem Essen reduziert hatten. Doch leider war das Ergebnis nicht im Sinne der Erfinder, denn zeitgleich stieg die Rate an Übergewicht und Adipositas – die doch eigentlich fallen sollte.

Auch Deutschland, wo mir im Studium ausführlich die Gefahren einer fettreichen Ernährung erklärt wurden, ist heute so dick wie nie zuvor: 53 % der über 18-jährigen Deutschen sind übergewichtig (BMI > 25), 16 % sogar stark übergewichtig (BMI > 30). Ich denke, man muss nicht Ernährungswissenschaften studiert haben, um zu verstehen, was das bedeutet: die Fettkalorien sind möglicherweise nicht die (Haupt-)Übeltäter bei den zunehmenden Rundungen der Bevölkerung.

In Deutschland werden die Ernährungsempfehlungen für Gesunde von der Deutschen Gesellschaft für Ernährung (kurz: DGE) herausgegeben. Und obwohl man davon ausgehen darf, dass die deutsche Fachgesellschaft von den Beobachtungen weiß, die in

»Höchstens 30 % der täglichen Energiemenge aus Fett« – was bedeutet das?

Um zu verstehen, was diese Ernährungsempfehlung bedeutet, müssen wir uns dem Dreisatz widmen. Wenn der tägliche Energiebedarf bei 2000 kcal liegt, dann wird wie folgt gerechnet:

1 30 % von 2000 kcal sind 600 kcal ▶ 600 kcal dürfen lt. Empfehlung aus Fett stammen.

2 1 g Fett enthält 9 kcal. Das erfahren Sie auch im ▶ Kapitel *Jeder braucht andere Energiequellen.*

3 600 kcal : 9,3 kcal = 65 g Fett ▶ 66,6 g Fett sind in einer fettarmen Ernährung erlaubt, wenn der tägliche Bedarf bei 2000 kcal liegt. Bei einer Ernährung mit 1500 kcal sind es knapp 50 g Fett.

Diese Fettmenge ist sehr niedrig und, wie es sich immer wieder in Studien zeigt, auch nicht zielführend, um gesünder oder schlanker zu werden.

WISSENSHÄPPCHEN

den USA und Großbritannien gemacht wurden, wird uns offiziell nach wie vor empfohlen, den Fettanteil unter 30 % der aufgenommenen Kalorienmenge zu halten.

2015 wurde eine Studie veröffentlicht, die die Datenlage untersuchte, auf deren Basis Jahre zuvor die Ernährungsempfehlungen in den USA und im Vereinigten Königreich aufgestellt wurden. Und nun halten Sie sich fest: Die Ernährungsempfehlungen zur Gesunderhaltung so vieler Frauen und Männer beruhte auf Untersuchungen mit insgesamt 2467 Männern in insgesamt sechs Studien. Und obwohl es um die Ernährungsempfehlungen für gesunde Menschen ging, waren die Teilnehmer in fünf der sechs

Studien ausschließlich vorerkrankte Männer – an der sechsten Studie nahmen nur gesunde Männer teil.

Nun bedarf es nicht unbedingt eines Studiums, um an der wissenschaftlichen Grundlage für die Ernährungsempfehlungen an Millionen von Menschen Zweifel anzumelden: Warum waren es so wenige Studienteilnehmer? Warum nur Männer? Und warum vorrangig Männer mit Vorerkrankungen, wenn es doch um die Empfehlung für Gesunde ging?

Falls Sie jemals in eine Situation kommen, in der Sie sich auf wissenschaftliche Forschungsergebnisse verlassen möchten, achten Sie bitte immer darauf, dass es sich um seriöse Studien handelt. Heute gelten die randomisierten und kontrollierten Studien als solche: Kontrolliert bedeutet, dass es mindestens zwei Gruppen gibt, in denen jeweils Personen mit der gleichen Eigenschaft (z. B. der gleichen Erkrankung) sind. Eine Gruppe von diesen erhält dann eine bestimmte Behandlung für diese Erkrankung, die andere, die Kontrollgruppe, nicht. So wird geprüft, ob die Behandlung in der einen Gruppe zu anderen Ergebnissen führt als in der Gruppe, die keine Behandlung erfahren hat. Mit anderen, einfachen Worten: Nutzt die Behandlung überhaupt etwas?

Randomisiert bedeutet, dass die Zuordnung der Personen in die eine oder andere Gruppe zufällig erfolgt. Damit will man ausschließen, dass in der einen Gruppe nur die Älteren, in der anderen nur Jüngere sind. Oder in der einen viele Raucher, in der anderen aber nur wenige Raucher sind. Und das Gleiche gilt auch für Sportler und Nicht-Sportler, Männer und Frauen, Dicke und Dünne und so weiter. Je ähnlicher die Gruppen sind, desto besser.

Und nicht nur, dass die Empfehlungen in den USA und Großbritannien trotz ihrer riesigen Reichweite auf einer winzigen Datengrundlage getroffen wurden: Die Überprüfung der damaligen Untersuchungen zeigt auch, dass es zwischen den Teilnehmern, die auf Fett verzichteten, und denen, die das nicht taten, im Ergebnis keine signifikanten Unterschiede hinsichtlich der Gesamtsterblichkeit oder der koronaren Herzerkrankungen gab. Anders gesagt: Die Empfehlung (weniger als 30 % der Energie aus Fett) wurde formuliert, obwohl die zugrunde liegenden Studien über die schädliche Wirkung fettreicher Ernährung gar keine – oder sogar gegenteilige – Aussagen ergaben.

Besonders interessant ist schließlich auch ein dritter Punkt, der in der oben erwähnten Beobachtung der Lebensmittelauswahl festgestellt wurde: Die starke Gewichtszunahme, die zahlreichen angesammelten Pfunde und Kilos, lag weniger an den Fettkalorien, sondern vor allem an den Kohlenhydratkalorien.

Es lohnt sich also umzudenken! Denn wie Sie an vielen Stellen in diesem Buch erfahren können, nutzen die nicht durch Sport verbrannten Kohlenhydrate viele Wege, um sich an der Leibesmitte einzurichten. So taten sie es etwa auch bei mir: Als ich 2004 aus Long Beach/Kalifornien wieder zurück nach Hamburg kam, hatte ich neben vielen eindrucksvollen Erinnerungen auch einige Kilos mehr am Körper. Erst als ich zurück in Deutschland war, habe ich mich an Low Carb herangetraut – den Trend, den ich mit meiner Devise aus dem Studium (Hauptsache wenig Fett!) in den USA noch eher misstrauisch beäugt hatte –, und siehe da, das Gewicht hat sich step by step wieder normalisiert.

Gegenläufig zu den offiziellen Empfehlungen ist das Reduzieren von Kohlenhydraten seit vielen Jahren populär geworden, die sogenannten »low carb diets«. Und es zeichnet sich ab, dass diese Ernährungsform nicht nur Lifestyle und Trend-Diät ist, sondern auch bei Übergewicht oder anderen Erkrankungen sehr hilfreich sein kann.

Eine der wichtigsten Institution für aussagekräftige Analysen ist die Cochrane Collaboration, deren Ergebnisse von der Wissenschaft auf der ganzen Welt sehr ernst genommen werden. Schon im Jahr 2007 zeigte eine ihrer Studien, dass bestehendem Übergewicht oder Adipositas am besten begegnet wird, indem die Kohlenhydrate reduziert werden. Diese Ernährungsform führte zu einer größeren Gewichtsabnahme und verbesserten Blutwerten – und das sogar, obwohl die Menschen in der Low-Carb-Gruppe so viel essen durften wie die Menschen in der Kontrollgruppe, nur eben weniger Getreide, Snacks, Süßes, Softdrinks, Säfte und andere kohlenhydratreiche Lebensmittel. Für die Low-Carb-Insider waren diese Ergebnisse zwar nicht überraschend, doch es war von Bedeutung, dass die hoch angesehene Cochrane Library dieses Ergebnis veröffentlichte. Auch im Fall von Typ-2-Diabetes oder der nichtalkoholischen Fettleber ist es empfehlenswert, statt auf die Fette eher auf die Menge der Kohlenhydrate zu achten, denn so kann es zur Verbesserung der Gesundheit kommen, selbst wenn kein Gewicht abgenommen wird.

Wer kohlenhydratreiche Getreideprodukte wie Brot, Nudeln, Pizza, aber auch Reis, Mais sowie Kartoffeln, Snacks, Süßes, Softdrinks, Säfte und Co. reduziert (nicht eliminiert!), kann dafür natürlich mehr von etwas anderem essen. Dafür bieten sich insbesondere Gemüse und eiweißreiche Lebensmittel an. Denn eine vermehrte Eiweißmenge aus pflanzlichen oder tierischen Lebensmitteln kann die Gesundheit verbessern – egal ob dick oder dünn.

Jeder braucht andere Energiequellen

Es gibt nicht eine Ernährung für alle. Sowohl für Gesunde, die es bleiben wollen, als auch für Erkrankte, die ihre Gesundheit verbessern möchten, sind unterschiedliche Essmodelle notwendig. Schauen Sie sich in Ihrem Familien- und Freundeskreis um: Gibt es da zwei Menschen, die genau den gleichen Lebensstil haben?

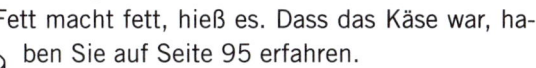

Es ist Käse, auf Fett zu verzichten!

Weil Fett doppelt so viele Kalorien hat wie Kohlenhydrate, wurden die Fette lange Zeit verteufelt.

Fett macht fett, hieß es. Dass das Käse war, haben Sie auf Seite 95 erfahren.

WISSENSHÄPPCHEN

Bewegen sich alle gleich viel und intensiv in ihrer Freizeit? Führen alle den gleichen Beruf mit der gleichen körperlichen Aktivität aus? Sitzen alle bei der Arbeit gleich viel? Wer kommt wie zur Arbeit? Wer nutzt das Rad, die Bahn oder das Auto? Wer macht den Haushalt? Und wer die Gartenarbeit? Wer geht mit dem Hund? Und wer schleppt die Einkäufe? Wer wohnt im fünften Stock eines Altbaus (natürlich ohne Fahrstuhl)? Die Liste können Sie beliebig fortführen.

Und neben dem (bewegungsreichen und -ärmeren) Lebensstil spielen auch Alter, Geschlecht, Größe, Gewicht, Körperzusammensetzung und mögliche Erkrankungen eine Rolle bei der optimalen Zusammenstellung der Lebensmittel und ihrer Mengen. Sie können sich vorstellen, dass eine kleine, ältere Dame nicht mit einem groß gewachsenen, jungen Mann, eine Krankenpflegerin nicht mit einem Schreibtischhelden und eine täglich zehn Kilometer zur Arbeit radelnde Mitvierzigerin nicht mit einem Bewegungsmuffel im gleichen Alter verglichen werden kann.

Bei all den Unterschieden zwischen den Lebensstilen ist eines gleich: Wir brauchen Energie für die großen und kleinen Aufgaben. Und die bekommen wir aus den Makro-Nährstoffen: Pro Gramm liefern Eiweiße und Kohlenhydrate jeweils 4,1 kcal, Alkohol 7,1 kcal und Fett 9,3 kcal.

Jedes Mal, wenn Sie essen und trinken, nehmen Sie eine bunte Mischung aus diesen verschiedenen Energiespendern auf – einige Nährstoffe mehr, andere weniger, manche vielleicht gar nicht. In welcher Menge und Relation Sie die verschiedenen Stoffe brauchen, hängt von Ihrem Lebensstil und den anderen oben erwähnten Faktoren ab. Um herauszufinden, welche Makro-Nährstoffe für Sie besonders wichtig sind, ist weniger die Kalorienmenge als vielmehr deren Wirkung von Bedeutung: Auf den nächsten Seiten erfahren Sie einiges über die einzelnen Nährstoffe und es wird Ihnen schon beim Lesen auffallen, welche Sie unbedingt benötigen und auf welche Sie verzichten können.

■ **Eiweiße** Die Eiweiße (Fachwort: Proteine) in Ihrem Körper haben zahlreiche Funktionen – hier nur ein kurzer Einblick:

Beim Aufbau neuer Gewebe in Ihrem Körper läuft ohne Eiweiß nichts: Ihre Haut könnte sich nicht erneuern und regenerieren, zur Unterstützung Ihrer Gelenke könnten keine Sehnen erneuert oder verstärkt werden, Ihre Muskeln brauchen immer wieder neues Eiweiß und es gibt noch viele weitere Körpergewebe, deren Eiweißhunger gestillt werden will.

Um Ihren Stoffwechsel auf Zack zu bringen und im angemessenen Tempo laufen zu lassen, sind Enzyme wichtig. Sie beschleunigen sämtliche Prozesse wie ein Bio-Katalysator. Ähnlich wichtig sind die Hormone, die alle Abläufe im Körper initiieren und organisieren. Enzyme und Hormone werden mit der Unterstützung von Eiweißen aufgebaut.

Eiweiß ist lebensnotwendig

Eiweiße sind lange Ketten aus Aminosäuren, von denen einige essenziell (lebensnotwendig) sind. Da wir diese essenziellen Stoffe im Körper nicht selbstständig aufbauen können, müssen wir sie uns unbedingt über das Essen einverleiben. Eiweißreiche Lebensmittel gehören daher unbedingt mit ins Essen, am besten sogar in jede Mahlzeit.

WISSENSHÄPPCHEN

Wenn sich ungebetene Gäste in Ihrem Körper einnisten wollen, leuchten bei Ihrer Immunabwehr die Alarmsignale und sie schickt Abwehrstoffe zum Tatort – Eiweiße sind wesentlich für deren Aufbau. Ohne sie wären wir ziemlich schutzlos. In Ihrem Blut sind die Eiweiße unter anderem für den Transport Ihrer Blutfette unterwegs. Als Lipoproteine (Lipo = Fett; Protein = Eiweiß) sorgen Sie dafür, dass die Fette nicht wie die Fettaugen auf einer kalt gewordenen Suppe oben schwimmen, sondern sich mit dem wässrigen Blut mischen.

Und neben alle diesen Aufgaben sind die Eiweiße schließlich auch Energiespender oder bei ungestilltem Hunger des Gehirns so flexibel, sich in Glukose zu verwandeln, denn Ihr Gehirn favorisiert Glukose. Und wie Sie schon lesen konnten, machen Eiweiße uns am besten satt.

■ **Fette** Fette – in flüssiger Form werden sie Öle genannt – sind am dichtesten mit Energie angereichert; sie liefern pro Gramm gleich 9,3 kcal. Die in unserem Körper gespeicherten Fette sind daher auch die größten Energiespeicher, die vor allem in Zeiten der Hungersnot von besonderer Bedeutung sind. (Heute müssen wir aufgrund des ständig verfügbaren Essens natürlich eher darauf aufpassen, dass die Speicher nicht zu groß werden.) Doch Fette können noch viel mehr als nur Energie spenden.

In Ihrem Körper wird das Fett als Stoßdämpfer genutzt, indem es rund um Ihre Organe und auch unter der Haut ein Polster bildet. Damit wird nicht jeder kleine Stoß zum Unfall mit großen Blutergüssen. Und auch Ihre Körpertemperatur wird durch diese Schicht reguliert. Ganz gleich, wie heiß oder kalt es draußen ist, durch das Unterhautfett bleibt die Temperatur innen relativ konstant.

Alle Ihre Körperzellen haben als entscheidende Bestandteile Fette in ihren Wänden eingebaut. Sie schützen die Zelle gegen ungewollte Eingriffe und sorgen unter anderem dafür, dass Informationen von einer Zelle zur anderen weitergetragen werden. So können Gewebe oder Organe, die ein Konglomerat von vielen

Zellen sind, sich miteinander absprechen. Und außerdem sind die Fette an der Herstellung von Hormonen und Gallensäuren beteiligt und sie sorgen dafür, dass Ihrem Körper die fettlöslichen Vitamine (A, D, E, K) zur Verfügung stehen, ohne die nicht zuletzt Ihre Immunabwehr nicht im besten Zustand wäre.

In Fastenzeiten oder bei nahezu komplettem Verzicht auf Kohlenhydrate (die sogenannte Keto-Diät) zeigen sich die Fette so flexibel, sich zum Teil in Ketonkörper umzuwandeln, die Ihr Gehirn als Ersatz für die fehlende Glukose auch akzeptiert.

Zu guter Letzt kämen Ihnen viele Mahlzeiten ohne Fett fad vor, denn es trägt Aroma und Geschmack in Nase und Mund und ist auch für eine lang anhaltende Sättigung wichtig.

■ **Kohlenhydrate** Kohlenhydrate werden im Verdauungstrakt zu Glukose aufgespalten. Als solche favorisieren sie das Gehirn und auch das Nervensystem, die so die Energie für ihre sämtliche Arbeit erhalten. Auch für Ihre Muskeln und die anderen Zellen ist die Glukose der Brennstoff Nr. 1 – der in der Tat sehr effizient verbrannt wird: Mit Einsatz von wenig Sauerstoff kommt es zur hohen Energieausbeute.

Wenn Sie gerade keine Glukose beim Rennen oder Schleppen verbrennen, speichern Sie die Glukose – in Ihren Muskeln und in Ihrer Leber. Im gespeicherten Zustand nennt sich die Glukose

Glykogen, im Durchschnitt ist in den Muskeln Platz für 300 bis 350 g Glykogen und in der Leber für 100 bis 150 g.

Es versteht sich von selbst, dass in größeren Muskeln mehr Glykogen gespeichert wird. Wer sehr sportlich ist, kann dementsprechend mehr Kohlenhydrate bzw. Glukose vertragen als Sportmuffel mit kleinen Muskeldepots. Die Glukose, die nicht sofort gebraucht oder gespeichert werden kann, wird zu Fettmasse umgewandelt.

Haben Sie schon eine Idee entwickelt, welche Nährstoffe Sie mehr brauchen als andere?

Lassen Sie uns mal kurz zusammenfassen: Eiweiße benötigen Sie aufgrund ihrer wichtigen lebensnotwendigen Funktionen im gesamten Körper auf jeden Fall und diese werden bei Bedarf auch zu Glukose umgewandelt. Fette haben ebenso viele wichtige lebensnotwendige Funktionen und stehen ebenfalls als Ersatztreibstoff für Ihr Gehirn bereit. In Zeiten der ständigen Verfügbarkeit von Essen sind aber vor allem die Menge und die Qualität im Blick zu behalten. Glukose aus Kohlenhydraten liebt Ihr Gehirn am meisten. Sie steht sofort bereit, um Hirn und Muskeln auch bei großer Belastung am Laufen zu halten.

Die Energiemenge, die in Extremsituationen aber auch bei allen anderen Aktivitäten – wie der (Haus-)Arbeit oder in der Freizeit – verbrannt wird, ist der Leistungsumsatz. Ihm gegenüber steht der Grundumsatz: Der Grundumsatz ist die Energie, die Sie für alle Funktionen Ihres Körpers verbrauchen, selbst wenn Sie ruhig im Bett oder auf dem Sofa liegen. Da die Muskelmasse auch in Ruhe mehr Energie verbrennt als Fettmasse, erhöht eine große Muskelmasse den Grundumsatz – daher sind Muckis für das dauerhafte Abnehmen so wichtig. Und das erklärt auch, warum ein Kraftprotz mehr Kuchen bei Omas Geburtstag verträgt als eine Couchpotato. Die Muskeln des Kraftprotzes verbrennen die Kuchenkalorien schon während des Festes, beim anderen wandern sie erst einmal direkt in die Fettzellen. Beim Verbrennen punkten Sie also mit jeder Bewegung doppelt: Erstens zählt sie im Leistungsumsatz, zweitens steigern die aufgebauten Muskeln Ihren Grundumsatz. Und natürlich ist eine fordernde, nicht überfordernde Bewegung auch noch für Ihre Gelenke, Ihre Stimmung, Ihre Blutwerte etc. pp. ein Gewinn!

Und schließlich gibt es noch einen weiteren Weg, über den Sie Energie verbrennen: die Thermogenese. Die dafür aufgewendete Energiemenge ist zwar die geringste, interessant (und lebenswichtig) ist sie dennoch: Bei der Verbrennung unserer Nährstoffe entsteht Wärme. Dieser thermische Effekt ist bei den verschiedenen oben genannten Nährstoffen unterschiedlich und das Eiweiß hat dabei die Nase vorn. Mit anderen Worten: Eine Kalorie ist nicht gleich eine Kalorie. Wer eiweißreich isst, verbraucht schon beim Verbrennen der Eiweiße mehr Energie – und damit geht von eiweißreichen Lebensmitteln im Falle eines Überfutterns die geringste Gefahr aus, dass diese umgewandelt zu Fett die Depots an Bauch, Po oder Schenkeln vergrößern.

Diät bedeutet nicht abnehmen!

Denken Sie beim Wort Diät sofort an Verzicht, Abnehmen, Kalorienzählen, Hunger oder andere Spaßbremsen in Ihrem Essleben?

Dann geht es Ihnen wie vielen, denn genau so wird das Wort im deutschsprachigen Raum auch verstanden. Hüpft man über den kleinen Teich nach England oder den großen Teich nach Nordamerika, wird das Wort diet schon ganz anders verwendet. Mit der Frage »What diet are you on?« wird dort nicht nach den neuesten Strategien zum Kiloschmelzen gefragt, sondern das Interesse gilt ganz neutral der Ernährungsweise oder der Kost insgesamt. Vegan (nichts Tierisches), vegetarisch (kein Fleisch und/ oder Fisch), ohne Kuhmilch, ohne Milcheiweiß, ohne Haselnüsse, ohne Erdnüsse, ohne Innereien, koscher, halāl, ohne Alkohol, ohne Fruktose, ohne Brot, ohne Gluten, ohne Kohlenhydrate, mit wenig Kohlenhydraten … die Auflistung ist nicht vollständig und vielleicht fällt Ihnen ad hoc noch eine Ernährungsweise ein, die Sie ergänzen möchten.

Bei der Auflistung ist Ihnen vielleicht aufgefallen, dass oftmals benannt wird, worauf man verzichtet. Ich möchte Ihnen eine andere Sichtweise vorschlagen: Benennen Sie, worauf Sie Wert legen. Ist es Qualität, Ausgewogenheit, viel Eiweiß, gute Öle, Genuss, Geschmack, gutes Bauchgefühl, eine ausreichende Menge, eine angenehme Sättigung und langfristige Sattheit, Essen, das zu einem passt? Finden Sie nicht auch, dass das sich viel besser anhört?

Nicht gern, aber immer wieder höre ich den Satz: »Ich darf keine Kohlenhydrate essen!« Dieser Satz entspringt natürlich der Gerüchteküche. Selbst meine Freundin Christiane, die sich freiwillig ketogen mit weniger als 20 g Kohlenhydrate am Tag ernährt, würde nicht sagen, sie dürfe keine Kohlenhydrate essen. Sie sagt eher, dass sie Wert auf viele Öle und Fette, Eiweiß und Gemüse legt, weil es ihr und ihrer Gesundheit damit besser geht. Und auch diejenigen, denen ich in meiner Beratung aufgrund ihres Lebensstils, ihrer Ziele oder ihrer Stoffwechselsituation die Low-Carb-Kost empfehle, dürfen Kohlenhydrate essen. Es geht lediglich darum, die Menge zu reduzieren – nicht jeder benötigt so eine strenge Variante wie Christiane.

Wenn also der Fokus daraufgelegt wird, was einem guttut, kommen wir dem notwendigen Perspektivenwechsel in Sachen »gutes Essen« und auch der ursprünglichen Bedeutung des griechischen Wortes Δίαιτα (diaita) für Diät schon sehr nah. Bereits Hippokrates nutzte dieses Wort und meinte damit eine gesunde, vom Arzt – Ernährungswissenschaftler*innen gibt es erst seit 1956 – empfohlene Lebensweise. Ihm ging es also gar nicht um das Essen allein, denn gutes Essen gehört unweigerlich zu einer gesunden Lebensweise.

Gewusst wie!

Sagen Sie lieber, was Sie wollen!

Wollen Sie Ihre Ernährung verändern? Dann benennen Sie vor allem das, was Sie wollen, und nicht, was Sie nicht wollen.

Dann wissen Sie, was zu tun ist, und können loslegen.

ESSENzielles ohne Kalorien

Seit dem Kindergarten oder spätestens seit Ihrer Grundschulzeit wissen Sie, dass es Vitamine und Mineralstoffe in unseren Lebensmitteln gibt. Auch mir wurde natürlich mal beigebracht, dass der Apfel und auch der Spinat »so gesund« seien, weil sie ja »so viele Vitamine« (im Apfel das Vitamin C) oder »so viel Eisen« (im Spinat) enthielten.

Heute wissen Sie wahrscheinlich schon, dass da ein wenig getüdelt (norddeutsch für geschwindelt) wurde. Denn natürlich enthält ein Apfel Vitamin C und im Spinat kommt auch Eisen vor – doch sie werden von anderen Lebensmitteln locker getoppt. Ein durchschnittlicher Apfel enthält mit 150 g beispielsweise 18 mg Vitamin C, eine gleichschwere Paprika aber schon 176 mg. Und das Eisen im Fleisch ist für uns Menschen viel besser verwertbar.

Und um ehrlich zu sein, haben mich Vitamine und Mineralstoffe als Kind nicht die Bohne interessiert. Mir erschien es viel wichtiger, dass der Apfel schmeckt – knackig, säuerlich mit leichter süßer Note – und dass der Spinat nicht allzu bitter war (besser fand ich aber die Spiegeleier, die es zum Spinat gab). Und mein Desinteresse änderte sich auch im Studium nicht, als wir viele Werte auswendig lernen sollten – und ich mich fragte, ob es den Menschen nicht eher um den Geschmack als um die Inhaltsstoffe ging, wenn sie etwas essen.

Die Themen Vitamine und Mineralstoffe weckten erst mein Interesse, als ich mich in meiner praktischen Arbeit mit den Essmustern meiner Klient*innen und Patient*innen auseinandersetzte und feststellte, dass das Vermeiden mancher Lebensmittel zum Defizit von Vitaminen oder Mineralstoffen führen kann. So kann das Meiden von Milch und Milchprodukten auf Dauer zu einer unzureichenden Aufnahme von Calcium und dann zum Calciummangel führen. Wer partout keine Milch oder Milchprodukte verzehren möchte, dem rate ich zu calciumreichem Mineralwasser oder zu ebensolchen Lebensmitteln wie beispielsweise

Tahin (Sesammus). Denn Calcium ist nicht nur für die Knochenstärke wichtig, sondern auch für ein gutes Zusammenspiel von Nerven und Muskeln oder um Säuren abzupuffern.

Wir werden an verschiedenen Stellen in diesem Buch auf die Themen Vitamine und Mineralstoffe zurückkommen, denn die unsichtbaren Stoffe haben ganz schön Power und sind notwendig für ein gutes Zusammenspiel der Systeme in unserem Körper. Insbesondere im ▶ Kapitel *Sinnvoll ergänzen* erfahren Sie, worauf zu achten ist, wenn ganze Lebensmittelgruppen weggelassen werden.

Obwohl Vitamine und Mineralstoffe und auch Wasser (siehe ▶ Kapitel *Essenzielles ohne Kalorien*) keine Kalorien liefern, geht dem Körper auf Dauer die Kraft aus, wenn zu wenig davon da ist. Das zeigt sich nicht nur durch eine häufig auftretende Müdigkeit, sondern auch darin, dass ohne sie unser gesamter Stoffwechsel an der einen oder anderen Stelle nur noch mit halber Kraft läuft. Doch denken Sie bitte nicht, dass viel viel hilft. Ein Mangel an Vitaminen oder Mineralstoffen ist genauso nachteilig wie ein Überschuss (siehe auch ▶ Kapitel *Sinnvoll ergänzen*).

Natürlich geht vor!

Wasser, Vitamine und Mineralstoffe liefern uns zwar keine direkte Energie (Kalorien), doch ohne sie können wir auf Dauer keine Energie (z. B. aus Fetten und Kohlenhydraten) erzeugen oder unsere Körpersysteme auf Trab halten. Da der Körper sie nicht selbst herstellen kann, aber unbedingt benötigt, zählen sie zu den essenziellen Nährstoffen.

Es empfiehlt sich, Vitamine und Mineralstoffe in ihrer natürlichen Form aus Lebensmitteln statt aus Nahrungsergänzungsmitteln aufzunehmen. Nahrungsergänzungsmittel sind erst bei einem echten Mangel, der bei einer Blutuntersuchung nachgewiesen wurde, sinnvoll.

WISSENSHÄPPCHEN

Am besten essen Sie Lebensmittel, die Ihnen auf natürliche Weise Vitamine und Mineralstoffe liefern. Denn für deren effiziente Aufnahme durch den Körper ist häufig eine ganze Reihe von weiteren Stoffen sinnvoll, die in den natürlichen Lebensmitteln gleich mit enthalten sind – und die in Nahrungsergänzungsmitteln fehlen können. So liefert Milch z. B. nicht nur wertvolles Calcium, sondern auch das Vitamin D, das notwendig ist, um Calcium in die Knochen einzubauen.

Nicht nur sekundär wichtig

»Die schmecken wie bei Oma«, rief ein Kursteilnehmer beim gemeinsamen Kochen in einem Workshop. Der junge Mann war aus Kroatien und wir bereiteten gerade einen Linsensalat zu, in dem auch Tomaten waren. Er hatte schon vor vielen Jahren seine Heimat verlassen, doch er fuhr jährlich zurück, um seine Großmutter zu besuchen. Sein Glück war ihm von den Augen abzulesen. Obwohl er zu Beginn des Kochens noch daran gezweifelt hatte, in der Linsengruppe richtig zu sein, begann es mit dem Tomatengeschmack nur so aus ihm herauszusprudeln vor herzerfrischenden und lebenslustigen Essgeschichten aus seiner Kindheit.

Das Essen war für ihn die Verbindung zu seiner Familie – doch der Geschmack des Gemüses, das er hier teilweise bekomme, frustriere ihn. Nun ja, wen nicht? Manches Gemüse ist in der Tat eine geschmackliche Enttäuschung. »In Gurkenform gegossenes Wasser« hört man die Menschen sagen, die den aromareichen Geschmack einer wohlgereiften Gurke kennen. Auch ich war lange Zeit kein Gurken-Fan, sodass ich mich bei einer Reise nach Siebenbürgen zurückhielt. Es gab Gurkenscheiben und in Spalten geschnittene Tomaten und rohe (!) rote Zwiebeln – ebenso Feta, Speck und Olivenöl. Es ging rustikal zu, was ich mag. Aber die Gurken mit Schale und auch die roten Zwiebeln waren eine echte Herausforderung – obgleich sie so verführerisch aussahen. Sie waren knackig und auch farblich eine echte Augenweide. Da alle anderen ganz selbstverständlich in alles hineinbissen und ich mich innerlich schon mal damit abgefunden hatte, im Laufe des Abends die eine oder andere Blähung zu entwickeln, machte ich mit. Und was soll ich sagen, Mut wird belohnt. Alles war einfach so ehrlich und echt und geschmacklich gut – selbst die Gurken und auch die roten Zwiebeln. Die Gurken waren voller Aromen, die Zwiebeln hatten neben einer sanften Schärfe eine süßliche Note. Aus der Skepsis wurde im Handumdrehen eine Leidenschaft, denn so einfache und gute Lebensmittel, die ohne Chichi und Tamtam die Zunge zum Jubeln bringen, faszinieren mich. Was aber unterscheidet die eine Gurke von der anderen? Oder die Zwiebel? Oder möglicherweise kennen Sie den Unterschied auch von Karotten? Das, was uns in pflanzlichen Lebensmitteln geschmacklich so viel Freude macht, sind die Aromastoffe, die die Pflanze ausbildet. Natürlich macht sie das nicht, um uns eine Freude zu machen, die Aromastoffe setzt sie vielmehr ein, um ihr Leben zu sichern. Einige Gemüse wie Zwiebeln, Knoblauch oder Porree, Rettich, Radieschen oder Senf nutzen beispielsweise scharfe ätherische Öle zum Schutz gegen Fressfeinde. Andere duften hervorragend, um so für jene Tiere attraktiv zu sein, die ihre Fortpflanzung sichern: Tiere vernaschen die Erdbeeren und scheiden die in ihnen enthaltenen Samen wieder aus. Auch die Farbstoffe dienen den Pflanzen zur Fortpflanzung, denn die Honig- und Wildbienen fliegen voll auf Farben ab. Beim Sammeln des Nektars bleibt Pollen in den feinen Bienenhaaren hängen und wird zur nächsten Blüte mitgenommen.

Schließlich haben Pflanzen nicht die Möglichkeit, vor Fressfeinden wegzulaufen oder an einem lauen Abend mal um die Häuser zu ziehen – sie nutzen andere Strategien. Und wie Sie gleich lesen können, ist es für uns von großem Vorteil, dass sie das tun.

Die Aroma- und Farbstoffe in pflanzlichen Lebensmitteln werden sekundäre Pflanzenstoffe genannt, dazu gehören auch hormonähnliche Stoffe. Mittlerweile sind der Wissenschaft 100.000 dieser Stoffe bekannt, von denen 5000 bis 10.000 in Gemüse, Obst, Hülsenfrüchten (übrigens: auch Schokolade, denn Kakao ist eine

Bohne, also eine Hülsenfrucht!), Getreide und auch Nüssen vorkommen. Und wir tun gut daran, sie uns einzuverleiben: Einige wirken antioxidativ und schützen unsere Zellen vor gefährlichen Sauerstoffradikalen, andere wirken antibiotisch oder antifungal, unterstützen uns somit in der Bakterien- oder Pilzabwehr. Sie können uns auch helfen, Entzündungen zu hemmen, den Blutdruck zu senken, das Cholesterin im Blut zu regulieren, Thrombosen entgegenzuwirken und sogar bei der Vorbeugung von einigen Krebsarten wirken sie mit.

Ahnen Sie etwas? Menschen, die pflanzlichen Lebensmitteln einen gewissen Platz auf dem Teller zur Verfügung stellen, haben einen klaren Vorteil: Sie unterstützen mit jeder Mahlzeit den Körper dabei, fit und gesund zu bleiben, einem Herzinfarkt vorzubeugen, nicht jedem Schnupfen und auch Nagel- oder Fußpilz Nährboden zu schenken und sogar das Wahrnehmen und Denken zu verbessern. Die Wirkung des Zellschutzes ist Ihnen dabei vielleicht sogar schon einmal ins Auge gefallen: Die Gruppe der Carotinoide, das sind die sekundären Pflanzenstoffe, die für die rote, orange oder gelbe Farbe in Lebensmitteln zuständig sind, schützen die Hautzellen vor Schädigungen durch UV-Licht. Wer es übertreibt mit Karotten, Kürbis, Aprikosen & Co. wird irgendwann orange Haut entwickeln. Und so wird offensichtlich, was so häufig verborgen bleibt: Das, was wir essen, wirkt direkt auf unsere Gesundheit. Zugegebenermaßen müssen wir es aber nicht darauf ankommen lassen, die Farbe zu verändern. Denn die rot, orange und gelb färbenden Carotinoide sind auch in Mangold, Spinat, Grünkohl oder anderen großblättrigen grünen Gemüsen zu finden. Wie diese die Farbe verstecken, erleben wir jeden Herbst beim Waldspaziergang: Die vormals grünen Blätter entwickeln eine Farbenpracht von rot über orange bis gelb. In den Blättern zieht sich im Herbst das grüne Chlorophyll zurück und es kommt zum Vorschein, was zuvor darunter versteckt war: die Carotinoide!

Die Augen freuen sich über Farbe, die Zunge jubelt über Geschmack und der ganze Körper strotzt vor Stärke: Die Pflanzenstoffe sind vieles, aber sicher nicht sekundär!

Die Energiedichte –
eine neue Sichtweise auf das Essen

Wie schafft man es, sich satt zu essen, ohne Gefahr zu laufen, kugelrund zu werden? Das ist eine Frage, die auch die Ernährungswissenschaft beschäftigt. Und es tut sich einiges – nicht zuletzt auch deshalb, weil die alten Konzepte zu keinem Erfolg geführt haben: Wir sind durch die Empfehlung einer fettarmen Kost weder schlanker noch gesünder geworden und auch das Kalorien- oder Punktezählen hat mehr dazu beigetragen, einem das Essen zu verleiden, anstatt sich zu freuen, wenn eine appetitanregend aussehende und wohlriechende Gaumenfreude vor einem steht.

Das relativ neue Konzept der Energiedichte wird Ihnen gefallen, denn dabei wird darauf geachtet, dass der Magen einerseits wohlig gefüllt wird – sprich ein bestimmtes Volumen und Gewicht erreicht – und dabei eine angemessene Menge an Kalorien im Essen zu finden ist. Die Energiedichte wird ermittelt, indem der Kaloriengehalt pro 100 g Essen berechnet wird.

$$\text{Energiedichte} = \frac{\text{Kaloriengehalt}}{100\,\text{g}}$$

Lebensmittel, die wenige Kalorien pro 100 g haben, haben also eine niedrige Energiedichte. Dazu gehören vor allem die Lebensmittel, die viel Wasser enthalten, denn Wasser hat ja bekanntlich keine Kalorien. Welche fallen Ihnen da ein? Ja, richtig, das sind vor allem Gemüse, Salate und Obst. Doch sollten Sie ausschließlich diese essen? Besser nicht, denn mit einer Mahlzeit nur aus Gemüse, Salaten oder Obst bleiben Sie nicht lange satt. Diese Lebensmittel sind zwar schwer und dehnen Ihren Magen bei ausreichend großer Portion – doch das nur kurz, denn der Magen zerlegt sie in Windeseile mit seiner Magensäure, gibt sie weiter an den Darm und meldet sich wieder mit Unbehagen und der Lust auf mehr.

Lebensmittel, die sehr viele Kalorien pro 100 g haben, sind die fettreichen Lebensmittel. Erinnern Sie es noch aus ▶ Kapitel *Jeder braucht andere Energiequellen*? Fette und Öle enthalten pro Gramm 9,3 kcal, das heißt, in 100 g enthalten sie bereits 930 kcal. Doch sollten Sie deswegen auf Fette und Öle verzichten? Auf gar keinen Fall! Denn einige von ihnen enthalten essenzielle Fettsäuren, die Ihr Körper unbedingt benötigt. Und Fette und Öle tragen zur Verlangsamung Ihrer Mahlzeiten durch die Magenpassage bei – sie sind also auch für eine bessere Sättigung wichtig.

Die Energiedichte von Ölen und Fetten können Sie entschärfen, indem Sie fettreiche Lebensmittel (hohe Energiedichte) mit Gemüse und Obst (niedrige Energiedichte) kombinieren. Klassische Beispiele dafür sind feine Antipasti, Gemüse mit einem Klecks Butter oder ein Salat mit einem Öl-Essig-Dressing. Mit diesen Kombinationen haben Sie eine hervorragende Energiedichte und sind einer guten Sättigung mit gleichzeitig vielen Nährstoffen schon ganz nah.

Doch sicher fehlt Ihnen bei so einer Mahlzeit noch etwas, oder? Sehr richtig: Eiweiß- und kohlenhydratreiche Lebensmittel haben wir vergessen. Diese liefern pro Gramm gleich viele Kalorien (4,1 kcal, siehe ▶ Kapitel *Jeder braucht andere Energiequellen*). Da in eiweißreichen Lebensmitteln die essenziellen Aminosäuren zu finden sind und sie auch gleichzeitig eine bessere Sättigung hervorrufen (siehe ▶ Kapitel *Essen Sie sich richtig satt?*) und Kohlenhydrate diese Vorteile nicht haben, spricht viel dafür, eine Mahlzeit neben Gemüse und wertvollen Ölen mit mehr Eiweiß und eher wenig Kohlenhydraten zusammenzusetzen (siehe Abbildung). Ein Guter Teller zum Sattessen und mit bester Nährstoffversorgung.

Mit Luxus werden die Kohlenhydrate auf dem Teller bezeichnet. Ein bisschen Luxus ist in jeder Mahlzeit und an jedem Tag völlig in Ordnung – und wer mehr Luxus möchte, kann ihn sich verdienen. Die Währung, mit der sich die Kohlenhydrate verdienen lassen, heißt: Bewegung und Sport!

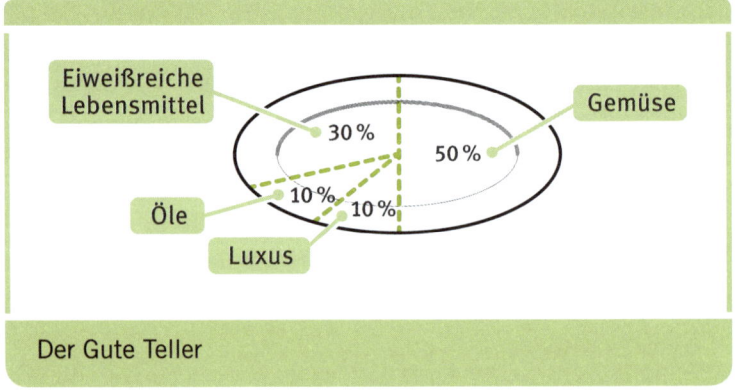

Eiweißreiche Lebensmittel

Gemüse

30 %

50 %

Öle

10 % 10 %

Luxus

Der Gute Teller

Für (Frühstücks-)Mahlzeiten, deren Basis Quark, Joghurt oder andere Milchprodukte sind, ist das prozentuale Verhältnis etwas anders. Das liegt einerseits daran, dass der Eiweißgehalt in den Milchprodukten etwas geringer als in anderen eiweißreichen Lebensmitteln (Fleisch, Fisch, Eiern oder auch Hülsenfrüchten) ist, und zum anderen daran, dass Obst in der Regel kohlenhydratreicher ist als Gemüse. Daher kommt in die optimale Schale ein höherer Anteil an eiweißreichen Lebensmitteln und ein geringerer Anteil an Obst.

Anpeilen sollte man eine Energiedichte von 125 kcal pro 100 g Essen, aber auch eine Energiedichte von 150 kcal pro 100 g ist akzeptabel.

Und wenn wir schon dabei sind, entführe ich Sie noch einmal kurz ins Land der Zahlen: Mit einer magenfüllenden Mahlzeit von 500 g werden so 625 kcal (5 x 125 kcal) bis 750 kcal (5 x 150 kcal) verzehrt und zweierlei ist erreicht: Der Magen ist wohlig gefüllt und der Körper erhält eine angemessene Menge an Energie. Wer dreimal am Tag eine Mahlzeit mit 625 bis 750 kcal isst, hat zwischen 1875 kcal (3 x 625 kcal) und 2250 kcal (3 x 750 kcal) zur Verfügung. Für die meisten Menschen wären 1875 bis 2250 kcal eine ausreichende Energiemenge für einen bewegungsarmen bis leicht aktiven Tag.

Falls auch Ihr Kalorienbedarf in diesem Bereich liegt, können

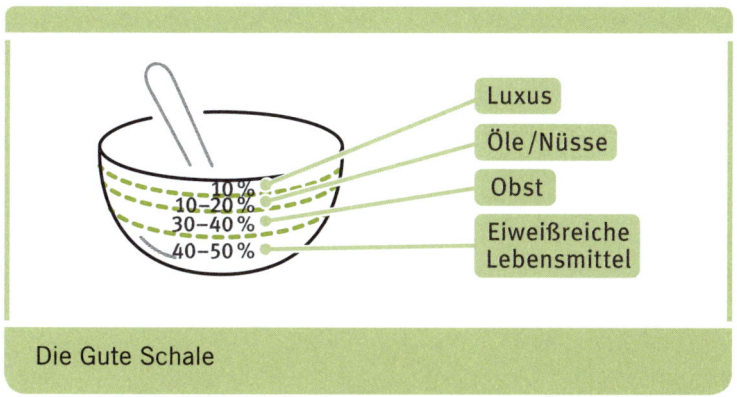

Die Gute Schale

Luxus
Öle/Nüsse
Obst
Eiweißreiche Lebensmittel

10%
10–20%
30–40%
40–50%

Sie mit drei auf diese Weise zusammengesetzten Mahlzeiten gut Ihr Gewicht halten, ohne Hunger zu haben. Falls Ihr Bedarf höher liegt und Sie nicht abnehmen wollen, können Sie natürlich mehr essen. Mehr Kohlenhydrate verdienen sich die Sportler, die Sportabstinenzler füllen sich besser mehr Gemüse und eiweißreiche Lebensmittel nach. Falls Ihr Bedarf niedriger liegt – vielleicht auch, weil Sie abnehmen möchten –, dann erhöhen Sie am besten den Gemüseanteil und reduzieren den Kohlenhydratanteil. So verringern Sie die Energiedichte und das verbessert Ihre Chancen, überschüssiges Gewicht zu verlieren.

Wenn die Mahlzeiten immer wieder eine erhöhte Energiedichte haben, dann ist's also kein Wunder, dass magenfüllende Mahlzeiten zum Kalorienüberschuss führen und sich allmählich das eine Extrakilo an das nächste schmiegt.

Machen wir einen Ausflug in die beliebten Burger-Butzen: Bei mittelgroßem Hunger wird ein mittelgroßer Burger bestellt, der in etwa 220 g wiegt und etwa 500 kcal liefert. Die Energiedichte liegt also bei etwa 227 kcal/100 g (Rechnung: 500/220 x 100). Leider füllt dieser Burger allein noch nicht den Magen. Daher bestellt man sich von den leckeren Düften in der Luft animiert noch eine Portion Pommes dazu. Sie wiegt im Durchschnitt 150 g, beinhaltet 470 kcal und hat damit eine Energiedichte von etwa 313 kcal/100 g.

Im Nu darf sich der Körper so mit 970 kcal auseinandersetzen, die mit 370 g noch nicht einmal den Magen füllen. Mit einem süßen Softdrink – der ja häufig im Menü mit angeboten wird – wird so nun endlich das ersehnte Sättigungsgefühl erreicht. Und zugleich wahrscheinlich mehr als die Hälfte des Tagesbedarfs an Kalorien. Über die Qualität der Kalorien schweige ich und die Worte essenzielle Nährstoffe finden hier auch keinen Raum – Sie ahnen sicher, warum!

Noch ein Beispiel: In Ernährungsprotokollen lese ich als schnelle Abendmahlzeit häufig »1 Scheibe Brot mit Butter und Käse«. Doch das ist allein noch keine ideale Mahlzeit, denn der Magen ist nicht wirklich gefüllt und die Energiedichte ist dennoch hoch. Nicht selten folgt dann im späteren Tagesverlauf, gerne nach dem Wechsel vom Esstisch aufs Sofa, der eine oder andere süße oder salzige Snack: Chips, kandierte Nüsse, Schokolade.

Gegen ein leckeres Käsebrot ist nichts einzuwenden, doch es bedarf mehr, um langfristig satt zu bleiben, ohne das Kalorienfass zum Überlaufen zu bringen. Essen Sie Gemüse dazu: als Rohkost, gemixt als Salat, in der Pfanne gegart oder in einer Suppe. Gemüse, Salate und Obst sind – insbesondere aufgrund ihres hohen Wasseranteils – die beste Art und Weise, die Energiedichte zu senken und den Magen zu füllen. So essen Sie zwar mehr (Gewicht der Lebensmittel), nehmen aber weniger Kalorien zu sich.

Mit diesem Wissen ziehen meine Workshop-Teilnehmenden häufig ein erleichtertes Fazit, wenn es um die Wurst geht – oder auch um fetten Käse oder andere als Sünden empfundene Lebensmittel. »Dann darf ich ja Sahne essen!« Ja, genau, gegen die Sahne ist nichts einzuwenden, sie ist eine Mischung aus Fett und Eiweiß. Sie braucht nur noch die richtigen Partner an ihrer Seite. Und das sind Gemüse oder Obst.

Es macht aber einen großen Unterschied, ob die Sahne auf dem Erdbeerkuchen ist oder auf Erdbeeren pur. Der Hauptteil des Kuchenteiges ist eine Mischung aus Mehl und Zucker – mit anderen Worten: jede Menge Kohlenhydrate – gemischt mit weiteren Zutaten wie Eiern, Butter und natürlich auch ein paar Erdbeeren. Die Energiedichte für ein kleines Stückchen Kuchen mit 150 g und rund 400 kcal liegt allein schon bei 266, ist also ziemlich hoch. Dann kommt noch die Sahne dazu. Die Energiedichte von 150 g Erdbeeren pur mit 32 kcal liegt dagegen nur bei 21, bei 300 g Erdbeeren bei 64 kcal. Können Sie sich diese süßen roten Beeren nicht auch verführerisch mit einem Schlag Sahne vorstellen? Selbst wenn Sie den halben Becher Sahne für sich allein aufschlagen, haben Sie mit den 100 g Sahne (ca. 290 kcal) und den 300 g Erdbeeren nur eine Energiedichte von gut 88.

Ich erinnere mich gern an einen Kursteilnehmer, der nach der Sommerpause mit einem großen Strauß Rosen im Raum stand. Er strahlte über beide Ohren und war in den Ferien sichtlich leichter geworden. Ich fragte, ob er seine Frau mit den Blumen überraschen wolle. Er verneinte und erwiderte, dass seine Frau und er sich bei mir bedanken wollten. Ich denke, ich wurde genauso rot wie die Rosen. Mit dem Erdbeer-Sahne-Tipp hätte ich ihnen

Satt essen ohne kalorischen Supergau

Satt essen und satt bleiben, ohne gleichzeitig zu viele Kalorien zu verspeisen, ist möglich. Entscheidend dafür ist die Kombination der Lebensmittel. Wenn diese einerseits den Magen angenehm dehnen und ihn auch nicht zu schnell passieren, sind Sie lange satt. Wenn andererseits das Gewicht der Mahlzeit hoch, die Kalorienzahl jedoch niedrig ist, essen Sie nicht zu viel.

Dabei ist es nicht notwendig, fettreiche Lebensmittel aufgrund ihres hohen Kaloriengehaltes gänzlich zu vermeiden. Es ist viel geschickter, sie mit einer angemessenen Portion Gemüse oder Obst sowie eiweißreichen Lebensmitteln und relativ wenig Kohlenhydraten zu kombinieren.

WISSENSHÄPPCHEN

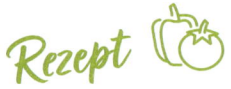

Gemüse-Ratatouille
mit Lachsstreifen und Kräuterquark

Zutaten für 1 Person

- Gemüse nach Belieben (ca. 400 g): klassisch sind Auberginen, Zucchini, Tomaten, Stangenbohnen, Paprika, Zwiebeln
- Olivenöl (nativ extra)
- Salz, Pfeffer
- Thymian
- 100 g geräucherter Lachs
- 100 g Kräuterquark

Küchenutensilien

- 1 Schneidebrett
- 1 Gemüsemesser
- 1 Schüssel
- 1 Pfanne
- 1 Rührlöffel/ Bratenwender
- ggf. 1 Topf zum Kochen der Bohnen

Zubereitung

1. Das Gemüse waschen, putzen und in etwa gleich große Stücke schneiden.

2. Falls Sie Stangenbohnen gewählt haben, diese 7 bis 9 Minuten in Salzwasser al dente kochen.

3. In eine Pfanne großzügig Olivenöl geben und erwärmen.

4. Sobald das Öl heiß ist, das feste Gemüse zuerst hineingeben und unter Rühren anbraten. Mit Salz und Pfeffer würzen.

5. Die Temperatur herunterdrehen und die Tomatenstücke sowie den Thymian hinzugeben. Einige Minuten garen lassen.

6. In der Zwischenzeit den Lachs in Streifen schneiden und kurz vor dem Servieren über das heiße Gemüse geben. Kräuterquark dazu reichen.

Tipp: Das Gemüse schmeckt am besten, wenn es einen Tag durchziehen konnte. Es kann also zu Hause zubereitet werden und am nächsten Tag (bei der Arbeit) warm gemacht werden.

die Sommerzeit so sehr versüßt, ohne dass die beiden das Gefühl des Verzichts hatten. Sie waren so überzeugt davon, dass sie den Kombinations-Tipp (siehe oben ▶ Guter Teller) auch gleich noch auf alle anderen Mahlzeiten angewendet haben – beim Grillen, beim Kochen, bei Restaurantbesuchen und auch beim Frühstück. Mit größtem Genuss auf der Zunge sahen sie den Kilos beim Purzeln zu.

Was meinen Sie, wie könnten wir uns mit der Kombinationsmethode die Burgermahlzeit schmackhaft machen? In Burger, Pommes und Softdrink sind zwar auch Eiweiße (im Fleisch und im Käse) und Fette (Remoulade, Käse, Frittierfett) enthalten, aber die vielen Kohlenhydrate erhöhen die Energiedichte ungemein. Und Gemüse suchen Sie vergebens, je eine Scheibe Tomate und Gurke und ein Salatblatt bilden eher Farbtupfer … aber bitte denken Sie jetzt nicht, dass ich den Genuss eines guten Burgers nicht nachempfinden kann! Auch mich sieht man diese essen. Als ich in den USA lebte, habe ich mir jedoch einen Trick angewöhnt: Ich nehme die obere Hälfte des Brötchens ab, so spare ich schon mal einen Teil der Kohlenhydrate. Und statt Pommes gibt es noch einen Krautsalat oder einen gemischten Salat dazu. So ändert sich im Handumdrehen die Energiedichte!

Zudem möchte ich noch einen Gedanken mit Ihnen teilen: Wenn Sie in einer Woche mit drei Mahlzeiten pro Tag, das heißt

21 Mahlzeiten in der Woche, auch mal eine Mahlzeit dabeihaben, die aus dem Rahmen fällt, dann ist das völlig in Ordnung, denn diese macht weder krank noch dick. Entscheidend ist vielmehr, dass die anderen Mahlzeiten Ihnen, Ihrer Zunge und Ihrem Körper geben, was Sie brauchen, und kurz- wie langfristig guttun.

Lebensmittel sind
Mittel zum Leben.
Was essen wir?

Im Fluss bleiben!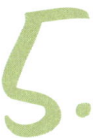

Drei-drei-drei. Drei Tage, so heißt es, könnten wir Menschen ohne Wasser auskommen. Wichtiger ist für das Überleben der Sauerstoff, denn in der Regel können wir nicht länger als drei Minuten auf ihn verzichten. Weniger wichtig als Sauerstoff und Wasser ist hingegen feste Nahrung, auch wenn uns der quälende Hunger anderes sagen möchte. Drei Wochen, so die Theorie, würden wir ohne feste Nahrung überstehen. Ausnahmen gibt es sicher, denn manche Menschen sind wahre Überlebenskünstler und können auch jeweils länger ohne die Drei auskommen.

Wenn es jedoch nicht um das blanke Überleben, sondern um das gute Leben geht – und auch darum, auf körperlicher und auch geistiger Höhe zu bleiben –, lohnt es sich, das Trinken in den Vordergrund zu stellen. Ohne Wasser läuft bei uns im Körper nämlich nichts, zumindest nichts wirklich gut.

Rein mengenmäßig ist Wasser der Hauptbestandteil unseres Körpers: Neugeborene bestehen zu etwa 70 % aus Wasser, als Erwachsener sind es noch 50 bis 60 % und bei den Über-80-Jährigen kann der Wert bis auf 45 % sinken. Letzteres hängt damit zusammen, dass es im Alter häufig zum Muskelabbau kommt, denn die Muskelzellen sind gute Wasserspeicher: Sie bestehen zu 70 bis 75 % aus Wasser. Das Körperfett hingegen enthält nur 10 bis 40 % Wasser. Diese Zahlen sehe ich auch in meiner Praxis immer wieder deutlich: Frauen wie Männer, die muskulös sind, haben einen höheren Anteil an Körperwasser. Auch das Körpergewicht kann bei denjenigen erhöht sein, aber es ist gesund erhöht, denn die Muskeln und das darin enthaltene Wasser sind wertvoll.

Herr Heine kam gemeinsam mit seiner Frau und seiner Tochter in meine Praxis. Er hatte beschlossen, seine Körperzusammensetzung bestimmen zu lassen – und die seiner Familie. Frau Heine war das zunächst nicht so ganz geheuer, gleichzeitig war sie aber genauso neugierig wie die anderen beiden. Als die Ergebnisse kamen, war sie nicht nur überrascht, sondern auch froh, dass ihre Neugier gesiegt hatte. Sie hatte nun schwarz auf weiß einen Grund, sehr stolz auf ihren Körper zu sein, denn es wurde deutlich: Sie war immens muskulös – und das am gesamten Körper: Arme, Beine und auch der Rumpf. Ihr Körper bestand zu einem überdurchschnittlich großen Teil aus wertvollster Muskulatur und Wasser. Zwei Drittel des Körperwassers liegt in den Zellen (z. B. Muskelzellen), ein Drittel außerhalb der Zellen, das heißt zwischen den Zellen, im Blut und auch in Körperhohlräumen wie der Harn- oder der Gallenblase. Der Wert für das Wasser außerhalb der Zellen war bei Frau Heine allerdings recht gering und damit war die Wahrscheinlichkeit hoch, dass auch ihr Blut nicht ausreichend dünnflüssig war. Für manche Menschen ist das wie Ketchup eingedickte Blut ein Grund, warum Kopfschmerzen entstehen. Frau Heine griff sogleich zum Glas, um das Manko zu beheben.

Damit half sie ihrem Körper, bei allem, was er so zu verrichten hat: Wasser wird als Lösungsmittel bei so gut wie allen Transportvorhaben im Körper benötigt. Um Stoffe von A nach B zu bringen, schwimmen diese im warmen Nass. Auch unsere Nährstoffe zum Beispiel können nur dann wirken und etwa zur Energieversorgung dienen, wenn sie dank ausreichend Wasser in die Zellen gelangt sind – bei sportlichen Aktivitäten merkt man einen Flüssigkeitsmangel und den damit verbundenen Leistungsabfall daher noch schneller als im Büroalltag.

Nicht mehr benötigte Stoffe, z. B. Reste von Medikamenten, Harnstoff, ein Zuviel an Zucker und vieles mehr, werden über die Nieren ausgeschieden – wenn ausreichend Flüssigkeit vorliegt. Manche dieser Stoffe sind für unseren Körper so lästig, dass er sie sogar dann ausscheidet, wenn wir nicht ausreichend trinken – und das ist Fluch und Segen zugleich: Segen, weil wir die Stoffe los sind, Fluch, weil durch den Flüssigkeitsentzug und den ausbleibenden Nachschub die Gefahr des Austrocknens besteht.

Was uns von Kamelen unterscheidet

Ob Sie es glauben oder nicht, Kamele haben uns Wesentliches voraus. Anders als Kamele können wir Menschen beispielsweise nur in ganz kleinem Umfang Wasser speichern. Durstige Kamele trinken hingegen innerhalb einer Viertelstunde bis zu 200 Liter Wasser und können es in speziellen Speicherzellen – und nicht wie häufig angenommen in den Höckern – bis zu vier Wochen deponieren. So ist auch zu erklären, dass ihnen selbst ein Wasserverlust von bis zu 25 % des Körpergewichts noch nicht den Garaus macht. Für uns Menschen wäre das tödlich: Ein Wasserverlust von ca. 12 % ist für uns nicht zu stemmen, und schon ein geringer Mangel von nur 2 bis 4 % geht zulasten unserer körperlichen und geistigen Leistung. Bei einer 70 kg schweren Person sind das 1,4 bis 2,8 Liter. Das hört sich vielleicht nach viel an, doch leider kann so ein Wasserverlust schnell mal passieren, wenn verschiedene Faktoren zusammenkommen: ein stressiger Tag und keine Zeit zu trinken oder zu essen gepaart mit trockener Heizungsluft und leichtem Schwitzen. An Tagen dieser Art nehmen wir zu wenig Wasser aus Getränken und Nahrungsmitteln auf und gleichzeitig ist der Wasserverlust aufgrund der trockenen Luft und des Schwitzens über die Lungen und die Haut erhöht. Im Winter ist das der Alltag vieler Menschen, ich sehe das immer wieder in Essprotokollen. Würde dann noch ein Magen-Darm-Infekt mit Durchfall dazukommen, wäre der Wasserverlust noch größer und schnell im kritischen Bereich.

Auch an heißen Tagen, etwa im Sommerurlaub, kann ein Flüssigkeitsmangel einem ganz schön zu schaffen machen, denn Wasser wird zur Regulation der Körperkerntemperatur benötigt: Damit wir unabhängig von tropischen Außentemperaturen immer auf den für uns angenehmen etwa 36,6 °C bleiben, brauchen wir das Wasser im Sommer zum Kühlen. Denn in dem Augenblick, in dem die Temperatur im Körper ansteigt, bringt er Wasser an die Oberfläche, um es verdampfen zu lassen und damit einen Kühleffekt auf unserer Haut auszulösen. Wenn wir an solchen heißen Tagen nicht ausreichend getrunken haben, wird es beschwerlich und der körpereigene Kühlmechanismus läuft nicht rund. Manchmal funktioniert es noch, aber wir haben dann zu wenig Wasser für all die anderen Aufgaben innerhalb des Körpers. So ein Mangel hinterlässt dann seine Spuren: Wir bekommen Kopfschmerzen, können uns schlecht konzentrieren, sind müde und träge – und auch der Darm kommt nicht so richtig in Schwung. Nach so einem Wassermangeltag benötigen die Zellen bis zu einen Tag, um sich zu erholen. Und wir, um das Defizit wieder auszugleichen.

Kamele haben diese Probleme nicht. Sie können nämlich sogar Wasser im Körper (Blase, Darm und Niere) zurückhalten, sprich: einfach weniger Wasser lassen. Das können wir (auch) nicht! Im menschlichen Körper ist die Wassermenge ziemlich streng geregelt: Wenn zu viel da ist, wird es über die Nieren abgelassen. Wie gesagt, wir haben ja keine Speicher. Weil auch Lunge und Haut und von Zeit zu Zeit auch der Darm Wasser ausscheiden, ist es ratsam, über den Tag verteilt zu trinken und nicht erst, wenn der Durst da ist oder die Zeit es zulässt. Aus dem Nähkästchen geplaudert: Ich bin so eine. Ich vergesse das Trinken regelrecht, wenn ich mich einer Aufgabe intensiv widme. Und ich wende bei mir die gleichen Tricks an, die ich auch in der Ernährungsberatung gern preisgebe: Ich habe stets ein voll eingeschenktes Glas Wasser vor mir stehen, sodass mir das Trinken leichter fällt, als wenn ich erst eine Flasche aufdrehen müsste, um mir ein Glas einzuschenken. Außerdem habe ich mir verordnet, dass ich am Vormittag mindestens ein 0,5-Liter-Wasserglas oder -Teebecher ausgetrunken haben muss. Noch besser sind 0,7 Liter – und an guten Tagen mache ich das und bekomme sogar eine Belohnung dafür: Ich fühle mich wesentlich frischer, bin konzentrierter und die kleine Pause für den Toilettengang nutze ich als kleine Bewegungschance für Knochen und Muskeln.

Zu guter Letzt haben wir aber doch noch einen Vorteil gegenüber den Kamelen: Wir nutzen Toiletten, auf denen wir unser geschultes Auge einsetzen können. Wenn die Farbe des Urins hell ist, haben wir ausreichend getrunken.

Wasser können Sie auch essen!

Keine Frage – in Wasser, Kaffee und Tee ist der Wassergehalt natürlich am höchsten: Sie bestehen zu 100 % aus Flüssigkeit, über die sich der Körper freut! Aber auch in Gemüse steckt jede Menge Wasser. Klar, von Gurken und Wassermelonen wissen Sie das schon. Aber auch Milchprodukte wie Joghurt und Käse oder auch Fleisch oder Fisch enthalten sehr viel Wasser.

Meine Klientin Frau Immental trinkt ausgesprochen ungern. Sie sagt, dass sie noch nie gern getrunken hat, es mittlerweile aus reiner Vernunft aber natürlich macht. Das ist löblich und sie hat neben den vernünftigen Vorsätzen noch einen anderen Weg für sich gefunden: Gurken essen. Sie isst am Tag etwa eine Gurke zwischendurch – das macht ihr mehr Freude als das Trinken. Sie schneidet sie morgens in mundgerechte Stücke, packt sie in eine Tüte und trägt sie in ihrer Tasche mit sich herum. Immer wenn ihr danach ist, snackt sie Gurkenscheiben. Eine Gurke wiegt etwa 400 g, sodass sie so schon auf 380 ml Wasser kommt.

Lebensmittelgruppe	Lebensmittel	Wassergehalt pro 100 g
Getränke	Wasser	100 ml
	Apfelsaft	88 ml
	Cola	88 ml
Gemüse und Obst	Gurke	96 ml
	Tomate	94 ml
	Kürbis	91 ml
	Karotte	88 ml
	Erbse	74 ml
	Wassermelone	90 ml
	Erdbeere	90 ml
	Aprikose	87 ml
	Avocado	77 ml
	Banane	75 ml
	Olive	72 ml
Milch und Milchprodukte	Buttermilch	91 ml
	Milch 3,5 %	87 ml
	Joghurt 3,5 %	86 ml
	Quark 20 % Fett i. Tr.	78 ml
	Käse, Gouda	43 ml
	Parmesan 45 % Fett i. Tr.	30 ml
Fleisch und Fisch	Kabeljau	80 ml
	Rindersteak	71 ml
	Geflügel	69 ml
	Lachs	68 ml
	Wiener Würstchen	59 ml
Nüsse	Kokosnuss, ganz	44 ml
	Haselnuss	4 ml
	Walnuss	1 ml
	Erdnuss	0,7 ml
Getreideprodukte und Kartoffeln	Kartoffel	80 ml
	Reis (gegart)	69 ml
	Spaghetti (gegart)	60 ml
	Vollkornbrot	43 ml

Mit ihren drei Hauptmahlzeiten – in denen sie morgens häufig Milchprodukte (250 g Vollmilchjoghurt) und 150 g Beeren (und auch 30 g Nüsse und 20 g Haferflocken, die aber nur sehr wenig Wasser liefern) isst, mittags gern mal einen schnellen gemischten Salat (600 g) mit Ei und Käsewürfeln und abends ein Stück Fleisch (150 g Pute) oder Fisch mit etwas gedünstetem Gemüse (250 g) und Kartoffeln (100 g) – kommt sie zusammen mit drei Pott Tee (750 ml) auf eine gute Menge von 2,4 l Wasser.

Abgesehen von der Flüssigkeitszufuhr gelingt ihr mit dem Gemüse aber noch ein Clou: Sie reguliert mit beiden – Wasser und auch Gemüse – ihren Säure-Basen-Haushalt. Aus dem ▶ Kapitel *ESSENzielles ohne Kalorien* wissen Sie bereits, dass alle Stoffwechselvorgänge im Körper von einer ausreichenden Nährstoff- und Sauerstoffzufuhr abhängig sind. Zusätzlich ist für den reibungslosen Ablauf auch ein guter pH-Wert entscheidend, also das richtige Verhältnis der Säuren und Basen: Ein pH-Wert von 0 bis 7 beschreibt den sauren, ein Wert von 7 bis 14 den basischen Bereich. Bei pH 7 schwankt der Bereich also von sauer auf basisch; einen höheren Wert als 14 gibt es nicht.

Im Körper ist der pH-Wert von Natur aus an verschiedenen Stellen unterschiedlich hoch: Der Magen ist sehr sauer, wenn er leer ist (etwa pH 1), und etwas weniger sauer, wenn er gefüllt wird (pH 2 und mehr). Der Speichel hingegen ist ohne Nahrung nur leicht sauer (knapp unter pH 7) und leicht basisch (knapp über pH 7), wenn wir etwas essen. Die Gesichts- und Körperhaut ist mit pH 4,7 bis 5,7 immer leicht sauer. Das Blut hingegen ist mit einem pH-Wert von etwa 7,4 immer leicht basisch und erträgt kleine Schwankungen von 7,37 bis 7,43.

Extremere Abweichungen nach oben (ins Basische) oder nach unten (ins Saure) sind dann schon problematischer und meist eine Begleiterscheinung von Erkrankungen – beispielsweise Diabetes Typ 1 oder Nierenerkrankungen. In diesen Fällen kann die Ernährung die dringend notwendige medizinische Behandlung unterstützen. Geringe Abweichungen im pH-Wert in Körperzellen und Blut kann der Körper dank komplexer Systeme abpuffern und den Wert damit ziemlich konstant halten. Schwankungen sind daher kaum und nur an sehr ungenauen Symptomen zu bemerken: Ständige Müdigkeit und Schlappheit können Anzeichen sein, ebenso Probleme mit Haut, Haaren und Nägeln,

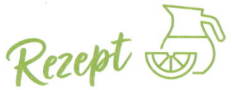

Rezept

Refresher für heiße Tage

Zutaten für 4 Personen

- 1000 g Wassermelone (ca. 1400 g mit Schale; am besten kernlos)
- 3 Tomaten
- 1 Paprikaschote (Farbe nach Belieben)
- 1 rote Zwiebel
- 200 ml Tomatensaft oder Passata
- 2 EL Olivenöl
- etwas Salz
- Pfeffer und Chili/ Cayennepfeffer und/oder Tabasco
- einige Blätter glatte Petersilie oder Basilikum

Küchenutensilien

- 1 Schneidebrett
- 1 großes Messer
- 1 Gemüsemesser
- 1 große hohe Schüssel
- 1 Pürierstab
- 1 Messbecher
- 1 Esslöffel
- 4 Gläser zum Servieren
- 4 Strohhalme
- ggf. 1 Sieb
- ggf. 1 Kelle zum Einfüllen

Zubereitung

1. Die Wassermelone halbieren, schälen und in Würfel schneiden. Dabei die Kerne entfernen.

2. Die Paprika und die Tomaten waschen, beides entkernen (für die Tomaten einen Esslöffel nutzen) und in Würfel schneiden.

3. Die Zwiebel schälen und fein würfeln.

4. Die Melone und das Gemüse zusammen mit Olivenöl und Tomatensaft (oder Passata) in einem hohen Gefäß pürieren.

5. Mit Salz, Pfeffer und evtl. Tabasco abschmecken. Nach Belieben durch ein Sieb streichen, so ist der Refresher sehr fein.

Tipps:

1. An heißen Tagen für mehrere Stunden kalt stellen.

2. Zum Servieren mit etwas glatter Petersilie oder Basilikum dekorieren.

3. Dazu schmecken Käsewürfel!

chronische Entzündungen oder unspezifische Verdauungsprobleme. Mit der richtigen Lebensmittelauswahl lässt sich der Säure-Basen-Haushalt gut unterstützen, sodass ich bei der Arbeit manchmal vor verblüfften Patienten sitze, die sich »plötzlich so fit« fühlen, obwohl sie doch kaum etwas geändert hätten. Für das Gleichgewicht des Körpers sind die gefühlt kleinen Änderungen jedoch möglicherweise schon ausreichend.

Ob ein Lebensmittel sauer oder basisch wirkt, entscheidet nicht der Geschmack. Wichtig ist, was beim Abbau der Lebensmittel im Körper entsteht. Die Einteilung erfolgt nach dem sogenannten PRAL-Wert (potential renal acid load, dt.: potenzielle Säurelast der Niere), für den Sie online diverse Tabellen finden können. Säurebildende Lebensmittel können neutral im Geschmack sein. Dazu gehören kohlenhydrat- und eiweißreiche Lebensmittel wie Reis, Brot oder auch Milchprodukte. Basisch wirkende Lebensmittel können ebenfalls neutral oder sogar sauer schmecken, wie beispielsweise Zucchini, Schnittlauch, aber auch Schwarze Johannisbeeren oder Zitronensaft. Diese Lebensmittel haben einen hohen Mineralstoffgehalt, der basisch wirkt. Auch Mineralwasser mit vielen Mineralstoffen und Hydrogencarbonat (auch Bicarbonat genannt) ab einem Wert von über 1800 mg HCO_3 pro Liter wirken basisch, das heißt der Säure entgegen. Letztere sind besonders viel im Heilwasser, zu denen Sie im übernächsten Kapitel noch mehr lesen können, und werden aufgrund ihrer Zusammensetzung auch zur Behandlung von Erkrankungen eingesetzt, die mit einer Übersäuerung einhergehen. Dies betrifft beispielsweise Patienten mit einer häufig schmerzhaften Steinbildung (sogenannte Calcium-Oxalat-Steinbildung oder Harnsäuresteinbildung) in den Harnwegen: Mit mehr Gemüse und Obst und der richtigen Mineralwasserauswahl kann dem sehr gut entgegengewirkt werden.

Wasser auf die sportlichen Mühlen

Sportler*innen brauchen mehr Wasser. Denn wenn der Motor erst einmal gestartet wurde, wird Energie verbrannt und dabei erzeugt der Körper Wärme. Das ist normal – und ebenso normal ist es, dass der Körper in diesem Moment anfängt zu schwitzen, denn dadurch wird, wie im vorangegangenen Kapitel beschrieben, die Körperoberfläche gekühlt und die Körperkerntemperatur beibehalten, sodass der Ertüchtigung nichts im Wege steht.

Wie viel Kühlmittel in Form von Schweiß produziert wird, ist von Person zu Person sehr unterschiedlich – Männer schwitzen häufig mehr als Frauen – und selbstverständlich auch von der Sportart.

Dass zum Beispiel Walking weniger schweißtreibend ist als Joggen, ist aber ein Vorurteil – das habe ich selbst herausgefunden. Meine Freundin Cordula, ihres Zeichens Sportwissenschaftlerin und eine echte Sportskanone, hat es mich am ganzen Körper spüren lassen. Heute bin ich Marathonläuferin in Rente, doch als

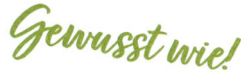

Trinken beim Sport

Für das Sporteln unter einer Stunde werden – außer bei starkem Schwitzen – keine Extragetränke benötigt.

Für Sporteinheiten über einer Stunde ist regelmäßiges Wassertrinken von Vorteil. 150 bis 200 ml kann der Körper alle 15 bis 20 Minuten gut aufnehmen.

Ab 90 Minuten ist es sogar gut, wenn die Getränke schnell ins Blut gehen. Das machen sogenannte isotone Getränke, die schnell den Magen passieren und im Darm aufgenommen werden. Dafür bieten sich Mineralwasser an, deren Natriumgehalt zwischen 400 und 1100 mg pro Liter liegt und die mit 60 bis 80 ml Fruchtsaft pro Liter gemischt werden. Pro Stunde werden dann etwa 400 bis 500 ml benötigt, bei extremen Temperaturen oder starkem Schwitzen auch mehr.

ich damals in der alljährlichen Marathonvorbereitung sehr lange und intensive Läufe ein ganz normales Training nannte, war sie als Trainerin im Ski-Langlauf, Inline-Skating und eben auch im Walking tätig. Ich muss mich wohl despektierlich geäußert haben, denn sie hat mich mit einem Lächeln zu einer Walkingrunde »eingeladen«, das ich als Warnung hätte verstehen sollen. Wir verabredeten uns an einem schönen Tag in Hamburgs herrlich grünem Alstertal. Cordula und ich, das vielleicht vorausgeschickt, spielten, seit wir 13 Jahre alt sind, zusammen Handball, irgendwann auch sehr leistungsbezogen – nicht zuletzt auch deshalb, weil wir die Herausforderung und den Wettkampf liebten. Ich erspare Ihnen den von Stimmungsschwankungen geprägten Mittelteil unserer Walkingrunde und mache es kurz: Fröhlich pfeifend sind wir gestartet, bis auf die Wäsche durchnässt habe ich dann irgendwann nach 90 Minuten endlich das zuvor verabredete Ziel erreicht. Mein kurzes Fazit: Walking kann man eben so oder so machen und wir wählten – eher: Cordula wählte für uns beide – die anspruchsvolle, schweißtreibende Variante. Diese Erfahrung gilt wohl für jede Sportart: Die Dauer und auch die Intensität entscheiden genauso über die Schweißmenge wie das Körpergewicht, die Kleidung und auch die Kondition. Ich nehme an, Cordulas Shirt war nicht halb so nass wie meins. Hätte ich mich vor und nach dem Ausflug gewogen, hätte ich gewusst, wie viel Flüssigkeit ich genau verloren hatte.

Wie wir gehört haben, können schon bei einem Flüssigkeitsverlust von 2 bis 4 % des Körpergewichts Muskelkrämpfe, Leistungseinbußen, Kopfschmerzen und auch Einschränkungen der Gehirnfunktionen, zum Beispiel von Konzentration und Koordination und anderes Unangenehmes, auftreten – der Spaß beim Sporttreiben wäre also dahin. Da beim Schwitzen nicht nur Wasser verloren geht, sondern auch die sich im Schweiß befindenden Mineralstoffe, kann das extreme Schwitzen durch das Eindicken des Blutes auch negative Folgen für Muskeln, Nieren und Herz haben.

Ihr Körper braucht das Beste – und Kaffee ist auch okay!

Wasser ist das Getränk Nr. 1 und bringt den Körper mit jedem Schlückchen spürbar ein Stück ins Gleichgewicht. Erinnern Sie sich an Frau Immental, die eigentlich ungern trinkt und stattdessen gern eine in Scheiben geschnittene Gurken über den Tag verteilt isst? Sie hat noch einen weiteren Trick, um sich und ihre Zellen morgens schon zu erfrischen und Magen und Darm in Schwung zu bringen: Sie trinkt jeden Morgen ein warmes Glas Wasser. Sie kocht das Wasser auf, verzichtet jedoch auf den Tee. Das ist für sie ein morgendliches Ritual geworden, auf das sie nicht mehr verzichten möchte.

Frau Immental reicht ein Glas einfaches Leitungswasser, um sich vitaler zu fühlen. Und gegen Leitungswasser spricht auch nichts: Wir können es bedenkenlos trinken, denn es wird hauptsächlich aus dem Grundwasser gewonnen und gehört zu den am strengsten kontrollierten Lebensmitteln. Die Trinkwasserverordnung gibt die Qualitätskriterien vor – zum Beispiel den Gehalt von bestimmten Bakterien oder Nitrat –, die Kontrollen werden von Wasserversorger*innen und den Gesundheitsämtern durchgeführt.

Leitungswasser unterscheidet sich von Mineralwasser und dieses wiederum auch von Tafel- und Heilwasser. Im Unterschied zum Mineral-, Tafel- oder Heilwasser ist Leitungswasser ein preislicher und umweltschützender Knüller, denn das Leitungswasser kostet ein Vielfaches weniger und seine Verwendung bedeutet auch, dass weder Plastik- noch Glasflaschen hergestellt werden mussten, in denen es dann auch noch hin- und hertransportiert wurde.

Was natürliches Mineralwasser allerdings dem Leitungswasser voraushat, ist der häufig höhere Gehalt an Mineralstoffen. Dieser ist abhängig von den Gesteinen der Quelle, aus der das Wasser gewonnen wurde. Waren die Gesteine beispielsweise reich an Calcium und Magnesium, so ist es auch das Mineralwasser. Dieses natürliche Mineralwasser darf nur wenig behandelt werden, erlaubt ist beispielsweise die Veränderung des Kohlensäuregehalts oder das Entziehen von Schwefel für einen besseren Geschmack und von Eisen für ein besseres Aussehen. Auf dem Etikett finden Sie dann den Hinweis »entschwefelt« oder »enteisent«.

Vorteilhaft sind Mineralwasser immer dann, wenn aufgrund der Lebensmittelauswahl bestimmte Mineralstoffe relativ wenig bis ungenügend aufgenommen werden. Das ist beispielsweise der Fall, wenn keine Milch getrunken oder Milchprodukte gegessen werden. In diesem Fall bieten sich calciumreiche Mineralwasser mit über 300 mg Calcium pro Liter an, um einem Calciummangel vorzubeugen.

Mein Klient Herr Jürgens berichtete mir in der Ernährungsberatung von regelmäßigen Krämpfen in den Beinen. Er hatte im Gegensatz zu Frau Immental keine Schwierigkeiten mit dem Trinken – es musste nur blubbern. Stille Wasser waren nicht sein Fall. Als wir über die Qualität seines Mineralwassers sprachen, fanden wir heraus, dass seine Wasserwahl noch nicht optimal war. Er trank einfach irgendein Wasser, weil ihm gar nicht bewusst war, wie sehr sie sich unterscheiden. Wohlwissend, dass eine ausreichende Menge der Mineralstoffe Calcium und Magnesium vorbeugend gegen Krämpfe wirken können, verglichen wir verschiedene Mineralwasser hinsichtlich dieser beiden Stoffe. Tafelwasser schnitt dabei nicht gut ab, denn es ist gar kein natürlich gewonnenes Wasser, sondern eine Mischung aus verschiedenen Wassern (Leitungswasser, Mineralwasser, anderen Wassern sowie Sole und Mineralsalzen), das überall gemischt werden kann. So erhaben, wie es klingt, ist Tafelwasser also gar nicht. Heilwasser wiederum empfehlen sich bei bestimmten Erkrankungen, denn sie haben dann nachgewiesenermaßen eine heilende oder lindernde Wirkung. Ihr Gehalt an Mineralstoffen kann noch höher liegen als im Mineralwasser. Und auch der Säurepuffer Hydrogencarbonat oder Bicarbonat kann im Heilwasser über 1800 mg pro Liter liegen. Dieser bringt ebenso wie die Mineralstoffe einen aus dem Lot geratenen Säure-Basen-Haushalt (siehe ▶ Kapitel *Nur nicht sauer werden!*) wieder in die Balance, indem er einem Überschuss an Säure entgegenwirkt und so eine basische Ernährung unterstützt. Um den Krämpfen von Herrn Jürgens entgegenzuwirken, haben wir schließlich ein magnesium- und calciumreiches Mineralwasser gefunden, das ihm geholfen hat. Natürlich eines das blubbert, weil er es so am liebsten mag.

Und zur Erleichterung aller, die Wassertrinken als lästige Pflicht erleben, bei Kaffee und/oder Tee aber nicht Nein sagen: Diese Getränke sind auch völlig in Ordnung – auch eine salzige Brühe kann manchmal richtig guttun. Es dürfte sich mittlerweile herumgesprochen haben, dass Kaffee nicht der Wasserräuber ist, als der er lange Zeit bezeichnet wurde. Fälschlicherweise wurde früher angenommen, dass Koffein die Diurese – also den vermehrten Drang zum Wasserlassen – anregt. Für viele hat das Koffein in Kaffee und Espresso eine anregende Wirkung auf Herz und Kreislauf, da es den

Blutdruck erhöhen kann – und das ist nicht immer schlecht. Für Menschen mit einem niedrigen Blutdruck ist das Koffein sogar hilfreich, um sich nicht ganz so schlapp zu fühlen. Wie viel Koffein am Tag gut (oder nicht gut) ist, ist von Mensch zu Mensch sehr unterschiedlich. Durch die Wirkung im zentralen Nervensystem macht Koffein manche Menschen nervös, rastlos, belastet das Herz, schlägt auf den Magen oder kann – insbesondere bei einer großen Menge – angstauslösend wirken. Nicht zuletzt kann Koffein natürlich auch ein Suchtmittel sein, dessen Entzug bei den Betroffenen zu Müdigkeit der Muskulatur und Ähnlichem führen kann. Für andere wirkt Koffein hingegen positiv, weil es den Hunger reduzieren und die Aufmerksamkeit, Konzentration und Gedächtniskraft und sogar die sportliche Leistung steigern kann. Für manche ist Koffein möglicherweise der einzige Grund, sich frühmorgens aus dem warmen Bett in die Küche zu bewegen – und das ist gut so, denn es wird vermutet, dass Kaffee einen Schutz vor Erkrankungen wie Diabetes Typ 2 oder Lebererkrankungen liefern kann und keinen Einfluss auf das Risiko für Herz- und Kreislauf-Erkrankungen hat. Interessanterweise sind einige dieser positiven Eigenschaften sogar bei entkoffeiniertem Kaffee zu finden – die Kaffeebohne ist unabhängig vom Koffein gut für uns!

Für Menschen, denen der Kaffee nicht schon bei kleinster Menge auf den Magen schlägt oder andere unangenehme Nebeneffekte beschert, sind 300 bis 400 mg Koffein am Tag – das entspricht in etwa 400 bis 500 ml Filterkaffee (80 mg Koffein/100ml), 250 bis 325 ml Espresso (30 mg Koffein/25 ml) oder etwa einem Liter Schwarztee (35 mg/100 ml) – eine angemessene Menge.

Der echte Tee – also das, was Sie als Schwarz- oder Grüntee kennen – stammt vom Teebaum, enthält also Koffein und hat damit all die Vor- und Nachteile des Kaffees. Alles andere, was landauf, landab zwar als Tee bezeichnet wird, sind korrekterweise Warm- bzw. Heißauszüge. Auf die Bedeutung dieser doch eigentlich weitgehend unbekannten Bezeichnungen machte mich eine Kräuterexpertin aufmerksam, deren Seminare ich vor einigen Jahren besuchte. Sie gab uns Lernenden mit auf den Weg, dass die heilenden Kräfte häufig in den ätherischen Ölen liegen, die durch die Hitze aus den Kräutern und Gewürzen gezogen werden. So kann das Pfefferminzöl in der Pfefferminze krampflösend sein, durch mehr Magensäfte die Verdauung anregen oder auch bei Kopfschmerzen helfen. Zu beachten ist jedoch, dass wir besser kein kochendes Wasser benutzen sollten, sondern eher 70 bis 80 °C heißes Wasser, da die wirkungsvollen ätherischen Öle mit zu heißem Wasser zerstört werden. Zudem riet sie uns, einen Deckel auf den Tee zu legen, da manche Wirkstoffe ziemlich flüchtig sind, sprich sich schnell in der Luft auflösen. Ich war begeistert und fest entschlossen, von jetzt an eine größere Wirkung aus Kräuter- und Gewürztees zu erhalten, deshalb kaufte ich mir sogleich einen Wasserkocher, bei dem verschiedene Temperaturstufen einstellbar sind. Ein Bekannter, der ein großer Teetrinker ist, nutzt mit seinem ganz normalen Wasserkocher hingegen einen anderen Trick: Er kocht das Wasser auf und lässt es dann 7 bis 10 Minuten abkühlen, um es so auf die gewünschten 70 bis 80 °C abkühlen zu lassen. Als ich die Expertin fragte, ob sie einen Kaffee für mich hätte – es war nachmittags und für mich gewöhnlich die Zeit für einen doppelten Espresso –, schaute sie mich mit großen Augen an, verriet mir, dass sie nichts von Kaffee halte und dass sie mir stattdessen einen Rosmarin-Warmauszug machen werde. Ich muss etwas verwirrt geguckt haben, denn sie sagte, ich solle sie nur mal machen lassen, Rosmarin würde genau wie Kaffee wirken. Sie hatte recht.

Zucker-Tsunamis

Wasser, Kaffee und Tee – sofern ungesüßt und ohne Milch – und auch Brühe sind zusätzlich zu den Vorzügen, von denen Sie im letzten Kapitel lesen konnten, auch deswegen so gute Getränke für uns, weil sie zuckerfrei sind. Mit Ausnahme für Sportler*innen, die verbrannte Energie sowie ausgeschwitztes Wasser und Mineralstoffe mit zuckerhaltigen Getränken schnell wieder aufnehmen können, ist Zucker in Getränken nämlich ein Wolf im Schafspelz.

Getränk		Zuckergehalt
Cola		10,6 g / 100 ml
Tonic Water		8,9 g / 100 ml
Ice Tea		4,3 g / 100 ml
Orangensaft		10,0 g / 100 ml
Wasser		0 g / 100 ml

Der Magen hat mit der Verdauung von Zucker nichts zu tun, wodurch er ohne Zwischenstopp in den Darm weiterrauscht. Satt fühlen wir uns höchstens so lang, wie das Getränk kurzfristig die Magenwand dehnt und das Hirn für einen ebenso kurzen Moment das Signal bekommt, dass der Magen nun voll ist und nichts mehr braucht. Sobald der Zucker samt Flüssigkeit aber im Darm ankommt, können schon die ersten Alarmsignale läuten: Zu schnell anrauschender Fruchtzucker (Fruktose) kann im Darm mächtig Ärger machen, ihn überfordern und Durchfall auslösen.

Ein Fruchtsaft mit all seinem Fruchtzucker ist für den Körper eine echte Herausforderung. Falls Sie zu denjenigen gehören, die sich am Wochenende gern einmal einen frischen Orangensaft pressen, dann wissen Sie, dass für ein 200 ml Glas Saft mehrere Orangen gebraucht werden. Abhängig von der Saftigkeit können das schnell mal drei, vier Früchte sein. Diese Menge Orangen würde in der Regel keiner essen, doch im Saft läuft all der Zucker mit Leichtigkeit die Kehle hinunter.

Der Zuckergehalt in einem frisch gepressten Saft unterscheidet sich nicht von dem eines gekauften. Wenn Sie daher mal auf die Verpackung eines Orangensafts aus dem Supermarkt schauen, dann finden Sie die Nährwertangaben. Der Zuckergehalt in so einem Saft beträgt etwa 10 g pro 100 ml. In einem 200 ml Glas sind es demnach 20 g.

Bitte schauen Sie nun mal auf die Nährwertangaben des bekannten Beelzebub unter den Getränken, der Cola. Diese hat in etwa den gleichen Zuckergehalt.

Aus Sicht des anströmenden Zuckers ist der Saft also keineswegs besser als die Coca-Cola. Nehmen Sie gern auch mal andere zuckergesüßte Softdrinks unter die Lupe. Sie werden alle in etwa die gleichen Werte aufweisen – sogar das nicht süß schmeckende Tonic Water gehört in diese Liga. Ist das nun schlimm? Diese Frage folgt an dieser Stelle in allen meinen Workshops und Vorträgen. Nein, lautet die einfache Antwort, wenn … Ja, wenn. Bei den süßen Getränken gibt es leider viele »Wenns«. Nichts ist gegen diese zuckerreichen Getränke zu sagen, wenn Sie es am Tag bei einem 200-ml-Glas Fruchtsaft oder Softdrink belassen und wenn Sie in den letzten Monaten und Jahren den gleichen Bauchumfang (auf einem gesunden Niveau, siehe ▸ Kapitel *Rund, na und!?*) behalten haben, wenn Sie gesunde Blutzucker- und Blutfettwerte haben und wenn Sie einen sportlich-aktiven Lebensstil führen.

Denn mit steigender Menge wirken die süßen Getränke wie Zucker-Tsunamis, die allerlei unschöne Bescherungen mit sich bringen: Egal ob dick oder nicht, die Gefahr für Typ-2-Diabetes steigt mit einem übertriebenen Genuss von Softdrinks und Fruchtsäften. Geschätzt wird, dass knapp 9 % der Diabetes-Neuerkrankungen in den USA auf den Konsum von süßen Getränken zurückzuführen ist und bereits eine Zuckerreduktion von 40 % in den süßen Getränken das Risiko für Übergewicht, Adipositas und Diabetes Typ 2 drastisch reduzieren könnte. Erwachsene sind davon betroffen, insbesondere jedoch Kinder und Jugendliche, sodass zu Recht postuliert wird, dass für Kinder und Jugendliche zuckerhaltige Getränke durch Wasser und Milch ersetzt werden sollten. Im Jahr 2014 waren wir in Deutschland im Vergleich mit anderen europäischen Ländern auf Platz 1 im Verkauf von kalorienhaltigen Getränken, weltweit liegen wir auf Platz 6 (vor uns liegen Chile, Mexiko, USA, Argentinien und Saudi-Arabien).

Noch zuckerreicher als Säfte und Softdrinks können übrigens die beliebten Smoothies sein – und nun kommt's leider noch dicker: Für diejenigen, die schon etwas mehr Leibesfülle haben, verleiten diese aus jeder Menge sehr fruchtzuckerreichen Früchten pürierten Smoothies genauso wie die mit Maissirup (im Fachjargon: high fructose corn syrup) gesüßten Softdrinks die Leber dazu, in Windeseile mehr Fett zu produzieren und dieses in das Blut sowie in die Fettzellen weiterzugeben. Aus fruchtzuckersüßen Getränken wird so in kürzester Zeit neues Fett – und die Leibesfülle wird mehr.

»Nie wieder Säfte und Smoothies?« höre ich dann häufig von meinen Kursteilnehmenden oder Patient*innen. Am besten wird Obst nicht getrunken, sondern gekaut, erwidere ich dann. Aber da Verbote nicht funktionieren, empfehle ich für Saft- und Smoothie-Liebhaber, sie wie Softdrinks oder echte Süßigkeiten zu betrachten und nicht als gesundheitsförderliche Getränke.

Statt Säfte oder Smoothies pur zu trinken, sind sie sehr gut als Süßungsmittel für Naturjoghurt, Quark, Buttermilch oder andere natürliche Milchprodukte und auch im Wasser zu verwenden. Ich empfehle, nicht mehr als 50 ml pro 250 g Joghurt, Quark oder Buttermilch oder 100 ml in 500 ml Wasser zu verwenden.

Salute! Auf Ihre Gesundheit!

»Trinken Sie eigentlich auch mal Alkohol, Frau Niemeier?«, werde ich immer mal wieder von Workshop-Teilnehmer*innen – manchmal zweifelnd, manchmal hoffend – gefragt. Die zweifelnden Personen denken dabei wahrscheinlich eher an den schlechten Ruf des Alkohols, während sich die hoffenden Personen mit der Frage wohl eher eine erleichternde Antwort wünschen, da sie selbst auch Alkohol trinken und gerne dabei bleiben möchten. »Ob Sie es glauben oder nicht, ich trinke sogar manchmal allein«, lautet dann meine Antwort. Das überrascht viele, denn das Alleintrinken ist vielleicht noch verpönter als der Alkohol selbst. Campari auf Eis mit einer Orangenscheibe ist mein Getränk der Wahl, mir selbst serviert in einem schönen Glas, dazu am liebsten Jazz von Till Brönner im Ohr, befinde ich mich dann in meinem Sessel, mit den Füßen auf der Heizung und dem Blick gen Himmel. Im Sommer gern auch auf dem Balkon. In solchen Momenten genieße ich, lasse den Tag Revue passieren und atme entspannt durch. Zugegebenermaßen kann ich mich genauso gut mit einem Tee entspannen, ich würde sagen: Der Mix macht's!

Alkohol gelangt über das Blut in alle Gewebe und auch in das Gehirn, wo er die Kommunikation zwischen den Nervenzellen und damit auch unsere Gefühlslage beeinflussen kann. Eine geringe Menge wirkt dort stimulierend, die Stimmung aufhellend und sie kann lockerer machen, wenn man mit anderen, unbekannten Menschen ins Gespräch kommen möchte. Verstehen Sie mich bitte nicht falsch: Wenn es um gute Laune geht, ist das Sporteln – ohne Leistungsdruck und nur aus Spaß an der Bewegung – sicher die unbedenklichere Freizeitbeschäftigung. Durch beides wird das Wohlfühl-Hormon Dopamin ausgeschüttet, Sport hat jedoch im Unterschied zu Alkohol keine Nebenwirkungen. Und auch auf Partys oder während gemeinsamer Essen ist der Alkohol kein Garant dafür, dass man eine gute Zeit hat. Das geht sicher auch ohne.

Alkohol gehört zu den sozialen Getränken, denn das Anstoßen auf den 50. Hochzeitstag der Großeltern, die bestandene Prüfung, den neuen Job der Freundin oder die Geburt eines Kindes wirken verbindend – wobei auch dort gesagt werden muss: In den Gläsern kann Sekt, Crémant oder Champagner, jedoch auch Nichtalkoholisches sein. Letztlich geht es um die Geste des gemeinsamen Anstoßens und nicht um die Wahl des Getränks.

Der Konsum dieser sozial akzeptierten Droge hat dabei erschreckende Ausmaße angenommen, keine Frage! Komasaufen bei Jugendlichen ist dabei ebenso infrage zu stellen wie die drei Halben am Stammtisch oder das flaschenweise Heruntergießen feinster Weine in vornehmer Gesellschaft. Und genau das ist die Gretchenfrage: Wie viel muss es denn sein? Und aus gesundheitlicher Sicht: Wie viel darf es denn sein?

Für den einen oder anderen werde ich an dieser Stelle zur Spaßbremse: Denn Alkohol – genauso wie Zucker – ist eine Droge mit Beigeschmack. Ein Zuviel rächt sich bitter. Für Alkohol gibt es im Körper keine Speicher, sodass er nach dem Verzehr im ganzen Körper verteilt wird. Ein Körper, der sich zu häufig und mit zu viel Alkohol auseinandersetzen muss, läuft Gefahr, dass verschiedene Organe – zunächst unbemerkt – darunter leiden: In der Leber kann es zu einer erhöhten Fetteinlagerung (genauso wie durch zu viel Zucker, siehe ▶ Kapitel *K(l)eine Zauberei: Wie aus Zucker Bacon wird*), Entzündungen oder auch einer Leberzirrhose kommen, die Bauchspeicheldrüse büßt ihre Funktion ein und der Herzmuskel erweitert sich. Daneben leidet auch das Nervensystem, da das Hirn an Substanz verliert und Schäden an und in den Nervenzellen entstehen, die zu eingeschränkten Bewegungen oder Empfindungen führen. Und sogar die Muskulatur verliert an Masse.

Um das zu vermeiden, werden Grenzwerte für den Alkohol genannt, denn wenn es um die Gesundheit geht, ist die Menge entscheidend: In verschiedenen Ländern werden sehr unterschiedliche Höchstmengen genannt. Im renommierten Wissenschaftsjournal *Lancet* wird in einer Zusammenfassung von zahlreichen Studien mit insgesamt fast 600.000 Personen beschrieben, dass das geringste Sterblichkeitsrisiko bei einer Menge von maximal 100 g Alkohol in der Woche besteht. Auf diesen Wert kommt im Mittel auch die Deutsche Gesellschaft für Ernährung, die jedoch nach Geschlecht unterscheidet. Sie empfiehlt für gesunde Frauen nicht mehr als 10 g, für gesunde Männer nicht mehr als 20 g Alkohol am Tag. Aus Sicht der Suchtprävention sollten mindestens zwei Tage der Woche alkoholfrei sein.

Um herauszufinden, wie viel Alkohol in einem Getränk ist, benötigen wir eine Information von der Getränkeflasche: die Alkoholmenge. Diese ist in der Einheit Volumenprozent, kurz: Vol.-%, angegeben. Mit dieser Zahl kann die Rechnung beginnen (siehe ▶ Kasten).

Herr Dorn, den Sie schon im ▶ Kapitel *Essen wirkt* kennengelernt haben, hatte mir erzählt, dass er abends nach getaner Arbeit gern einen Wein mit seiner Frau trinkt. Aufgrund seines

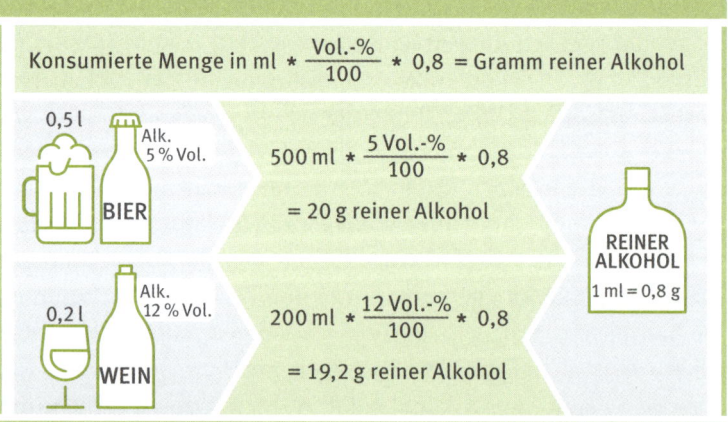

Konsumierte Menge in ml $* \dfrac{\text{Vol.-\%}}{100} * 0,8$ = Gramm reiner Alkohol

BIER 0,5 l Alk. 5 % Vol.

$500\text{ ml} * \dfrac{5\text{ Vol.-\%}}{100} * 0,8$

= 20 g reiner Alkohol

REINER ALKOHOL 1 ml = 0,8 g

WEIN 0,2 l Alk. 12 % Vol.

$200\text{ ml} * \dfrac{12\text{ Vol.-\%}}{100} * 0,8$

= 19,2 g reiner Alkohol

So berechnen Sie den Alkoholgehalt eines Getränks:

▸ In einem Wein mit 12 Vol.% sind 12 x 0,8 g Alkohol in 100 ml – denn 1 Volumenprozent Alkohol in 100 ml entspricht 0,8 g reinem Alkohol –, das sind 9,6 g Alkohol in 100 ml.

▸ In einem 200-ml-Glas Wein sind also 2 x 9,6 = 19,2 g reiner Alkohol.

▸ In einem Bier mit 5 Vol.% sind 5 x 0,8 g Alkohol in 100 ml, das sind 4 g Alkohol in 100 ml.

▸ In einer 500-ml-Flasche Bier sind somit 5 x 4 = 20 g reiner Alkohol.

Für Frauen ist ein 100 ml Glas Wein mit 12 Vol.% angemessen, für Männer sind es 200 ml.

Im Falle eines Bieres können Frauen 250 ml Bier mit 5 Vol.% trinken, während für Männer 500 ml noch im Rahmen sind.

Wunsches, abzunehmen und die Leber zu entlasten, haben wir gemeinsam die notwendigen von den sinnlosen Kalorienlieferanten unterschieden, um diese dann in ein gutes Maß zu bekommen. Alkohol gehört zu den Kalorienlieferanten (siehe ▸ Kapitel

Jeder braucht andere Energiequellen), die theoretisch nicht essenziell sind und auch die Fettverbrennung (das Ziel jeder Gewichtsabnahme) hemmen, praktisch jedoch für manche Menschen zum guten Leben dazugehören. Für Herrn Dorn war das so, sodass wir gemeinsam einen Mittelweg einschlugen: Die Menge war weniger als vor der Ernährungsberatung und auch nicht null. Er hatte sich eine Ration von 200 ml Wein für die Woche gesetzt, sodass er Spielraum hatte, um zu entscheiden, an welchem Wochentag er wie viel trinkt, und auch, ob pur oder als Schorle. Klar war, dass die Menge wesentlich geringer als zuvor war und dass die Gewichtsreduktion startete. Nach einigen weiteren Gesprächen war er jedoch bereit, den Alkohol-Joker noch einmal zu ziehen und die Menge auf null zu setzen – zumindest vorübergehend, wie er sagte, weil er nicht sicher war, ob und wie lang ihm das gelingen würde. Es war eine gute Entscheidung: Sein Körper hat total darauf angesprungen, die Kilos purzelten – und im Sport wie im Job gewann er an neuer Kraft und Energie. Win-win in jeder Hinsicht.

Essperiment

Trinken!

Beobachten 1

Starten Sie flüssig in den Tag und wecken Sie nach dem Aufstehen Ihre noch schlafenden Zellen mit einem Glas Wasser.

Nehmen Sie sich dafür ein 200-ml-Glas Wasser mit einer für Sie angenehmen Temperatur. Das Wasser kann kalt sein oder Zimmertemperatur haben, einige mögen es aber auch in der Temperatur eines Tees oder Kaffees.

Probieren Sie es eine Woche – oder besser noch: einen Monat – lang und beobachten Sie, ob Ihre Zellen sich wacher und Ihr Körper sich aktiver anfühlen.

Die Kaffee- und Tee-Liebhaber, die mit diesen Getränken in den Tag starten, können das gern beibehalten. Ergänzen Sie dann zu Ihrem Kaffee oder Tee ein 200-ml-Glas Wasser.

Beobachten 2

Trinken Sie gern süße Getränke? Cola? Säfte? Dann trinken Sie doch mal ein Glas und prüfen Sie, wie lange es dauert, bis Sie Nachschub brauchen.

Ausprobieren 1

Haben Sie das Gefühl, Sie trinken zu wenig? Dann hilft es, sich ein realistisches Ziel zu setzen: Wie viel Wasser, Tee oder Kaffee möchten Sie am Vormittag, am Nachmittag und am Abend trinken?

Falls Sie jetzt noch zu den Nicht-Trinkern gehören, dann ist es realistisch, wenn Sie am Vormittag ein 200-ml-Glas trinken und das am Nachmittag und am Abend wiederholen.

Stellen Sie einen Wecker, falls die Gefahr besteht, es zu vergessen.

Falls Sie zwar schon trinken, es jedoch eher dem Zufall überlassen, könnten Sie täglich und über den Tag verteilt 500 ml
am Vormittag, am Nachmittag und am Abend trinken. Prüfen Sie beim Toilettengang die Farbe des Urins! Wenn er sehr
hell ist, haben Sie ausreichend getrunken.

Ausprobieren 2

Falls Sie die Qualität Ihrer Getränkeauswahl verbessern
möchten, können Sie damit beginnen, eine Woche, besser
einen Monat lang zwischen den Mahlzeiten ausschließlich
kalorienfreie, ungesüßte Getränke wie Wasser, Tee oder Kaffee zu trinken.

Rund und bunt: Naturschönheiten sind die Basis

Über Geschmack lässt sich nicht streiten – und über Schönheit auch nicht, denn sie liegt im Auge des Betrachters. Seit ich mich nicht nur für das Essen, sondern auch für das Kochen begeistern kann, habe ich Rezeptbücher als Inspiration genutzt. Manche Fotografien sind dabei so wunderschön, dass ich direkt in das abgebildete Essen versinken möchte. Es sind nicht die überkandidelten Bilder, sondern die sehr natürlich anmutenden, die so einladend wirken. Ich mag es einfach, wenn Essen bodenständig ist und mir das Gefühl verleiht, dass Qualität und Einfachheit der Zutaten sich zum schönen Anrichten auf meinem Teller verabredet haben. Das können wohlduftender Apfel-Rotkohl mit einer saftigen Rinderroulade sein, frisch schmeckende Karotten-Linguine mit einem kross gebratenen Lachsfilet, eine wohlig-scharfe Rote-Linsen-Suppe mit Lauchzwiebeln oder auch ein wärmendes Omelett mit farbenfrohem Gemüse.

Diese kulinarisch-verzaubernden Bilder findet man ja nicht nur in Kochbüchern, auch Instagram ist dank der vielen Food-Blogger*innen voll mit wunderschön anmutenden Fotos, die Lust auf Essen machen. Dabei ist mir aufgefallen, dass es sehr dankbare Objekte für besonders wirkungsvolle Bilder gibt: Es sind die Naturschönheiten aus dem Gemüsegarten, vom Obstbaum, Strauch, Busch oder Feld.

Gemüse wirkt – und das nicht nur auf mich. Es begeistert mich, wenn von den Teilnehmer*innen in den Kochevents besonderes Augenmerk auf das Anrichten der Speisen gelegt wird und fröhlich und stolz Fotos von den selbst gekochten Gerichten gemacht werden. Sie können sich sicher vorstellen, dass sich jede Menge verschiedene Gemüse und auch Obst in den Rezepten tummeln, die wir gemeinsam zubereiten. Gemüse und Obst sind aus ganz unterschiedlichen Gründen die Basis für unser Wohlbefinden, denn wie Sie auf den nächsten Seiten erfahren können, helfen sie uns dabei, nicht sauer zu werden (siehe ▶ Kapitel *Nur nicht sauer werden!*) und knackig frisch und farbenfroh unsere Fitness zu steigern (siehe ▶ Kapitel *Einen Regenbogen auf den Teller zaubern*); sie sind auch das Objekt der Begierde für unsere Freunde im Darm (siehe ▶ Kapitel *Futter für Ihre Freund*innen*) und helfen uns, Geld zu sparen. Und nicht zuletzt sind eben oft sie es, die das Auge entzücken – und das isst ja schließlich auch mit.

Genug ist genug

Gemüse ist die beste Nebensache der Welt – zumindest, wenn es ums Essen geht. Denn so entscheidend Gemüse und Obst für die Basis guten Essens auch sind, wir brauchen auch anderes. Wenn ich meinen Partner frage, was für ihn in der Gemüsesuppe das Liebste sei, dann antwortet er blitzschnell: das Fleisch! Er isst gern Gemüse, keine Frage. Doch eine Suppe nur mit Gemüse sättigt ihn nicht lang, daher hat er gern auch Fleisch dabei. Eine Gemüsesuppe ist für ihn allenfalls eine gute Vorspeise, jedoch kein Hauptgericht. Dieses Phänomen beobachte ich auch in Essprotokollen: Wer mittags daheim oder in der Kantine eine Gemüsesuppe ohne eiweißreiche Einlage isst, fängt meist schon nach kurzer Zeit an, wieder etwas zu essen. Ist ja auch klar: Gemüse pur mit Brühe ist für den Magen keine Herausforderung, es wird schnell verdaut und in den Darm weitergeschoben. Der Magen ist wieder leer und signalisiert viel zu früh: Ich bin leer, ich möchte mehr!

Wir müssen es mit dem Gemüseessen auch gar nicht übertreiben und allein damit den Magen füllen. Auch die anderen Lebensmittel haben nicht zu verachtende Vorteile. »Wir sind ja auch keine Bio-Tonnen!«, brachte es eine Teilnehmerin einmal in ei-

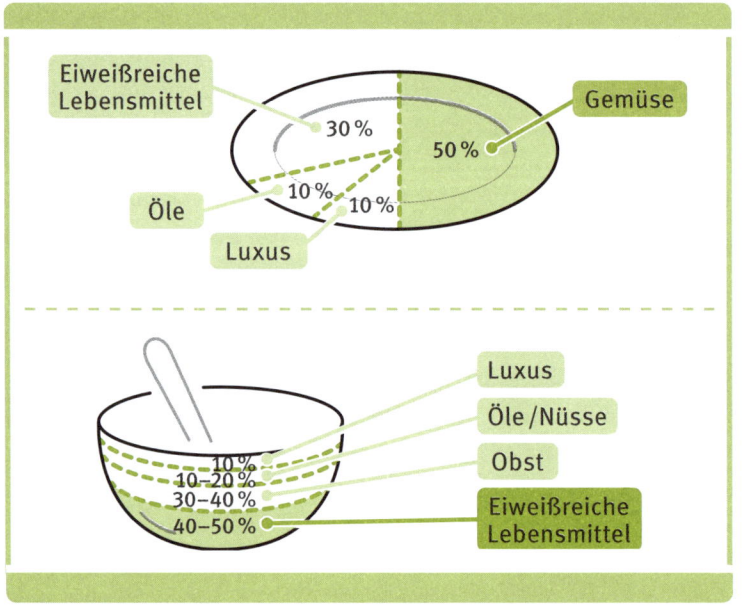

nem Abnehmkurs auf den Punkt. Sie können sich sicher vorstellen, wie laut wir alle gemeinsam gelacht haben.

Andererseits läuft unser Körper ganz ohne Gemüse und Obst langfristig nur mit halber Kraft. Ein Essen nur aus Fleisch und Kartoffeln, Reis oder Nudeln mag zwar den einen oder anderen begeistern und den Magen füllen. Wir brauchen jedoch auch die Vitamine, Mineralstoffe, sekundären Pflanzenstoffe und auch Ballaststoffe – und zwar genau in der Komplexität, wie es nur die Natur schafft, sie miteinander zu verbinden.

Obwohl ich immer wieder erstaunt darüber bin, was es auf dem Markt der Nahrungsergänzungsmittel für neue Produkte gibt, bin ich doch weiterhin davon überzeugt: Die käuflichen einzelnen Vitamine und Co. die in Pillen, Kapseln und Tropfen aufbereitet sind, ersetzen für unseren Körper nicht den genialen Zusammenschluss vieler einzelner Stoffe in Gemüse und Obst. Doch dazu später mehr (siehe ▶ Kapitel *Sinnvoll ergänzen*).

Um die Jahrtausendwende wurde in Deutschland die groß angelegte Kampagne »5 am Tag« (in Anlehnung an eine US-amerikanische Initiative) gestartet – ein Versuch, die Zahl der Krebsneuerkrankungen zu senken. 5 am Tag bedeutet, dass fünfmal am Tag eine Portion Gemüse oder Obst gegessen werden sollte, um verschiedenen Erkrankungen – nicht nur Krebs – vorzubeugen. Unter einer Portion versteht man dabei beispielsweise eine Handvoll (ca. 125 g) frisches oder tiefgekühltes Gemüse oder Obst oder zwei Handvoll Salat. Diese Empfehlung stieß damals schnell auf Kritik: Die schützende Wirkung von Gemüse und Obst sei möglicherweise gar nicht so hoch wie angenommen und andere Faktoren wie Sporttreiben und Nichtrauchen scheinen bei der Prävention einiger Krebsarten mindestens genauso bedeutend zu sein – dasselbe gelte wohl für das Vermeiden von zu viel Bauchfett und Stoffwechselveränderungen wie bei der Insulinresistenz.

Aus wissenschaftlicher Sicht ist gar nicht klar, wie viel Gemüse oder Obst sich mindestens auf dem Teller befinden sollte, um gesund zu bleiben. Es können 150 g, 250 g oder auch 450 g Gemüse pro Mahlzeit oder Tag sein, sie werden anderswo noch mehr und andere Hinweise finden. Um sich jedoch mehrmals am Tag satt zu essen, ohne gleichzeitig zu viele Kalorien zu verzehren, um sich also nach der Mahlzeit fit statt träge und müde zu fühlen, sind Gemüse oder Obst unheimlich wichtig.

Gesundheit ohne Gemüse? Da stimmt etwas nicht!

Laut Ernährungsbericht 2019 des Bundesministeriums für Ernährung und Landwirtschaft essen 71 % der Befragten täglich Obst und Gemüse. Ich frage mich, was die anderen 29 % machen? Nichts Frisches? Beim Essen geht es 91 % der Befragten um die Gesundheit. Aber wie soll das denn ohne Gemüse und Obst gehen?

Gemüse	KH-Gehalt pro 100 g	Obst	KH-Gehalt pro 100 g
Karotte	6,8 g	Apfel	15,2 g
Zwiebel	4,9 g	Weintraube	14,4 g
Aubergine	2,5 g	Aprikose	8,5 g
Gurke	1,8 g	Brombeere	5,5 g

Erinnern Sie sich noch an den optimal gefüllten Guten Teller und die Gute Schale?

In einer Hauptmahlzeit sind 50 % des Tellers bestenfalls Gemüse und bei einer Frühstücksschale 30 bis 40 % der Mahlzeit Obst.

In den meisten Essprotokollen von Männern, die zum ersten Mal eines für die Beratung ausfüllen, beobachte ich häufig das gleiche Phänomen: Der Gemüseanteil ist zu klein, der Anteil an Fleisch und Nudeln, Kartoffeln und Reis hingegen zu groß. Der Zusammenhang dieses Essmusters mit einem gesteigerten und lästig gewordenen Bauchumfang oder auch aufgetretenen Erkrankungen liegt dann schwarz auf weiß vor uns. Zum Teil erschrecken die Herren, denn im häufig hektischen Alltag fällt dieses einseitige Essen gar nicht auf. Glücklicherweise sehen die nächsten Protokolle dann schon viel bunter aus. Möglicherweise nicht zuletzt auch deswegen, weil Gemüse nicht pur, roh und geschmacksarm sein muss, sondern sehr lecker zubereitet werden darf – dazu mehr in den ▶ Kapiteln *Die Energiedichte* und *Zeigen Sie Geschmack!*

Wenn wir in Kursen den Guten Teller und die Gute Schale besprechen, fragen sich manche Teilnehmer*innen, warum denn mehr Gemüse als Obst gegessen werden sollte. Der erste Grund dafür ist, dass die Mahlzeit uns nicht nur kurzfristig, sondern langfristig satt machen soll. Dafür wird neben Gemüse und Obst auch ausreichend Eiweiß benötigt. In Hauptmahlzeiten mit Ge-

Wenn der Fruchtzucker Probleme macht

Manchen Menschen macht der Fruchtzucker (Fruktose) in Lebensmitteln zu schaffen: Wer zu schnell zu viel aufnimmt, kann es mit Blähungen, Darmschmerzen und Durchfällen zu tun bekommen. Das Fachwort Fruktosemalabsorption lässt schon auf das Problem schließen: Fruktose wird schlecht (»mal«) aufgenommen (»absorbiert«). Da der Magen für Kohlenhydrate und Zucker nicht zuständig ist, ist der Ort des Geschehens der Darm. Wenn nun plötzlich und unerwartet große Mengen Fruchtzucker – zum Beispiel aus Fruchtsäften wie Apfelsaft oder Smoothies – im Darm anfluten, kommt es zu Engpässen in der Aufnahme.

Von meiner werten Kollegin Dr. Imke Reese, die sich in ihrer Münchner Praxis auf Unverträglichkeiten spezialisiert und sich auf diesem Feld mittlerweile sehr verdient gemacht hat, habe ich gelernt, dass es bei der Therapie einer Fruchtzuckermalabsorption nicht um den kompletten Verzicht von Fruchtzucker geht. Das Ziel sollte eher sein, die Geschwindigkeit zu drosseln, mit der Fruchtzucker aus Früchten und anderen Lebensmitteln Magen und Darm erreicht. Das gelingt, wenn Früchte stets mit eiweiß- und fettreichen Lebensmitteln kombiniert werden. Gute Kombinationen sind daher Früchte mit Käse, Früchte mit fetthaltigem Quark, Früchte mit fetthaltigem Joghurt oder Früchte im Milchshake mit Nussmus.

WISSENSHÄPPCHEN

müse sind meist Fleisch, Fisch, Eier oder Hülsenfrüchte zu finden, die in der Regel eiweißreicher sind als Milchprodukte – wir brauchen demnach weniger Fleisch, Fisch, Ei oder Hülsenfrüchte und haben mehr Gemüse auf dem Teller, um den Magen ausreichend zu füllen. Von Quark, Skyr oder Joghurt, die die Grundlage der meisten Frühstücksschalen bilden, benötigen wir aufgrund des geringeren Eiweißanteils mehr, wenn die Schüssel auch langfristig sättigen soll – und entsprechend weniger Obst. Der zweite Grund ist, dass Obst mehr Zucker als Gemüse enthält – und der ist bekannt dafür, schnell wieder Hunger zu machen (siehe die Kohlenhydratfalle im ▸ Kapitel *Was haben Kohlenhydrate mit Zucker zu tun?*).

Im Unterschied zu den männlichen Essprotokollen erlebe ich bei Frauen häufig, dass viel – möglicherweise sogar zu viel – Obst gegessen wird: zum Frühstück Obst, zwischendurch Obst, als schnelle Büromahlzeit Müsli mit Obst und auch am Nachmittag Obst als Snack. Ständig nagt da der kleine Hunger an den Damen. Das wäre mit großer Wahrscheinlichkeit anders, wenn mehr Eiweiß in Frühstück, Mittag- und Abendessen wäre.

Und wenn Sie gern Obst essen, wählen Sie Brombeeren, Himbeeren, Mandarinen, Erdbeeren, Aprikosen, Nektarinen, Birnen, Pfirsiche, Pflaumen, Orangen, Grapefruits, Blaubeeren und Äpfel. Denn aufgrund ihrer angemessenen Zuckermenge haben diese Früchte einen rundum positiven Einfluss auf den Stoffwechsel. Wer im Blick behält, dass täglich maximal zwei Handvoll Obst gegessen werden und Smoothies, Fruchtsäfte und Softdrinks (so gut wie) vermieden werden, kann sicher sein, es mit der Fruktosemenge nicht zu übertreiben. Und das dankt Ihnen – insbesondere bei seltener sportlicher Betätigung – die Leber: Sie wird nicht unnötig herausgefordert, die Blutwerte verbessern sich und eine Gewichtsabnahme wird möglich.

Nur nicht sauer werden!

Vor allem schnell soll's gehen, wenn mal wieder keine Zeit zum Kochen und Essen ist. Das kann ich gut verstehen. Leider sind dann Knäckebrot mit Quark, Brot mit Wurst, Käse oder beidem, der von gestern übrig gebliebene Reis angebraten mit Krabben, Omelett auf Brot, Steak mit Käse überbacken, Burger, Nudeln mit Pesto und Parmesan keine guten Ideen. Warum? Mahlzeiten aus viel Getreide (wie Brot, Reis und Nudeln), kombiniert mit eiweißreichen Zutaten wie Fleisch, Fisch, Eiern und Quark belasten vielleicht nicht das Zeitkonto, den Körper jedoch schon. Bei ihrem Abbau kommt es unbemerkt zu einer Säurebelastung der Nieren. Sie bringen neben dem an stressigen Tagen eh schon aus dem Lot geratenen inneren Gleichgewicht auch den Säure-Basen-Haushalt durcheinander. Wie sich das äußert und warum es sich lohnt, das zu vermeiden, konnten Sie schon im ▶ Kapitel *Wasser können Sie auch essen!* lesen. Gesunde Nieren können den Abbau dieser Mahlzeiten natürlich mit links meistern. Das Dilemma entsteht erst mit der Zeit und einer ständigen Flut von säurebildenden Lebensmitteln. Daher müssen Mahlzeiten her, die schnell gehen und uns auch im Gleichgewicht halten. Eines erfahren Sie gleich, andere finden Sie an anderen Stellen in diesem Buch.

Um auch ohne Rezepte zurechtzukommen und eigene Ideen zu entwickeln, denken Sie doch noch einmal an den optimalen Teller. Ahnen Sie, was mit einer einseitigen Ernährung gemeint ist? Das ist eine Ernährung, die vorrangig Lebensmittel von der linken Seite auswählt und die rechte Seite vergisst.

Um den Säure-Basen-Haushalt im Lot zu halten oder wieder ins Gleichgewicht zu bringen, ist es nicht nötig, auf die oben genannten Leckereien komplett zu verzichten. Entscheidend ist nur, dass die rechte Seite des Guten Tellers, die Gemüseseite, nicht vergessen wird. Gemüse und Obst liefern nämlich die Entlastung für die Nieren: Bei ihrem Abbau entstehen Basen – also die Gegenspielerinnen der Säuren. Das Ziel ist es, basenbildende und säurebildende Lebensmittel auf einem Teller zu vereinen.

Lassen Sie sich von sauer schmeckendem Obst (wie Zitronen oder Schwarzen Johannisbeeren) oder Gemüse (wie Sauerkraut oder Essiggurken) nicht in die Pfanne hauen – denn selbst die wirken im Körper nicht sauer, sondern basisch. Mögen Sie vielleicht das (zu) Saure genauso wenig wie ich? Bei Sauerkraut bediene ich mich eines Küchentricks: Ich gieße etwas Sahne ins Kraut, während ich es warm mache. Das Fett aus der Sahne dämpft die Säure etwas und so schmeckt es mir ganz wunderbar.

Dazu esse ich dann gern etwas Kassler oder ein Stück Kabeljau. Das ist eines der Essen, die ich mir mache, wenn mir die Zeit oder Lust auf das Kochen fehlt.

Alle anderen nicht säuerlich schmeckenden Gemüse- und Obstsorten sind auch basenbildend – und darum können Sie sich frei austoben und Farbe auf den Teller bringen. Beißen Sie auch ruhig mal in den sauren Apfel, denn ihr Körper und die Nieren – insbesondere auch bei Steinen in den Harnwegen – werden es Ihnen danken. Es heißt nicht ohne Grund: Sauer macht lustig!

Einen Regenbogen auf den Teller zaubern

Haben Sie eine Idee, wie es sein kann, dass man trotz eines Überschusses an kalorienreichem Essen einen Mangel hat? Kalorien erhalten wir aus Kohlenhydraten, Fetten, Eiweißen und Alkohol (siehe ▶ Kapitel *Jeder braucht andere Energiequellen*) – wenn diese massig im Essen stecken, gibt's also ausreichend Brennmaterial, um so den nächsten Marathon zu laufen, die Antarktis zu durchqueren oder auch einige Tage bis Wochen nichts zu essen. Das ist natürlich reine Theorie, denn unser Körper benötigt nicht nur Kalorien, um sich fröhlich und munter von A nach B zu bewegen oder auch mal ohne Nachschub alle Körperfunktionen auf hohem Niveau und reibungslos am Laufen zu halten.

Unser Körper verlangt neben der Quantität auch nach Qualität. Und hier liegt der Hase im Pfeffer: Um auf Zack zu sein und sich fit zu fühlen, bedarf es auch der Vitamine, Mineralstoffe, sekundären Pflanzenstoffe und Ballaststoffe. Und natürlich Wasser, die Grundlage aller Körpervorgänge – das haben Sie schon im ▶ Kapitel *Im Fluss bleiben!* lesen können. Eine Lebensmittelgruppe liefert Ihnen all diese Elemente und Sie ahnen sicher schon, welche.

Auf meinem Schreibtisch landen immer wieder Essprotokolle, in denen ich nach Gemüse oder Obst regelrecht suchen muss. Morgens

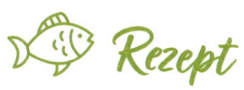

Cremiges Sauerkraut mit Fisch oder Fleisch

Zutaten für 1 Person

- 250 g Sauerkraut (oder mehr)
- 1 Zwiebel
- 1 TL Gemüsebrühe
- 1 EL Öl oder Butter
- 50–100 ml Sahne
- 150 g Kabeljau (tiefgekühlt oder frisch) oder 100–150 g Kassler (als Aufschnitt, wenn's ganz schnell gehen soll)
- Senf nach Belieben
- Pfeffer

Küchenutensilien

- 1 Topf
- 1 Schneidebrett
- 1 Esslöffel
- 1 Teelöffel
- 1 Gabel
- für das Kassler: ggf. Zahnstocher
- für den Kabeljau: 1 Pfanne und 1 Bratenwender

Zubereitung

1. Kabeljau ggf. auftauen lassen.

2. Die Zwiebel schälen, halbieren und in kleine Würfel schneiden.

3. In einem Topf das Öl oder die Butter erwärmen, die Zwiebelwürfel darin glasig dünsten.

4. Das Sauerkraut (mit der Flüssigkeit) in den Topf geben und mit der Gabel zerpflücken. Die Sahne und die Gemüsebrühe unter das Sauerkraut heben, mit etwas Pfeffer würzen. Alles zusammen erwärmen.

5. In der Zwischenzeit (fürs Auge) die Kasslerscheiben zu Rollen drehen und mit einem Zahnstocher fixieren. Sie werden kalt dazu gegessen.

Alternativ in einer Pfanne etwas Öl erwärmen und den leicht gesalzenen und gepfefferten Kabeljau von beiden Seiten bei mittlerer Temperatur braten.

Brot mit Marmelade oder Crunchy-Müsli mit Milch, mittags Spaghetti bolognese in der Kantine, zwischendurch Kaffee und Schokoriegel und abends Brot mit Schinken, Käse und Gewürzgurke. Körper, die so ernährt werden, müssen ganz schön viel Nachsehen haben und voller Hoffnung sein, dass sich das bald wieder ändern wird. Denn auf Dauer kommen so zwar viele Kalorien in den Körper – und die Wahrscheinlichkeit ist groß, dass der Körper an Gewicht zu nimmt –, doch gleichzeitig leben diese Körper im Mangel all der wertvollen und lebensnotwendigen Mikro-Nährstoffe. Und viele seiner Systeme – Immunsystem, Verdauungssystem, Nervensystem – kommen deswegen ins Stocken. Kein Wunder, oder?

Bevor es zu ernsthaften Ausfällen dieser Systeme kommt, ist ein latenter, leichter Mangel zunächst kompensierbar und äußert sich in Symptomen, die sich nicht immer so einfach zuordnen lassen: Müdigkeit, Abgeschlagenheit, wiederkehrende Infekte, ein kurzer Geduldsfaden, leichte Gereiztheit. Die Ursachen dieser Signale des Körpers können vielfältig sein, doch die Essprotokolle ohne frisches, buntes Gemüse und Obst – und andere hochwertige Lebensmittel – können erste Indizien liefern. Deutlicher wird das Fehlen bestimmter Vitamine und Mineralstoffe bei manifesten Erkrankungen wie Osteoporose (Calciummangel, häufig gepaart mit Vitamin-D-Mangel) oder Änamie, bekannter als Blutarmut (Eisenmangel).

Erfreulicherweise ist das Problem auch gleichzeitig die Lösung: Mehr Gemüse und Obst gehören auf den Teller. Denn aufgrund

Nährstoffe dicht an dicht

Die Nährstoffdichte beschreibt, wie viel von einem bestimmten Nährstoff in 100 kcal enthalten sind.
230 g Orange enthalten 100 kcal, darin sind 105 mg Vitamin C.
526 g Paprika enthalten 100 kcal, darin 615 mg Vitamin C.
588 g Sauerkraut enthalten 100 kcal, darin 118 mg Vitamin C.

Wie Sie schnell erkennen können, ist der Vergleich verschiedener Lebensmittel mithilfe der Nährstoffdichte jedoch für den Hausgebrauch nicht sehr hilfreich. Der Verzehr von 526 g Paprika und 588 g Sauerkraut ist eher unwahrscheinlich. Oder?

Lassen Sie uns daher die gleichen Lebensmittel noch mal mit durchschnittlichen Portionsgrößen vergleichen:
In 1 Orange (150 g) ist 68 mg Vitamin C.
In 150 g Sauerkraut ist 30 mg Vitamin C.
In 1 Paprika (150 g) ist 176 mg Vitamin C. Die Paprika hat bei diesen dreien deutlich die Nase vorn.

WISSENSHÄPPCHEN

ihrer perfekten Mischung aus vielen Vitaminen, Mineralstoffen, sekundären Pflanzenstoffen und Ballaststoffen können Sie häufig schon ganz allein die Stimmung und die Fitness in neue Höhen befördern.

Wer sich täglich mehrmals Gemüse und Obst in allen Farben des Regenbogens auf den Teller zaubert, verwöhnt seinen Körper – das gilt von A wie Auge bis Z wie Zunge. Im ▶ Kapitel *Nicht nur sekundär wichtig* haben Sie von den sekundären Pflanzenstoffen gelesen. Das sind die Stoffe mit den erstaunlich positiven Wirkungen für die Gesundheit, die pflanzlichen Lebensmitteln Farbe und Aroma verleihen – und in Bio-Lebensmitteln teilweise noch mehr enthalten sind als in konventionell angebautem Gemüse und Obst.

Sind Sie bereit für einen leckeren Tomaten-Zwiebel-Salat mit Olivenöl, eine Hokkaido-Kürbissuppe mit Kernöl, einen Rote-Bete-Apfel-Walnuss-Salat, einen Karottensaft, ein warmes Lauch-Birnen-Gemüse, Gemüse-Sticks mit Oliven-Tapenade, Hummus oder Avocadocreme, saftigen Grünkohl, mediterran angemachten Rosenkohl oder Chicorée mit Zwiebeln und Knoblauch oder eine Tomatencremesuppe? Sie alle gehören zum Regenbogen-Essen – und die Liste können Sie nach Lust, Laune und Geschmack ergänzen. Ganz nebenbei wird so die Nährstoffdichte im Essen gesteigert, die vom Kindesalter bis zu den Wechseljahren und auch im Alter eine wesentliche Rolle spielt.

Für Kinder gibt es zwar viele Lebensmittel, denen Vitamine oder Mineralstoffe künstlich zugesetzt werden, doch diese Zusätze »maskieren« laut der renommierten DONALD-Studie (die sich seit 1985 genau diesen Fragen widmet) nur einen viel zu hohen Zucker- und/oder Fettanteil. Als ich dieses Phänomen vor einigen Jahren mal in einer Schulklasse besprach, fragte ein Schüler ziemlich plietsch: »Heißt es, wir brauchen all die Lebensmittel aus der Werbung gar nicht wirklich?« Er lag natürlich goldrichtig. Und ebenso richtig liegen Frauen, die während oder nach den Wechseljahren zu mir kommen, weil das Gewicht sich mehr und mehr im Bauchraum sammelt. Die meisten ahnen nämlich schon, dass neben den Hormonen auch die Ernährung – insbesondere das Gemüse und Obst – eine wichtige Rolle dabei spielen wird, das Gewicht zu regulieren. Und so lässt sich auch das Risiko für Herz-Kreislauf-Erkrankungen senken und die sogenannten Antioxidanzien, beispielsweise Vitamin C, und Farbstoffe wie die Carotinoide und Flavonoide, die die Zellen vor einem Überschuss an freien Radikalen schützen, beugen auch vielen anderen Krankheiten vor.

Freie Radikale sind chemische Elemente, die als ein normales Nebenprodukt im Stoffwechsel entstehen. Wenn sie jedoch zu zahlreich und nicht aufgehalten werden, können sie Zellwände und auch die Kraftwerke in den Zellen (Mitochondrien) sowie Fettsäuren und Aminosäuren angreifen. Sie oxidieren, das ist im Grunde wie das Rosten des Fahrrads. Um diesen oxidativen Stress in den Zellen zu unterbinden, brauchen wir die Antioxidanzien.

Die Menge an Antioxidanzien wie auch die Nährstoffdichte sind in vielen schnellen Mahlzeiten, die es günstig so auf der Straße, an Bahnhöfen und Flughäfen gibt, leider gering. Getreideprodukte, salzig oder gesüßt und möglicherweise auch fettreich – dazu zählen (belegte) Brötchen, Pizza, Burger, Kuchen und andere süße und fette Stücke –, sind schnell und häufig sehr kostengünstig zu haben. In Bahnhöfen erschrecke ich zum Beispiel immer wieder beim Blick in die gut besuchten Backshops darüber, in welchen Mengen, aber auch in welcher Schnelligkeit ganz nebenbei mehrere Hundert Kalorien gegessen werden. Auch wenn die Schoko-Croissants, Streuselschnecken, Käse-Stangen und Co. günstig sind, der Preis für diese Mahlzeiten ist auf Dauer immens hoch. Viele Kalorien, wenig Vitamine & Co. – anders gesagt: viel Quantität, wenig Qualität – sind für den Körper eine zu hohe Herausforderung.

Formvollendet schön!

Auch wenn Gemüse und Obst in der Regel zwischen 80 und fast 100 % Wasser enthalten, hängen sie nicht wie ein Schluck Wasser in der Kurve, sondern behalten ihre jeweils unverwechselbare Form. Das Geheimnis der pflanzlichen Lebensmittel ist, dass sie in ihren Strukturen Ballaststoffe eingebaut haben. Die Ballaststoffe werden auch Faserstoffe genannt, Sie können sie sich wie die Fasern in Ihrer Kleidung vorstellen. Pullover, Hosen und Jacketts haben ihre Form – genau wie Paprika, Weißkohl, Tomaten, Weintrauben, Zucchini, Zwiebel, Avocado und all die anderen formvollendeten Naturschönheiten. Sie alle haben Ballaststoffe in den Zellwänden, die sich wie ein Gewebe aufbauen und in dessen Zwischenräumen sich Zellen befinden, die mit Wasser, Zucker, Vitaminen und Mineralstoffen und noch einigen weiteren Ballaststoffen gefüllt sind.

Ein tragisches Schicksal erleben die vielen Ballaststoffe in den Zellwänden, wenn aus dem Gemüse oder Obst Säfte gepresst werden: Denn von Interesse ist für den Saft nur das Flüssige, die größere Menge der Ballaststoffe wird mit dem Pulp, dem festen Material, entsorgt.

Und das ist mehr als schade, denn die Ballaststoffe wirken nicht nur wie eine Bremse in der Magenpassage, wodurch wir uns länger satt fühlen (siehe ▶ Kapitel *Nicht nur Liebe geht durch den Magen!*), sondern sie sorgen auch dafür, dass der Zucker nicht so schnell im Darm anrauscht und ihn überlastet. Erinnern Sie

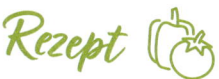

Gebratenes Gemüse mit Hüttenkäse

Zutaten für 1 Person

- 400–500 g Gemüse nach Wahl, z. B. Zwiebeln, Brokkoli, Zucchini, Paprika, Champignons, Cherrytomaten
- 3 EL Olivenöl
- 200 g Hüttenkäse
- Salz und Pfeffer

Küchenutensilien

- 1 Schneidebrett
- 1 Gemüsemesser
- 1 Schüssel (zum Aufbewahren des Gemüses)
- 1 Pfanne
- 1 Esslöffel
- 1 Teelöffel
- 1 Rührlöffel

Zubereitung

1. Das Gemüse (mit Ausnahme der Champignons) waschen und vorbereiten: die Cherrytomaten halbieren, die Zwiebeln in Würfel schneiden, Brokkoli in seine Röschen klein schneiden, die Zucchini in Scheiben schneiden, die Paprika entkernen und in Stücke schneiden, die Champignons (ohne Wasser!) putzen und ggf. halbieren.

2. In der Pfanne das Olivenöl erhitzen (es darf nicht rauchen!), das Gemüse in das heiße Öl geben und sogleich die Temperatur auf geringe bis mittlere Temperatur reduzieren.

3. Das Gemüse mit Salz und Pfeffer würzen und unter Rühren von allen Seiten für ca. 8–10 Minuten anbraten.

4. Das Gemüse zusammen mit dem Hüttenkäse auf Tellern servieren. Nach Belieben noch etwas Olivenöl über den Hüttenkäse geben.

Lebensmittel Saft		Ballaststoffgehalt
Apfel Apfelsaft		2,0 g pro 100 g 0,0 g pro 100 ml
Karotte Karottensaft		3,0 g pro 100 g 0,3 g pro 100 ml

sich an die Zucker-Tsunamis, die vor allem den Menschen mit einer schlechten Verträglichkeit des Fruchtzuckers zu schaffen machen? (Frucht-)Zucker, der zu schnell und in zu großer Menge – und Säfte haben, wie wir erfahren haben, einen Zuckergehalt, der mit dem einer Coca-Cola vergleichbar ist – aufgenommen wird, macht leider nur der Zunge, weniger aber dem Rest des Körpers Freude.

Die unlöslichen Ballaststoffe können noch etwas sehr Besonderes und von vielen Gewolltes: Ballaststoffe können den Cholesterinspiegel senken – und das ziemlich raffiniert. Sind Sie bereit für den Einstieg in biochemische Kreisläufe?

Cholesterin wird in der Leber für die Produktion von Gallensäuren benötigt. Gallensäure benötigen wir wiederum für die Verdauung von Fetten. Die löslichen Ballaststoffe aber, die sich in Obst, Hülsenfrüchten und auch Hafer, Hirse und Gerste befinden, binden Gallensäuren im Darm und verschwinden zusammen mit ihr in der Kloschüssel. Um nun neue Gallensäure zu produzieren, nimmt sich die Leber frisch produziertes Cholesterin, senkt so den Cholesterinspiegel und stärkt die Leber- und Herzgesundheit. Ganz schön gewieft, oder?

Ballaststoffe sind Stoffe, aber sicher kein Ballast

Die Ballaststoffe werden in lösliche und unlösliche unterschieden.

Zu den löslichen Ballaststoffen gehören die Pektine, Inulin, Galaktane, Glukane und die resistente Stärke, die wir in Obst, Hülsenfrüchten, Vollkorngetreide und dem Bindemittel Agar-Agar finden. Die wasserlöslichen Ballaststoffe werden von den Darmbakterien zu kurzkettigen Fettsäuren abgebaut, die ihnen selbst als Energielieferanten dienen, sodass sie fröhlich und voller Tatendrang für uns arbeiten können.

Zu den unlöslichen Ballaststoffen gehören die Cellulose, unlösliche Hemicellulose und auch Lignine, die vorrangig in den Zellwänden von Obst, Gemüse und Vollkorngetreide zu finden sind. Sie sind so gut wie unverdaulich, können jedoch im Darm Wasser binden, sodass sich das Stuhlvolumen erhöht und das Abführen erleichtert wird.

Beide Arten von Ballaststoffen führen also Gutes im Schilde – zum guten Essen gehören sie unbedingt dazu! Denn wer ausreichend (etwa 30 g am Tag) von ihnen isst, kann all die Vorteile absahnen: bessere Sättigung, stabilerer Blutzuckerspiegel, verbesserte Darm-, Leber- und Herzgesundheit.

WISSENSHÄPPCHEN

Futter für Ihre Freund*innen

Um Freund*innen etwas Gutes zu tun, wird gern gekocht, gespeist, gefeiert. Hoch die Tassen! Sicher haben Ihre Freund*innen ganz unterschiedliche Vorlieben: Die einen lieben Spaghetti aglio e olio, die nächsten mögen ein gutes Gulasch Szegediner Art, andere bevorzugen die aromatische thailändische Küche, Mandelforelle mit Salzkartoffeln oder gar einen selbst gemachten Apfelstrudel mit frischer Sahne. Und was machen Sie, wenn Sie sie verwöhnen möchten? Sie kochen ihnen ihre Leibspeise und ernten damit ganz sicher ein fröhliches Lächeln.

Zugegebenermaßen benötigt man etwas Fantasie, um sich das Lächeln bei seinen besten Freunden im Darm, den Laktobazillen oder Bifidobakterien und all den anderen, vorzustellen. Diese haben einen ganz eigenen Geschmack und stehen besonders auf Pektin, Inulin und Glukan, die zu den sogenannten Präbiotika gehören. Und obgleich diese bakterienfreundlichen Speisen außergewöhnlich klingen, sind sie doch in ganz gewöhnlichen Lebensmitteln enthalten:

- Pektine sind in Blaubeeren, Johannisbeeren, Äpfeln, Möhren, Aprikosen, Pflaumen, Nektarinen

- Inulin befindet sich in Chicorée, Artischocken, Topinambur, Pastinake, Schwarzwurzel, Knoblauch, Papaya, Zwiebel und Lauch

- Glukane sind in Hirse, Hafer, Gerste

Anstelle eines Lächelns danken unsere Bakterien-Freunde das Versorgen mit ihrer Leibspeise auf ihre Art: Sie schenken uns eine gute Immunabwehr, senken das Erkrankungsrisiko und heben unsere Stimmung. Und wie alle Freunde leiden die guten Bakterien am meisten, wenn wir sie hungern lassen. Kürzlich konnte man noch von einem ganz anderen, erschreckenden Zusammenhang lesen: Wenn die wohlwollenden Bakterien kein gutes Futter bekommen, dann hungern sie nicht nur, sondern der Stoffwechsel im Darm ändert sich derart, dass sie sogar vergiftet werden und andere Keime die Überhand gewinnen. Zudem wurde beobachtet, dass manche Bakterien aufgrund ihres Hungers anfingen, den guten Schleim zu futtern und damit unerfreulicherweise Löcher in den Darm bohrten. Obwohl diese Beobachtungen bisher nur in Tierstudien gemacht wurden und auf Menschen nicht so leicht zu übertragen sind, lassen sie doch vermuten, was manche schon bemerkt haben: Vermehrt Gemüse und Obst – sowie andere pflanzliche Lebensmittel – zu essen, tut einfach allen gut!

Schmecken soll es!

Auch wenn das Gemüse- und Obstessen so viele gesundheitliche Vorteile hat – essen Sie deshalb gern Gemüse? Höchstwahrscheinlich nicht. Ob wir etwas gern essen, entscheiden wir nicht rational aufgrund von gesundheitlichen Effekten, sondern weil wir es gewohnt sind oder es einfach lecker schmeckt. Und dafür gibt's ein paar Tricks – und die fangen schon beim Einkauf an, gehen über das Zubereiten und hören beim Kauen auf.

Eure Nahrungsmittel sollen eure Heilmittel und eure Heilmittel sollen eure Nahrungsmittel sein.
Hippokrates

Kein Gemüse ist in Sachen Inhaltsstoffe perfekt! Denken Sie nicht darüber nach, welches Gemüse oder Obst Ihnen nicht schmeckt oder gut bekommt. Lassen Sie diese einfach unbeachtet im Geschäft oder auf dem Markt liegen. Kein Gemüse – oder auch Obst – ist für sich allein so wichtig, dass Sie ohne es nicht überleben könnten. Auch wenn jetzt gerade wieder die Ananas, die Sellerie oder der Grünkohl in den Himmel gelobt wird, weil sie oder er so viele positive Eigenschaften für die Gewichtsreduktion, für den täglichen Energieschub oder für die ewige Jugend hat. Alles ziemlicher Unsinn.

Schauen Sie lieber auf das Gemüse, das Sie in köstlicher Erinnerung haben, weil Ihre Oma es schon für Sie zubereitet hat, weil Sie es im Restaurant so gern essen oder weil die Zubereitung Ihnen leicht von der Hand geht. Wir dürfen uns das Leben auch mit (oder trotz) Gemüse leicht machen.

Das Aroma – also der Geruch und Geschmack – von Gemüse oder Obst ist am besten, wenn es frisch geerntet wurde. Sie erinnern sich bestimmt noch aus ▸ Kapitel *Nicht nur sekundär wichtig* daran, dass die Aromastoffe zu den sekundären Pflanzenstoffen

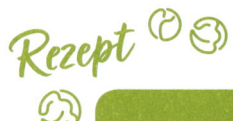

Rosenkohl mediterran

Zutaten für 3 Personen als Beilage

- 600 g Rosenkohl
- 2 Zwiebeln
- 6 Knoblauchzehen
- 50 g Speck
- 4–6 EL Olivenöl
- Salz und Pfeffer
- 2 EL Sesam
- 4 EL Parmesan

Küchenutensilien

- 1 mittelgroßer Topf
- 1 Pfanne
- 1 Esslöffel
- 1 Schneidebrett
- 1 Gemüsemesser
- 1 Parmesanhobel

Zubereitung

1. Den Sesam (ohne Öl!) im Topf rösten, bis er duftet. Zur Seite stellen.

2. Den Rosenkohl putzen. Mit dem Gemüsemesser ein Kreuz in den Stamm ritzen (so wird der Rosenkohl schneller gar).

3. 2 Liter Wasser in einem Topf zum Kochen bringen.

4. In der Zwischenzeit Zwiebeln und Knoblauch schälen. Die Zwiebeln halbieren und in Ringe schneiden. Den Knoblauch in Scheiben schneiden.

5. In das kochende Wasser etwas Salz geben und den Rosenkohl ca. 8 Minuten ›al dente‹ kochen.

6. In einer Pfanne 3 EL Öl erhitzen. Darin Zwiebeln und Knoblauch dünsten. Schließlich den Speck und Rosenkohl dazugeben, für kurze Zeit mitbraten und das restliche Öl dazugeben.

7. In der Zwischenzeit den Parmesan hobeln.

8. Den mediterranen Rosenkohl auf Tellern anrichten und mit Parmesan und Sesam bestreuen.

Tipp: Dazu passt ein Rinder- oder Thunfisch-Steak.

gehören, die das Gemüse ausströmt, um sich gegen Fressfeinde zu schützen oder aber um attraktiver für die Insektenwelt zu sein. Nach der Ernte wird das Aroma dann langsam, aber sicher abgebaut. Für einen intensiven Geschmack ist es also empfehlenswert, frisches Gemüse zu verwenden. Sofern man keinen eigenen Garten oder ein kleines Gemüsebeet auf dem Balkon hat, bietet sich regionale Ware aus dem Geschäft oder vom Markt an. Da sind die Transportwege kurz und das Aroma des Gemüses noch erhalten. Und auch aus ökologischer Sicht sind kurze Wege erstrebenswert.

Zugegebenermaßen ist das Angebot an regionaler Ware vom späten Frühling bis zum frühen Herbst bei uns viel größer als in der anderen Jahreshälfte. Wer auf saisonale Ware aus der Region zurückgreifen möchte, läuft dennoch nicht Gefahr, dass im Jahresverlauf beim Kochen und Essen Langeweile aufkommt. In meinen Winterkochkursen versuchen wir uns zum Beispiel an verschiedenen klassischen oder originellen Kohlgerichten und auch Wintersalate können punkten.

Der Geldbeutel wird mit saisonaler Ware übrigens auch geschont, denn wenn ein Gemüse oder Obst gerade beste Bedingungen zum Wachsen findet, wird es in großen Mengen angebaut. Das führt dazu, dass der Preis sinkt. Rote Bete und die anderen

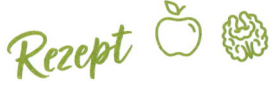

Rezept

Apfel-Lauch-Salat mit Nüssen

Zutaten für 2 Personen als Beilage

- 350 g Lauch
- 1 Apfel (alternativ: Aprikosen)
- 2 EL Butter
- 2 EL Mandeln
- 1 EL Condimento Balsamico (weißer Essig)
- 2 EL Olivenöl
- 2 gehäufte EL Joghurt
- etwas Schnittlauch
- Salz, Pfeffer

Küchenutensilien

- 1 Schneidebrett
- 1 Gemüsemesser
- 1 Pfanne
- 1 Rührlöffel
- 2 Esslöffel
- 1 Salatschüssel
- 1 kleine Schüssel
- 1 kleiner Schneebesen
- 1 Schere

Zubereitung

1. Den Lauch waschen (Achtung: Manchmal versteckt sich der Sand zwischen den Blättern!) und trocknen. Vertrocknete Blätter und das Ende entfernen. Dann der Länge nach halbieren und die Hälften in 1 cm breite, schräge Blättchen schneiden. Falls noch Schmutz gefunden wird, den Lauch noch einmal waschen.

2. Den Apfel waschen, trocknen und vierteln. Dann das Kerngehäuse entfernen und den Apfel ebenfalls in dünne Scheiben schneiden.

3. Lauch und Äpfel bei mittlerer Temperatur mit der Butter und etwas Salz in einer Pfanne 10 min garen und gelegentlich umrühren. In eine Schüssel geben. Die Mandeln zu dem warmen Lauch-Apfel-Mix geben.

4. Für das Dressing: Balsamico, Olivenöl und Joghurt mit etwas Salz und Pfeffer in einer kleinen Schüssel verrühren, dann über den Salat geben und vermischen.

5. Schnittlauch mit einer Schere in feine Ringe schneiden und über den Salat streuen.

Wintergemüse sind im Sommer teurer, während die Sommergemüse wie Zucchini und Kohlrabi im Winter teurer sind. Das Gleiche ist natürlich auch beim Obst festzustellen: Orangen im Sommer und Erdbeeren im Winter – das kostet nicht nur mehr, häufig wird auch die Zunge enttäuscht.

Um Gemüse oder Obst auch bei mäßigen Bedingungen durch Klima und Boden zum Wachsen zu bringen, wird mit mineralischem Dünger nachgeholfen. Dieser Dünger wird industriell mit Einsatz von viel Energie hergestellt und versorgt die Pflanzen mit den Nährstoffen, die sie zum Wachsen brauchen. Die Mineralien im Dünger können von der Pflanze über das Wasser schnell aufgenommen werden. Ein großer Nachteil ist, dass die Pflanze zwar so schnell wächst, in ihren Zellen dann aber mehr Wasser und relativ wenig Aroma enthält. Um Aroma, also den gewünschten Geruch und Geschmack, auszubilden, benötigen die meisten Gemüse Zeit.

Bio-Gemüsebäuer*innen dürfen aufgrund der EU-Bio-Verordnung keinen Mineralstoffdünger verwenden. Um ihren Pflanzen beim Wachstum unter die Arme zu greifen, nutzen sie organischen Dünger, also Mist und Kompost. Dieser wirkt langsam, denn er wird von den Pflanzen nicht direkt aufgenommen: Die wertvollen Mineralstoffe müssen erst von Mikroorganismen abgebaut werden, erst dann stehen sie der Pflanze zur Verfügung. Dieser Umweg dauert zwar länger, ist für Aroma-Liebhaber*innen aber ein Vorteil: Das Bio-Gemüse kann so mehr Geschmack und Geruch ausbilden – und auch mehr von den anderen sekundären Pflanzenstoffen und Antioxidanzien. Die Bio-Karotte schmeckt daher häufig besser als die konventionelle Karotte. Wer sie roh ist, schmeckt nicht nur das ehrliche Karotten-Aroma, sondern sogar die feine Karottensüße. (Ein Tipp: Probieren Sie mal Moor-Möhren!) Und dass die Bio-Karotten oder auch andere saisonale Ware in Bio-Qualität mittlerweile nicht mehr (viel) teurer sind, fällt beim Preisvergleich im Discounter oder Supermarkt schnell ins Auge.

Sofern Sie keine Kau- oder Schluckbeschwerden haben, ist es besser, das Gemüse – und insbesondere das Obst – eher zu kauen, als zu trinken, denn so sind alle Ballaststoffe noch enthalten. Doch es muss nicht immer roh gegessen werden: Auch wenn Vitamine häufig die Wärme oder Hitze des Kochens, Bratens oder Backens nicht vertragen und sich verflüchtigen, die Mineralstoffe und sekundäre Pflanzenstoffe bleiben. Mineralstoffe haben mit Wärme gar kein Problem und manche sekundäre Pflanzenstoffe, wie beispielsweise die Carotinoide, werden sogar besser aufgenommen. Eine rohe Karotte ist daher nicht so antioxidativ, entzündungshemmend und das Immunsystem ankurbelnd wie erwärmte Karotten in der Suppe oder in einem pasteurisierten, also zum Zwecke der Haltbarkeit erwärmten, Karottensaft.

Eine einfache Faustformel lautet: die Hälfte des Gemüses roh essen, die andere Hälfte gegart. Und falls Sie rohes Gemüse nicht mögen oder vertragen, essen Sie einfach alles gegart, und zwar so, wie Sie es bevorzugen: al dente oder durch. Und was jedes Gemüse meist noch ein bisschen leckerer macht, ist ein bisschen Butter, Sahne oder Öl dazu: Die Karotten mit einem Schlag Butter, das Lauchgemüse mit etwas Sahne oder die Zucchini angebraten in gutem Olivenöl nativ extra.

Gutes Essen fängt beim Einkauf an: Gemüse und Obst

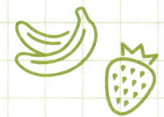

So viel steht fest: Um mehr Gemüse zu essen, muss es auch zu Hause sein – zumindest, wenn man vorhat, nicht immer unterwegs zu essen.

Die Gemüseabteilung im Supermarkt ist häufig die erste, in die man beim Einkauf gerät. Sofern Sie vorhaben, noch anderes zu kaufen, ist nun ein wenig Organisation im Einkaufskorb oder -wagen erforderlich, damit die anderen Einkäufe nicht das Gemüse und Obst zerdrücken. Es liegt zwar auf der Hand, aber ich erwähne es trotzdem: Wer vorhat, mehr Gemüse als bisher zu essen, muss in der Gemüseabteilung auch mehr in den Wagen legen. Eigentlich klar.

Im Supermarkt ist die Gemüse- und Obstauswahl häufig riesig – und das ganzjährig. So lässt sich leicht aus dem Blick verlieren, dass nicht jedes Gemüse oder Obst immer wächst, jedenfalls nicht immer bei uns in der Region. Da die Herkunft der Lebensmittel immer mehr Menschen interessiert, schreiben die Supermärkte in der Regel dazu, woher die Karotten, die Zwiebeln, die Äpfel oder auch die Ananas und Co. kommen. Wenn Sie diese Information nicht finden, lohnt sich ein Blick in einen der Saisonkalender, die online zu finden sind. So können Sie saisonale und regionale Ware ausfindig machen.

Wenn es um frisches Gemüse und Obst geht, sitzen Menschen mit Beet im Garten natürlich an der Quelle. In Lebensmittelgeschäften und auf dem Wochenmarkt ist das Angebot aber auch sehr gut. Bei den meisten Gemüse- und Obstsorten erkennen Sie den Frische- oder Reifegrad auf den ersten Blick: die Farben strahlen, Sie sehen keine braunen Verfärbungen, keine welke Schale. Bei manchen lohnt sich auch der Schnuppertest, zum Beispiel am Boden der Ananas: Ein süßes Ananas-Aroma verrät die Reife. Bei Pfirsich, Nektarinen oder Avocado hilft der Drucktest, wenn sie ganz sanft nachgeben, sind sie im besten Zustand, um vernascht zu werden. Falls die Avocado und andere Obstsorten unreif geerntet wurden und noch hart sind, können Sie sie zusammen mit Äpfeln in Zeitungspapier einwickeln. Die Äpfel geben ein Gas namens Ethylen ab, das die nachträgliche Reifung beschleunigt. Deswegen werden Bananen neben Äpfeln auch so schnell braun.

Falls Sie kein frisches Gemüse oder Obst finden, ist tiefgekühlte Ware eine mindestens genauso wertvolle Alternative. Manchmal ist tiefgekühlte Ware sogar noch wertvoller, denn das Gemüse oder Obst wird direkt nach dem Ernten schockgefroren, sodass neben den Mineralstoffen, sekundären Pflanzenstoffen und Ballaststoffen sogar die Vitamine erhalten bleiben. Wenn Sie tiefgekühltes Gemüse kaufen, werfen Sie mal einen Blick auf die Zutatenliste: In dieser sollte tatsächlich nur das Gemüse stehen, denn zum Tiefkühlen von einfachem Gemüse werden keine Zusatzstoffe oder Ähnliches benötigt. Bei Mischungen wie bereits gewürzten Gemüsepfannen lohnt sich der Vergleich: manche Hersteller geben viel mehr schwer auszusprechende Zutaten hinzu als andere. Mein Tipp: Die kürzeste und verständlichste Packung darf mit nach Hause. Ergänzen Sie lieber selbst noch einen Schluck Sahne oder ein paar Gewürze. Und wenn Sie darauf keine Lust haben, nehmen Sie auch gern die nicht optimalen Kompositionen mit – sie sind immer noch besser, als gar kein Gemüse zu essen.

Getrocknete Ware oder auch reine Gemüse-Konserven (ohne Saucen) stehen mit wenigen Ausnahmen wie beispielsweise Sauerkraut – den frischen oder tiefgekühlten Lebensmitteln zwar meist in ihrer Wertigkeit etwas nach, haben jedoch den Vorteil, dass sie sehr lang haltbar sind und stets zu Hause gelagert werden können, sodass Sie auch mal spontan und ohne lange Planung ein Essen zaubern können.

Sinnvoll ergänzen

Der Markt für Nahrungsergänzungsmittel boomt. Im Jahr 2017 haben die Deutschen für Nahrungsergänzungsmittel insgesamt 1,2 Milliarden Euro ausgegeben. In Hülle und Fülle stehen die Vitamintabletten und Kapseln in den Küchen- und Badezimmerschränken – und das, obwohl Deutschland gar kein Vitaminmangel-Land ist und den meisten Menschen auch keine Mineralstoffe fehlen. Ich stelle mir gern vor, wie viele Probleme und Problemchen sich »wie von selbst« auflösen könnten, würden wir 1,2 Milliarden Euro statt für Pillen für den Einkauf von mehr Gemüse und anderen hochwertigen Lebensmitteln nutzen. Doch um diese Lebensmittel kümmert sich keine Marketingabteilung mehr – oder wann haben Sie das letzte Mal einen Gemüsekorb über den Bildschirm flimmern sehen oder einen medienwirksamen Hinweis auf die cholesterinsenkende Wirkung von Olivenöl? Auf wesentlich preiswertere und vor allem besser schmeckende Art und Weise könnten auch Nüsse, Joghurt, Quark, hochwertiges Fleisch oder Fisch in unverarbeiteter Form den größten Teil unseres Bedarfs decken – ganz ohne Werbung. Hin und wieder erfahren auch echte Naturprodukte Ruhm, etwa vor langer Zeit die Buttermilch und zuletzt auch der Skyr: wenn's schee macht … Das liegt unter anderem daran, dass mit Gesundheitsversprechen nicht mehr geworben werden darf, sofern keine eindeutigen Studienergebnisse den beworbenen Effekt belegen. Und das ist genau des Pudels Kern: Mit pharmazeutischen Studien lässt sich die Wirkung einer einzelnen Substanz (z. B. Betacarotin) nachweisen, etwa auf die Gesundheit der Hautzellen. Bei Ernährungsstudien ist das ein wenig anders, denn in Lebensmitteln steckt die eine Substanz (z. B. Betacarotin in Karotten), doch es sind auch ganz viele andere Stoffe enthalten. Es lässt sich nun schwer nachweisen, ob Karotten aufgrund des Betacarotins die Gesundheit fördern, oder ob ein anderer Stoff die Wirkung hat oder sogar – und das wird vermehrt angenommen – das Zusammenspiel aller im Lebensmittel vorkommenden Stoffe. Daher wird der Fokus auch mehr und mehr auf Essmuster statt auf einzelne Lebensmittel gelegt. Die Essmuster der mediterranen Ernährung – an denen sich auch der Gute Teller dieses Buches orientiert – haben in Sachen körperliche und geistige Fitness und Gesunderhaltung derzeit die Nase vorn. Und eine Steigerung der Lebensqualität bieten sie obendrein.

Laut Nationaler Verzehrsstudie II, für die über 20.000 Menschen zwischen 14 und 80 Jahren befragt wurden, machen Erwachsenen zwei Vitamine zu schaffen: das Vitamin D – zu dem wir gleich kommen werden – und die Folsäure, die früher insbesondere den Frauen verschrieben wurde, die schwanger werden wollten. Heute weiß man, dass sie bei einem gesteigerten Verzehr von Gemüse und Obst in ausreichendem Maße aufgenommen wird. Bei den Mineralstoffen verzehren einige Deutsche zu wenig Calcium und Eisen – und manche auch zu wenig Jod.

Eine ausreichende Calciumaufnahme von 1000 mg pro Tag wird mit einem regelmäßigen, das heißt täglichen Verzehr von Milch und Milchprodukten erreicht:

- 250 g Joghurt (3,5 %) enthalten 300 mg Calcium

- 50 g Emmentaler enthalten 686 mg

- 200 ml Milch enthalten 240 mg Calcium

Sportler*innen verlieren über den Schweiß Calcium und können das meist mit einem zusätzlichen 250-g-Becher Joghurt ausgleichen.

Andere pflanzliche Lebensmittel enthalten zwar auch Calcium, aber lang nicht so viel:

- 100 g Grünkohl (gekocht) enthalten 177 mg Calcium

- 100 g Spinat (gekocht) enthalten 126 mg Calcium

- 50 g Mandeln enthalten 85 mg Calcium

- 100 g Haferflocken enthalten 54 mg Calcium

Vitamin D

Vitamin D nimmt eine Sonderstellung ein. Es ist das einzige Vitamin, das wir nicht ausreichend über Lebensmittel aufnehmen können. Es kommt zwar in fettreichem Fisch wie Lachs und Hering vor und in wesentlich geringeren Mengen auch in Pilzen, Eiern und Milch, doch um auf die notwendigen etwa 20 µg/Tag zu kommen, müssten wir jeden Tag Fisch essen. Vitamin D kann in unserem Körper auch mithilfe des UVB-Anteils des Sonnenlichtes hergestellt werden. Ungefähr 80 bis 90 % des Vitamin D in unserem Körper wird so produziert – und in den Sommermonaten ist es sogar möglich, die erwünschte Menge im Blut vollständig selbst zu erreichen. Doch die Speicherkapazität im Körper beträgt nur etwa 2 bis 4 Monate. Nach dem Sommerurlaub im August sind die Vorräte dann im Oktober, spätestens im Dezember aufgebraucht. Was folgt? Müdigkeit, Winterblues, Knochenschmerzen, Infektanfälligkeit und bei dauerhaftem Mangel ernsthafte Erkrankungen. Um das ganze Jahr gut versorgt zu sein, muss einiges bedacht werden: der Breitengrad (er entscheidet über Einstrahlwinkel und -dauer des Sonnenlichts), die Witterung, Jahres- und Tageszeit, Kleidung, Verwendung von Sonnencreme und natürlich auch der Hauttyp. Ein heller Hauttyp bildet zwar schneller Vitamin D, doch die vor Sonnenbrand schützende Sonnencreme wirkt hemmend.

Da Vitamin D mit seinen hormonähnlichen Eigenschaften an sehr vielen Stoffwechselwegen beteiligt ist und ein Mangel bei uns aufgrund des Lebensstils (viel Zeit des Tages wird drinnen verbracht, die meiste Zeit des Jahres zeigen wir wenig Haut) und den nördlichen Breiten sehr verbreitet ist, lasse ich bei meinen Patient*innen routinemäßig den Vitamin-D-Wert mitbestimmen. Es wundert mich nicht, dass er fast immer zu niedrig ist, und rate dann zur Supplementation. Da ein Zuviel an Vitamin D allerdings Nachteile hat, sollte es nur bei einem nachgewiesenen Mangel ergänzt werden.

WISSENSHÄPPCHEN

Um das Calcium in ausreichender Menge in Knochen und Zähne einzubauen, ist Vitamin D notwendig (siehe ▶ Kasten).

Die unzureichende Eisenaufnahme betrifft vor allem Frauen, was am geringen Verzehr von eisenhaltigen Lebensmitteln (wie Fleisch) liegen kann. Aufgrund der monatlichen Blutungen werden als Referenzwert für Frauen unter 50 Jahren pro Tag etwa 15 mg Eisen empfohlen, über 50 Jahren etwa 10 mg täglich. In der Ernährungsberatung werden natürlich die individuelle Situation und auch die Blutwerte jeder Frau betrachtet.

Ein Eisenmangel äußert sich nicht nur durch Blässe, sondern auch durch ständige Müdigkeit. Frau Ebert hatte – so sagte es ihr ihr Bauchgefühl – ein Problem mit Süßigkeiten und Schokolade, ihres Erachtens griff sie viel zu häufig nach ihnen. Sie selbst zweifelte an sich und wusste nicht, warum. Wie sich später herausstellte, war sie gar nicht undiszipliniert, sondern hat den Zucker aus den Süßigkeiten immer wieder genutzt, um sich im Laufe des Tages wach zu halten. Eine Blutuntersuchung ihrer Gynäkologin brachte dann Licht ins Dunkel: Sie hatte einen massiven Eisenmangel. Frau Ebert erhielt von ihrer Ärztin eine Infusion und war von einem auf den anderen Tag wieder voller Tatendrang und Energie – und das ganz ohne Süßigkeitenüberschuss!

Fleisch – insbesondere dunkelrotes Wildfleisch und auch Rindfleisch – ist einer der Hauptlieferanten und zugleich auch ein wertvoller, denn es enthält das sogenannte Häm-Eisen. Dieses wird vom Körper viel besser aufgenommen als das in pflanzlichen Lebensmitteln vorkommende Eisen.

Theoretisch lässt sich die Eisenaufnahme aus pflanzlichen Lebensmitteln wie Vollkorngetreide – sprich: Vollkornnudeln, Vollkornbrot, Vollkornreis oder Vollkornhaferflocken – durch den gleichzeitigen Verzehr von Vitamin-C-reichem Obst oder Gemüse oder Milchsäure aus Joghurt oder Sauerkraut zwar steigern, doch dieser Trick hat einen Haken: Im Getreide wie auch in Sojabohnen und Hülsenfrüchten befinden sich Phytate, die die Eisenaufnahme wiederum hemmen. Um die Phytat-

Wirkung ein wenig zu reduzieren, werden Getreide oder Hülsenfrüchte am besten vor dem Verzehr eingeweicht, gemahlen oder gekeimt.

Auch Tannine in grünem oder schwarzem Tee, Rotwein und Kaffee, Phosphate (wie in Softdrinks) oder Oxalsäure (beispielsweise in Rhabarber und Spinat) hemmen die Eisenaufnahme. Für diejenigen, die auf Fleisch verzichten möchten, ist die Eisenaufnahme daher etwas komplizierter, aber möglich.

Ob der Körper über die Lebensmittel mit ausreichend Mineralstoffen und Vitaminen versorgt wird, lässt sich durch Blut- und Urinuntersuchungen herausfinden. Mit der auch hierzulande inzwischen beliebten mediterranen Ernährung, die eine sehr hohe Nährstoffdichte (siehe ▶ Kapitel *Einen Regenbogen auf den Teller zaubern*) aufweist, ist die Notwendigkeit von Nahrungsergänzungsmitteln – mit Ausnahme des Vitamin D – sehr gering.

Erst das Weglassen einzelner Lebensmittel, mehr noch das Weglassen ganzer Lebensmittelgruppen, kann zu einem zunächst latenten und vom Körper noch kompensierten, später aber zu manifestem Mangel und Erkrankungen führen. Eine »frei von«-Lebensmittelauswahl – unabhängig davon, ob sie gewollt ist oder aufgrund von Unverträglichkeiten erfolgt – erfordert daher stets eine gewisse Vorsicht: Eine Lebensmittelauswahl »frei von« Milch und Milchprodukten kann zum Calciummangel führen, »frei von« Fisch zum Jod- und Selenmangel oder auch zu einem Defizit an Omega-3-Fettsäuren, frei von Fleisch zum Eisen-, Selen- und Zinkmangel.

Ein »frei von« allen tierischen Lebensmitteln (ohne Fleisch, Fisch, Milch/-produkte, Eier und im Sinne des veganen Essstils auch Honig) geht also mit besonders großen Einbußen einher. Während das Weglassen einzelner tierischer Produkte meist noch durch die anderen tierischen Lebensmittel ersetzt werden kann, ist der komplette Verzicht für den Körper eine Herausforderung. Denn zusätzlich zu den oben genannten Stoffen fehlt es auch häufig an B-Vitaminen (insbesondere B12) und an qualitativ hochwertigem Eiweiß.

Bei dieser eingeschränkten Lebensmittelauswahl sind Nahrungsergänzungsmittel oft nötig – obwohl das Wort Nahrungsergänzungsmittel eigentlich etwas anderes ausdrückt: Die Mittel können die Nahrung nur ergänzen, nicht ersetzen.

Zu unserem Termin brachte Herr Dorn eine ganze Liste von Nahrungsergänzungsmitteln mit, die er gerade regelmäßig einnahm. Er hatte sie von seinem Physiotherapeuten und Osteopathen empfohlen bekommen, ohne dass eine Diagnose im Blut oder Urin gemacht worden wäre und, wie er erklärte, auch ohne zu wissen, wozu sie alle dienten. Herr Dorn hatte großes Vertrauen in seinen anderen Berater und wollte unbedingt wieder fit werden. Dass ihn das eine ziemliche Stange Geld kostete, war da zunächst nebensächlich. Erst als wir alle Produkte durchgingen und er erfuhr, dass er diese Inhaltsstoffe schon in seinem Essen hat, horchte er auf und rechnete nach, wie viel Geld er täglich, wöchentlich, monatlich sparen könnte.

Wie eingangs dieses Kapitels erwähnt, spielen die Hersteller*innen oft mit unseren Emotionen: Wir wollen oder sollen immer frisch, jung, stark, leistungsfähig, gut aussehend, ausgeschlafen wirken. Dass das am Ende sehr viel Geld kosten kann, ist die eine Sache, doch leider kann ein Zuviel genauso schaden wie ein Zuwenig und die feinen Regelsysteme unseres Körpers aus dem Takt bringen.

Eine Lebensmittelauswahl frei von Zucker, frei von Gluten oder frei von Alkohol ist nicht so bedenklich zu sehen, weil diese drei Stoffe anders als die obigen nicht essenziell sind. Ein gesunder Körper kann mit ihnen umgehen, auf die notwendigen Nährstoffe wie Mineralstoffe, Vitamine sowie auf die essenziellen Aminosäuren aus eiweißreichen Lebensmitteln und die essenziellen Fettsäuren aus Fisch ist der Körper jedoch angewiesen.

179

Essperiment

Gemüse und Obst

Beobachten 1

Wenn das Gemüse die Hauptrolle in einer Mahlzeit übernimmt, geht es unserem Bauch meistens besser. Probieren Sie doch mal eine Mahlzeit, die zur Hälfte aus Gemüse besteht – am besten sogar so, wie der Gute Teller es beschreibt. Vergleichen Sie das Bauchgefühl nach dieser Mahlzeit mit dem Bauchgefühl nach einer Mahlzeit, die sehr wenig Gemüse und stattdessen viel Nudeln, Reis oder anderes Getreide enthält. Was fällt Ihnen auf? Wie ist das Bauchgefühl? Wann greifen Sie wieder zu etwas Süßem?

Beobachten 2

Manche Gemüse schmecken Ihnen vielleicht roh besser, andere gekocht. Notieren Sie sich Ihre drei Lieblingsgemüse, die Ihnen kalt/roh besser schmecken, und drei Gemüse, die Sie warm/zubereitet lieber mögen.

Ausprobieren 1

Gemüse oder Obst gehört bestenfalls in jede Mahlzeit. Um auf eine gute Gemüsemenge am Tag zu kommen, können Sie eine Woche oder besser einen Monat lang in einer Tagesmahlzeit eine Handvoll Obst und in den anderen zwei Mahlzeiten mindestens eine Handvoll Gemüse essen. Falls Sie das bisher schon so getan haben, steigern Sie die Menge auf zwei Handvoll Gemüse.

Ausprobieren 2

Bereiten Sie das Gemüse, das Sie gern mögen, doch einmal anders zu, als Sie es gewohnt sind. Wenn Sie Brokkoli immer in der Gemüsepfanne anbraten, machen Sie sich doch einmal eine Brokkoli-Suppe oder einen Brokkoli-Auflauf.

Eiweiß – der Erste unter den Nährstoffen!

7.

Nachdem »Low Fat« nicht das Versprechen gehalten hat, uns langfristig gesünder zu machen, für die Fettreduktion besser zu sein oder bei Erkrankungen die Nase vorn zu haben, haben sich die Vorteile einer Low-Carb-Kost mittlerweile herumgesprochen – und außerhalb Deutschlands wird sie mittlerweile auch von großen Ernährungsfachgesellschaften empfohlen (siehe ▶ Kapitel *Aufgewachte Expert*innen*). Low Carb ist heute weit mehr als nur ein Trend.

Dabei wirkt Low Carb nicht nur dadurch, dass weniger Kohlenhydrate auf den Teller kommen, sondern auch dadurch, dass so im Magen mehr Platz für Eiweiß ist. Und das ist wichtig: Wer weniger Kohlenhydrate essen möchte, braucht dringend anderes, um satt zu werden. Ansonsten droht, wie meine Kollegin Barbara es so passend zusammenfasst: »Low Fat. Low Carb. Low Fun.« Das kann niemand wollen! Alles wegzulassen und Hunger zu leiden, ist nicht das Ziel einer verbesserten Ernährung. Wichtig ist und bleibt, dass es schmeckt, satt macht und am besten auch die Gesundheit erhält oder wiederbringt. Kein Wunder, leitet sich doch auch das Fachwort für Eiweiß – Protein – vom griechischen Wort protos, »das Erste«, »das Vorrangige«, ab!

Als Herr Michael in die Ernährungsberatung kam, war er fest entschlossen, einiges zu ändern. Er und seine Frau, die auch an der Ernährungsberatung teilnahm, wollten unbedingt abspecken – aus gesundheitlichen, vor allem aber aus Wohlfühlgründen. Als ich sie fragte, was für sie das Wichtigste beim Essen sei, antworteten die beiden nahezu unisono: gemeinsam essen, satt werden und guter Geschmack. Und von Herrn Michael kam noch etwas hinzu: satt bleiben. Er habe innerhalb eines Gesundheitsseminars in seinem Unternehmen bereits erfahren, dass er mit weniger Kohlenhydraten gut zurechtkommt. Doch manchmal holt ihn der Hunger schon nach wenigen Stunden wieder ein. Beim gemeinsamen Blick in sein Essprotokoll wurde deutlich, dass er es mittags zwar schafft, eiweißreich zu essen, doch sein Frühstück war noch nicht optimal und beim Abendessen gab es solche und solche Tage – mal mit viel, mal mit weniger Eiweiß. Herrn Michael fielen bei genauerer Betrachtung seiner Mahlzeiten sofort bestimmte Muster auf, unter anderem, dass er nach den Abendmahlzeiten mit mehr Brot und relativ wenig Eiweiß später vor dem Fernseher von einer größeren Lust auf Süßigkeiten heimgesucht wurde. Sein Bauchgefühl wusste die Lösung, doch irgendwie hatte er die Befürchtung, dass mehr Eiweiß im Essen zu mehr Kalorien führen würde und er dann nicht abnehmen könne. Doch damit hatte er sich – obwohl er bereits einiges wusste und intuitiv schon wirklich viel richtig machte – getäuscht.

Wer mehr Eiweiß und weniger Kohlenhydrate isst, muss keinen Kalorienüberschuss befürchten: Denn beide enthalten gleich viele Kalorien. Der 1:1-Tausch, also beispielsweise 100 g Kohlenhydrate gegen 100 g Eiweiß, macht kalorisch also keinen Unterschied – im Körper aber durchaus, denn in ihrer Wirkung unterscheiden sich die beiden sehr (siehe folgende ▶ Tabelle).

Nicht zu viel, nicht zu wenig

Die Menge an Eiweiß, die ein Mensch gut vertragen kann, hängt von der Nierengesundheit ab. Wenn die Nieren nicht mehr uneingeschränkt arbeiten, können Stoffwechselprodukte nur noch unzureichend ausgeschieden werden, aber auch der Wasser- und Mineralstoffhaushalt, der Blutdruck, die Knochengesundheit, der Säure-Basen-Haushalt und andere Systeme geraten in Schieflage.

Wenn die Eiweiße aus dem Essen im Körper abgebaut werden, entsteht Kreatin, wovon wiederum ein Teil zu Kreatinin abgebaut wird, um über die Niere mit dem Urin ausgeschieden zu werden.

Kohlenhydrate	Eiweiß
sättigt kurzfristig	sättigt kurz- und langfristig
Insulinausschüttung	keine Insulinausschüttung (bzw. nur minimal)
Blutzuckerspiegel instabil	Blutzuckerspiegel stabil
Energiespender	Energiespender Baumaterial für Muskeln und andere Gewebe stärkt Immunsystem Enzym- und Hormonbildung
4 kcal pro 1 Gramm	4 kcal pro 1 Gramm
nicht lebensnotwendig (essenziell)	lebensnotwendig (essenziell)

Auch Harnstoff entsteht beim Eiweißabbau. Beide können in zu großer Konzentration im Körper giftig wirken. Wenn also die Nieren nicht mehr ausreichend arbeiten und die filtrierende Wirkung gehemmt ist, kann eine zu große Menge Eiweiß schaden.

Um zu messen, wie gut der Körper mit Eiweiß umgehen kann, wird die sogenannte Glomeruläre Filtrationsrate, kurz: GFR, gemessen. Liegt diese permanent unter 60 ml pro Minute, wird von einer chronischen Nierenerkrankung gesprochen, die auch etwa im fortgeschrittenen Diabetes-Stadium auftritt. In diesen Fällen wird empfohlen, die Eiweißmenge im Essen jeweils pro Kilogramm Körpergewicht bei 0,8 g (mit Diabetes) bis 1,3 g (ohne Diabetes) zu halten. Wenn eine Person mit Diabetes und eingeschränkter Nierentätigkeit beispielsweise 90 kg wiegt, so werden dieser maximal 90 x 0,8 = 72 g Eiweiß am Tag empfohlen, ohne Diabetes dürfte die Person maximal 90 x 1,3 = 117 g Eiweiß essen. Wenn die Nieren intakt sind, können auch bis zu 2,0 g Eiweiß pro Kilogramm Körpergewicht am Tag abgebaut werden. Das sind dann bei einer 70 kg schweren Person insgesamt 140 g Eiweiß und bei einer 80 kg schweren Person bereits 160 g Eiweiß am Tag. In meiner Praxis mache ich beim Auswerten von Essprotokollen die Erfahrung, dass das eine Menge ist, die die meisten Menschen mit normalen Lebensmitteln kaum und nur selten schaffen. Ein Zuviel an Eiweiß lässt sich meist nur mit einer sehr gezielten Auswahl eiweißreicher Lebensmittel erreichen. Ich erinnere mich in diesem Zusammenhang gern an meinen Professor für Sporternährung, der uns zu Eier-Partys ermutigte, um den sättigenden Effekt zu spüren. Auf die Frage, ob es nicht schädlich sei, so viel Eiweiß zu essen, beteuerte er uns, dass der Körper bei einem Zuviel an Eiweiß mit Übelkeit und Kopfschmerz reagiere und wir nicht mal mehr ein Löffelchen Joghurt hinunterbringen würden.

Ein Zuviel zeigt uns der Körper also mit unangenehmen Signalen, die das Weiteressen verhindern – sofern die Signale zur Kenntnis genommen werden. Unbemerkt bleiben jedoch die Säuren, die im Körper entstehen, wenn die Eiweiße zerlegt werden – Sie konnten im ▶ Kapitel *Nur nicht sauer werden!* davon lesen. Um einen Säure-Überschuss zu vermeiden, ist es daher empfehlenswert, gleichzeitig zu den eiweißreichen Lebensmitteln auch die Säure neutralisierendes Gemüse zu essen.

Werfen wir doch noch mal einen Blick auf den Guten Teller: Ohne es mit dem Eiweiß zu unter- oder zu übertreiben, macht sein Anteil etwa 30 % aus. Ein Zuwenig – wie Sie im nächsten Kapitel erfahren können – merkt Ihr Körper nämlich auch, er äußert sich jedoch häufig missverständlich.

Welches Eiweiß-Ziel verfolgen Sie?

Manche meiner Patienten essen einfach zu wenig Eiweiß. Einerseits zu wenig, um den Körper mit allen notwendigen Stoffen zu versorgen – erinnern Sie noch, dass Eiweiß die für uns Menschen essenziellen Aminosäuren (siehe ▶ Kapitel *Eiweiß – der Erste unter den Nährstoffen!*) enthält? Zu wenig Eiweiß kann so nicht nur zu einem muskelarmen Körper führen: Auch das Immunsystem, Verdauungssystem und Hormonsystem werden in Mitleidenschaft gezogen. Zu wenig Eiweiß kann aber auch dazu führen, dass mehr gegessen wird. Gerade in der verführerischen Adventszeit werde ich häufig gefragt, wie denn dieser scheinbar unbändige Süßhunger auf all die Pralinen und Kekse gestillt werden könne. Die einfache Antwort: mehr Eiweiß!

Am besten fängt man schon morgens mit mehr Eiweiß an, damit der Körper gut gestärkt und gesättigt in den Tag starten kann

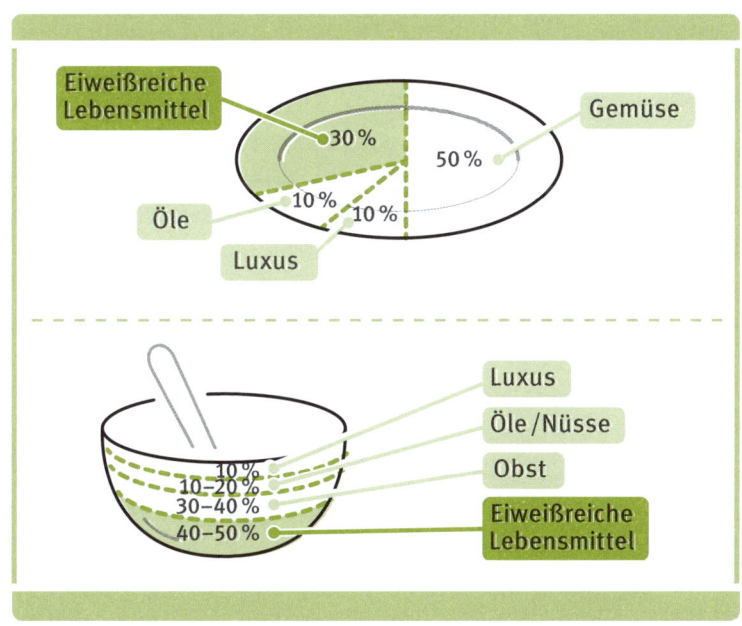

und am Tag dann keine Blutzucker-Heißhunger-Achterbahnfahrten folgen. Frau Lose und Frau Masch, zwei Teilnehmerinnen in einem meiner Kurse, hatten sich diesen Tipp zeitgleich zu Herzen genommen – dabei verfolgten sie ganz unterschiedliche Absichten: Frau Lose wollte nach einer überstandenen Erkrankung, die sie viel Kraft und Gewicht gekostet hatte, endlich wieder ihre Lebensgeister wecken. Sie war eine sehr agile, aktive und lebensfrohe Frau und körperlich auch schon wieder auf einem guten Weg. Doch ihr Bauchgefühl sagte ihr, dass sie noch mehr für sich tun könne und dass sie auch noch besser als bisher essen könne. Sie hatte im Kurs schnell verstanden, dass es nicht um irgendwelche Kalorien ging, sondern um die richtigen, damit ihr Körper wieder volle Fahrt aufnehmen und auch beim Sport ein paar Muskeln aufbauen könnte.

Frau Masch fühlte sich rundum gesund, nur eine Laktoseintoleranz machte ihr die Milchprodukte madig. Daher hatte sie diese morgens immer weggelassen und dafür vor allem frisches Obst, getrocknete Datteln, einige Leinsamen und Nüsse und einen Schuss Reis- oder Mandeldrink in ihrem Frühstück. Sie wusste zwar, dass die Lebensmittel allesamt hochwertig waren, doch gleichzeitig bemerkte sie, dass irgendwas noch nicht ganz richtig sein konnte. Denn sie war ziemlich schnell wieder hungrig. Sie half sich dann mit weiterem Obst oder auch mal Trockenfrüchte-Riegeln durch den Vormittag, doch auch die hielten sie nicht lange satt. Als sie dann von ihrem weiteren Tag erzählte, wurde schnell deutlich, dass sie sich auch über den Tag am unteren Limit ihres Eiweißbedarfs bewegte. Sie mochte kein Fleisch, beim Fisch war ihr meist die Zubereitung zu aufwendig und Eier hatten einen schlechten Ruf – der falsch ist, wie Sie im ▶ Kapitel *Das Gelbe vom Ei* erfahren werden.

Sie erinnern sich: Um einem Mangel vorzubeugen, brauchen wir mindestens 0,8 g Eiweiß pro Kilogramm Körpergewicht. Das erreichte Frau Masch an manchen Tagen vielleicht gerade so. Und das merkte sie, denn das Stillen des ständigen kleinen Hungers hatte ihr über die Jahre trotz hochwertiger Lebensmittel das ein oder andere Kilo gebracht.

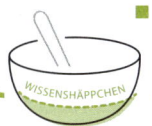
Nicht nur um dem Eiweißhunger des Körpers nachzukommen, braucht man mehr. Mit 1,0 bis 1,2 g Eiweiß pro Kilogramm Körpergewicht gelingt, wie zahlreiche Studien es zeigen, auch eine Gewichts-, insbesondere jedoch eine Fettreduktion: Denn so wird der Kohlenhydrat- und Fettstoffwechsel verbessert und auch langfristig auf niedrigerem Niveau gehalten, weil die Muskelmasse so erhalten und damit die Körperzusammensetzung verbessert werden kann – selbst dann, wenn keine Kalorien gezählt werden. Diabetiker können mit mehr Eiweiß und weniger Kohlenhydraten in der Kost und ganz ohne Medikamente sogar den Blutzuckerwert HbA1c verbessern, selbst ohne Gewichtsreduktion.

Die leichte Umsetzung hat auch Herrn Michael überzeugt. Er hatte für sich die Devise herausgefunden, er müsse »etwas 100-mal tun, um es zu verinnerlichen«. Gesagt, getan. Da es für die Gewichtsabnahme sinnvoll ist, in jeder Mahlzeit 30 g Eiweiß zu haben, hatte Herr Michael schon morgens das Frühstück mit mehr Quark, Sojaflocken und Nüssen – dazu gab's Heidelbeeren und Himbeeren – aufgewertet. Mittags in der Kantine wählte er das Fleisch- oder Fischgericht und dazu einen Salat vom Buffet, wenn das Gemüse ihm nicht reichte. Wenn es Linsen mit Spätzle gab, machte er aber auch mal eine Ausnahme. Am Abend gab's dann frische Salate, dazu eiweißreichen Käse, Ei, Saaten und auch eine Scheibe Brot.

Eiweißquellen sind unterschiedlich wertvoll

Wer den Satz »Tofu ist wie ein Steak« schon einmal gehört hat, hat alles Recht darauf, verwirrt zu sein. Denn die meisten verstehen den Satz sicher im Hinblick auf das Essen und nicht aus der Sicht der Ernährung. Und genau da liegt das Missverständnis: Selbst wenn beide sehr gut zubereitet sind, schmeckt Tofu einfach ganz anderes als ein Steak. Wenn es um die Ernährung geht, wird jedoch ganz sachlich auf die Bestandteile geschaut – etwa auf die Eiweißqualität und auf die Menge, die in einem Lebensmittel enthalten ist.

Die Eiweißgehalte in Lebensmitteln können stark variieren. In den meisten Fleisch- und Fischsorten liegt er bei ungefähr 20 g pro 100 g Lebensmittel. Ausnahmen sind die fettreichen Fleischvarianten wie Frühstücksspeck, Mortadella, grobe Leberwurst oder Teewurst, in denen das Fett das Eiweiß verdrängt.

In getrockneten Sojabohnen ist der Gehalt im Vergleich zu anderen Hülsenfrüchten ebenfalls hoch, doch wenn aus den Sojabohnen der Tofu hergestellt wird, kommt unter anderem noch Wasser hinzu und so reduziert sich der Eiweißgehalt. Tofu hat dann einen Eiweißgehalt von etwa 15 g pro 100 g. Wer etwa 130 g Tofu isst, hat die gleiche Menge Eiweiß im Essen wie bei 100 g Steak.

Beim Blick in die Tabelle erkennen Sie auch, warum ich für das Frühstück eher Quark als Joghurt empfehle: Quark enthält fast dreimal so viel Eiweiß wie Joghurt – um die sättigenden 30 g Eiweiß (siehe ▸ Kapitel *Welches Eiweiß-Ziel verfolgen Sie?*) zu bekommen, müssten ganze 750 g Joghurt erst in der Schale und an-

Lebensmittel	Eiweißgehalt pro 100 g	Um 30 g Eiweiß zu essen, benötigt man (etwa)
Fleisch und Fisch		
Fisch	20 g	150 g
Steak	20 g	150 g
Geflügel	20 g	150 g
Schwein	20 g	150 g
Schinken (roh/geräuchert)	20 g	150 g
Eier	11,9 g	4 Eier
1 Ei (60 g) enthält 7,1 g		
Milch und Milchprodukte		
Joghurt 3,5 %	3,9 g	750 g
Quark 20 % Fett i. Tr.	12,5 g	240 g
Hüttenkäse	12,3 g	240 g
Skyr	10 g	300 g
Buttermilch	3,5 g	850 ml
Käse/Gouda 45 % Fett i. Tr.	21,9 g	140 g
Käse/Parmesan 45 % F. i. Tr.	30,7 g	100 g
Pflanzliche Lebensmittel		
Bohnen, Linsen, Erbsen (getrocknet)	22,5 g	130 g
Tofu	15 g	200 g
Walnüsse	16 g	190 g
Erdnüsse	29,8 g	100 g

schließend im Magen landen. Das ist eine ganze Menge – und für den einen oder anderen möglicherweise überfordernd. Um das zu vermeiden, rate ich zum Quark, denn bereits 240 g liefern Ihnen die gewünschten 30 g Eiweiß für eine gute und lange Sättigung. Manchem/mancher meiner Patient*innen bleibt diese Quarkmenge schon beim Hören – und für Sie vielleicht beim Lesen? – im Halse stecken. Das ist kein Problem, denn auch dafür gibt's Lösungen: Vermischen Sie den Quark beispielsweise mit etwas Wasser, Milch oder Joghurt, damit er nicht allzu kompakt erscheint.

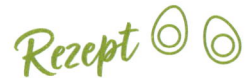 *Rezept*

Rikes Quarktaler

Zutaten für 6 Taler

- 250 g Quark (20 % F. i. Tr.)
- 1 Ei
- 2–3 EL Mehl
- ½ TL Backpulver
- 2 EL Kokosöl
- Topping: Apfelmark, Banane oder Ahornsirup

Küchenutensilien

- 1 mittelgroße Schüssel mit Sieb
- 1 Esslöffel
- 1 Gabel
- 1 Pfanne
- 1 Pfannenwender

Zubereitung

1. Den Quark ca. 8 Stunden in einem Sieb abtropfen lassen. (Oder dann das Verrühren in Schritt 2 verlängern und den verrührten Teig etwa 15 bis 20 Minuten ruhen lassen.)

2. Den Quark mit Ei, Mehl und Backpulver zu einem glatten Teig verrühren.

3. In einer Pfanne die Hälfte des Kokosöls heiß werden lassen. Mit einem Esslöffel den Teig in sechs gleich große Portionen in das heiße Öl geben. Eventuell mit einer Gabel etwas platt drücken. Wenn sie unten fest geworden sind, mit einem Bratenwender auf die andere Seite drehen und das restliche Öl dazugeben. Die Pfanne schwenken.

4. Mit einem leckeren Topping anrichten.

Tipp: Die Quarktaler schmecken auch kalt sehr gut. Bereiten Sie ein paar mehr zu und snacken Sie sie am nächsten Tag zum Frühstück oder Mittagessen.

Meine persönliche Lieblingsmischung am Morgen sind 250 g Quark und 100 bis 150 g Joghurt, dazu ein paar Walnüsse, um schon mal eine gute Eiweiß-Basis in der Schale zu haben. Obst ist dann das Topping. Das kommt Ihnen viel vor? Vielleicht sogar zu viel? Nun ja, Sie erinnern sich: Ich bin eine gute Esserin. Hinzu kommt, dass ich wirklich sehr gern frühstücke – am besten mit einer feinen Mischung aus Hunger und Appetit nach einer morgendlichen Joggingrunde. Das geht Ihnen nicht so? Murmelt Ihr Bauchgefühl, dass Frühstücken nicht so Ihr Ding ist? Auch kein Problem: Dann warten Sie einfach, bis der erste Hunger des Tages kommt, und bereiten Sie sich dann etwas Gutes zu.

Mögen Sie gar keinen Quark oder Joghurt? Dann sehen Sie in der Tabelle, dass auch Eier eine gute Eiweißquelle sind – und aus einem Grund, den Sie gleich erfahren werden, sogar noch besser als Quark oder Joghurt. Kehren wir vorher aber noch einmal zurück zu Tofu und Steak:

Trotz der Unterschiede im Eiweißgehalt liegt im Vergleich der beiden eine gewisse Wahrheit – und die betrifft die Eiweißqualität.

Über ihre Qualität entscheiden die Bausteine der Eiweiße, die Aminosäuren. Es gibt 20 Aminosäuren, von denen acht essenziell, also lebensnotwendig, sind. Je höher der Gehalt an den essenziellen Aminosäuren, desto wertvoller ist das Lebensmittel für uns. Wenn die Aminosäuren dann auch noch in einem bestimmten Verhältnis zueinander stehen, dann steigt die sogenannte biologische Wertigkeit – das Maß für die Beurteilung der Eiweißqualität – noch mehr. Und je höher die biologische Wertigkeit ist, desto mehr kann unser Körper mit dem Eiweiß anfangen.

Da die biologische Wertigkeit der Eiweiße in tierischen Lebensmitteln meist höher als in pflanzlichen Lebensmitteln ist (siehe folgende ▶ Tabelle), werden Fleisch, Fisch, Eier und auch Milch als die besseren Eiweißquellen eingestuft. Doch wir werden im nächsten Kapitel sehen, dass es auch schlaue Kombinationen von nichttierischen Lebensmitteln gibt, die die Eiweißqualität erhöhen.

Lebensmittel	Biologische Wertigkeit
Molkenprotein	104
Vollei	100
Rindfleisch	92
Thunfisch	92
Kuhmilch	88
Soja	85
Käse	84
Reis	81
Kartoffeln	76–98
Bohnen	72
Mais	71
Weizen	57

Überrascht es Sie, dass in der Tabelle auch die kohlenhydratreichen Lebensmittel wie Reis, Kartoffeln, Mais und Weizen zu finden sind? In der Tat enthalten sie auch Eiweiß, wenn auch nur in geringen Mengen und in einer niedrigeren Wertigkeit: Sie liegt für Weizen bei 57, für Reis bei 81, am anderen Ende der Tabelle steht das Molkenprotein, das die höchste biologische Wertigkeit aller Lebensmittel hat. Molkenprotein ist das Eiweiß, das in der bei der Käseherstellung anfallenden Molke enthalten ist. Es wird häufig getrocknet und ist als Pulver in Eiweißshakes – häufig unter dem englischen Namen Whey – zu finden.

Eier haben die biologische Wertigkeit von 100 – von ihnen ausgehend wurden die Zahlen willkürlich festgelegt. Ein Frühstück mit Eiern – gekocht, gerührt, gespiegelt oder auch als Omelett – ist also aus Sicht der biologischen Wertigkeit ein Gewinn für den Körper.

Was stimmt nun an dem Satz »Tofu ist wie ein Steak«? Aus Sicht der biologischen Wertigkeit ist das Steak zwar besser, doch unter allen pflanzlichen Lebensmitteln liegen die Sojabohnen auf Platz 1 – und sind daher auch bei vielen Menschen, die aus den unterschiedlichsten Gründen auf Fleisch und die anderen tierischen Lebensmittel verzichten, so beliebt.

Gut kombiniert, Sherlock!

Chili con Carne ist zweifelsohne eine gute Eiweißbombe – doch Chili sin Carne mit Sojaschnetzeln statt mit Hackfleisch ist es auch! Das Geheimnis liegt nämlich in der Kombination pflanzlicher eiweißhaltiger Lebensmittel.

Das Eiweiß in Bohnen hat eine biologische Wertigkeit von 72, das Eiweiß in Mais eine von 71. Wenn die beiden sich – und damit ihre Aminosäuren – zusammen im Essen tummeln, steigt die Wertigkeit auf etwa 99. Das liegt daran, dass die Aminosäuren aus Mais und Bohnen sich in ihrer Menge und Relation so gut ergänzen, dass ihre Wertigkeit damit genauso wertvoll ist wie die in Hühnereiern. Versuchen Sie also nicht, die biologische Wertigkeit mit einer einfachen Addition von 72+71 zu ermitteln. Die Berechnung ist äußerst komplex, ich habe mir zur Erklärung das folgende Gedankenspiel zurechtgelegt: Stellen Sie sich eine Welt vor, in der Grün eine besonders wertvolle Farbe ist. Blau ist nicht so wertvoll, gelb auch nicht. Wenn Sie jedoch blau und gelb mischen, erhalten sie einen »Schatz«, das wertvolle Grün – und so ist es in etwa mit dem Mais und den Bohnen! Für Veganer*innen geeignete rein pflanzliche Gerichte, aber auch im Handel erhältliche Eiweißshakes, erreichen durch eine gute Zusammenstellung von Erbsen-, Soja-, Mais-, Lupinen-, Kartoffel- und Weizenprotein eine hohe Qualität. Ein wichtiger Punkt, da eine der häufigsten Kritiken an veganer Kost der Eiweißmangel ist (siehe die ▸ Kapitel *Nicht zu viel, nicht zu wenig* und *Welches Eiweiß-Ziel verfolgen Sie?*).

Wer zwar auf Fleisch und Fisch verzichtet, jedoch Eier und/oder Milch isst bzw. trinkt, tut auch gut daran, verschiedene Eiweißquellen auf dem Teller zu haben: Die biologische Wertigkeit von Ei und Kartoffeln steigt auf 137, die von Milch und Weizenmehl auf 125 und die von Ei und Weizen auf 118. Ein spanisches Omelett, eine Tortilla, ist daher genauso eine Eiweißbombe wie ein Crêpe (insbesondere, wenn dieser statt mit Nutella mit Lachs belegt ist) oder ein Rührei, zu dem eine Scheibe Weizenbrot gegessen wird.

Haltung bewahren!

Aus Sicht der Eiweißqualität sind Fleisch, Fisch und Eier also gar nicht zwingend notwendig – zudem hört man viel Schlechtes über Fleisch & Co. Als Ernährungswissenschaftlerin werfe ich, wenn mir eine reißerische Überschrift zum Thema Fleisch begegnet, stets einen Blick in die Studie, auf die sich der Artikel bezieht. Fleisch mit welcher Qualität wurde da unter die Lupe genommen? Was wurde zum Fleisch gegessen? Wird weißes (Geflügel) oder rotes Fleisch (Rind, Lamm, Teile vom Schwein) untersucht? Handelt die Studie vom roten Fleisch natur oder verarbeiteten Fleischwaren wie Räucherfleisch, Speck oder Wurstwaren (also geräuchert, gepökelt oder gesalzen)?

Im Rahmen der EPIC-Studie (European Prospective Investigation into Cancer and Nutrition) mit über 470.000 Teilnehmenden in zehn europäischen Ländern machte es hinsichtlich des Krebsrisikos zum Beispiel einen enormen Unterschied, ob naturbelassenes und schonend zubereitetes oder industriell verarbeitetes Fleisch verzehrt wurde. Zudem war es relevant, ob gleichzeitig Ballaststoffe – beispielsweise aus einer großen Gemüseportion – mit zum Fleisch verzehrt wurde.

Eine Menge von bis zu 80 g am Tag (oder maximal 560 g / Woche) rotem, naturbelassenem Fleisch scheint das Dickdarmkrebs-Risiko nicht zu erhöhen, insbesondere dann, wenn es zusammen mit Gemüse, also Ballaststoffen, verzehrt wird. So beschreibt es auch der Gute Teller. Obgleich die Aussagen der meisten Studien hinsichtlich des Erkrankungsrisikos durch verarbeitete Wurstwaren unterschiedlich und eher zurückhaltend sind, so macht der gleichzeitige Ballaststoffverzehr wohl auch hier einen Unterschied: Eine Currywurst mit ballaststoffarmen Pommes sowie ketchupsüßer Sauce ist also nicht das Gleiche für den Körper wie eine Bratwurst mit ballaststoffhaltigem Sauerkraut und Senf. Die Ballaststoffe schützen den Darm.

Laut vieler Expert*innen geht also per se keine Gefahr von Fleisch aus, aus ökologischer und auch aus ethisch-moralischer Sicht ist es aber ein guter Impuls, einen Blick auf die Menge und die Qualität zu werfen: Nicht nur der Weltklimarat rät aufgrund der Auswirkungen auf das Klima dringend dazu, weniger Fleisch zu essen, auch seine Herkunft wirft Fragen auf.

Ich war beruflich schon hin und wieder in biologisch wirtschaftenden Betrieben zu Besuch und habe meistens Höfe gesehen, wie Kinder sie malen würden. Bilderbuch-Bauernhöfe sozusagen. Ich habe aber auch – dank eines Zufalls – die Möglichkeit erhalten, konventionelle Höfe zu besuchen. Normalerweise sind deren

Fleischqualität

Fleischeslust? Kein Problem! Fleisch ist ein gutes Lebensmittel – oder kann es sein. Denn über die Qualität entscheiden die Haltung der Tiere im Stall und auch deren Auslaufmöglichkeiten, die Fütterung und natürlich auch der Einsatz von Medikamenten oder Antibiotika.

Im Handel werden verschiedene Qualitäten angeboten. Einige Supermärkte codieren diese beispielsweise mit verschiedenen Nummern. Dabei ist die Stufe 1 die niedrigste und 4 die höchste, die für Bio-Qualität steht.

Um ausreichend mit allen wertvollen Inhaltsstoffen versorgt zu sein, benötigen wir nicht in jeder Mahlzeit Fleisch. Eine Menge von bis zu 600 g in der Woche (inklusive Aufschnitt und anderer Wurstwaren) genügt vollkommen. Es lohnt sich nicht nur aus Umweltschutzgründen, sondern auch im eigenen Interesse, auf Menge und Qualität zu achten!

WISSENSHÄPPCHEN

Türen und Tore nicht für Besucher geöffnet, doch ich durfte den betreuenden Tierarzt begleiten. Ich habe Landwirt*innen getroffen, die unterschiedlicher nicht sein könnten, und genauso unterschiedlich waren die Haltungsformen – einige von ihnen entsetzlich, andere sehr lobenswert.

Mich selbst bestärkten diese Beobachtungen in meinem Beschluss, beim Einkauf auf Bio-Fleisch Wert zu legen. Als Städterin habe ich keinen direkten Kontakt zu Tierhalter*innen, um zu sehen, wie die Tiere aufwachsen. Für mich ist die Bio-Qualität preiswert, sie ist also den Preis wert, denn einerseits habe ich die andere Art der Tierhaltung gesehen und möchte dafür kein Geld ausgeben, andererseits weiß ich, dass die bessere Qualität aufgrund besserer Haltungs- und Fütterungsmethoden nicht nur dem Tier, sondern auch mir besser bekommen. Nachweislich haben Bio-Fleisch, -Milch und -Milchprodukte mehr Omega-3-Fettsäuren (siehe ▶ Kapitel *Milch und Milch*) und in beiden Letzteren befindet sich auch mehr konjugierte Linolensäure (CLA). Und schließlich weiß ich, dass Fleisch zwar ein wertvolles Lebensmittel ist, doch trotzdem nicht in großen Mengen benötigt wird. Manchmal ist weniger eben mehr.

Das Gelbe vom Ei

Als ich in den USA lebte, sah ich häufig auf den Frühstückskarten der Restaurants, dass Omelett aus purem Eiklar angeboten wurde. Es ist zwar schon mehr als 15 Jahre her, doch ich erinnere mich noch immer gut, wie absurd mir diese Idee vorkam. Erinnern Sie sich vielleicht auch noch an die Eiklar-Omelett-Zeit? Denn auch hier in Deutschland hatte das Eigelb ja einen schlechten Ruf und irgendwie auch das ganze Ei. Wann immer ich in Workshops die Lobeshymne auf die kleinen Nährstoffbomben anstimme, fragt mindestens eine Person zögerlich:»Und was ist mit dem Cholesterin?« Oje, denke ich mir, da hat die jahrelange Fehleinschätzung und -information der Ernährungsfachgesellschaften wirklich ganze Arbeit geleistet. Genauso wie uns immer wieder eingetrichtert wurde, dass fettarme Kost gut sei, wurde auch das Cholesterin im Ei als böse und herzgefährdend eingestuft. Doch mittlerweile, so scheint es mir, hat sich dank der ausführlichen Aufklärungsarbeit (nicht zuletzt in den Printmedien) herumgesprochen, dass vom Ei keine Gefahr ausgeht. Selbst die Deutsche Gesellschaft für Ernährung hat endlich die Obergrenze für Eier freigegeben und empfiehlt einen»bewussten Verzehr«, da ja immerhin Fett und Cholesterin in ihnen enthalten sei.

Nun, so denkt der/die wissende Leser*in, welch Segen, dass Fett und Cholesterin im Ei sind, denn beide sind für den Körper äußerst wertvoll: Fett – das wissen Sie schon, gehört zu den essenziellen Nährstoffen – und Cholesterin benötigt der Körper für den Aufbau von Zellen und Hormonen, etwa unserer Geschlechtshormone Östrogen und Testosteron. Nicht vorzustellen, wo wir ohne die beiden wären! Es gäbe uns wahrscheinlich gar nicht. Mindestens ebenso wichtig ist, dass Cholesterin zum Aufbau jeder einzelnen Zelle benötigt wird, denn es ist ein unersetzbarer Bestandteil der Zellwände. Auch ohne Zellen würde es uns nicht geben. Außerdem benötigen wir Cholesterin als Baustoff für Gallensäuren, Steroidhormone (wie z. B. Cortisol, das Stresshormon) oder auch Vitamin D. Daher macht sich der Körper, wenn er nicht ausreichend Cholesterin zur Verfügung hat, selbst ans Werk und stellt Cholesterin her. Das passiert hauptsächlich in der Leber. Da dieses in der Leber produzierte und im großen Blutkreislauf zirkulierende Cholesterin nicht die Blut-Hirn-Schranke passieren kann, stellt das Hirn das für sich selbst zwingend benötigte Cholesterin sogar selbst her. Und da will noch einer sagen, dass Cholesterin für uns nicht wichtig sei, wenn selbst unser wichtigstes Organ es benötigt. Die Eigenproduktion läuft also auf jeden Fall und ein gewisser Wert ist immer im Blut messbar, selbst wenn wir gar kein Cholesterin essen würden.

Lange Zeit wurde fälschlicherweise gedacht, dass das Cholesterin, das wir essen, etwas mit dem Cholesterin zu tun hätte, das im Blut herumschwimmt. Es wurde also fälschlicherweise angenommen, dass, je mehr Cholesterin gegessen wird, desto mehr auch im Blut nachweisbar wäre – insbesondere der Wert des LDL-Cholesterins würde besorgniserregende Höhen annehmen und eine Gefahr für die Herzgesundheit darstellen. Doch das alles hat sich in Studien nicht bestätigt – und das gilt sogar dann, wenn Menschen mit Diabetes Typ 2 täglich zwei Eier essen.

Viel wichtiger für die Höhe des Cholesterinwertes im Blut ist die Gesundheit der Leber. Wenn der Cholesterinwert erhöht ist, kann das an einer erkrankten, genauer gesagt: insulinresistenten Leber liegen (siehe ▶ Kapitel *Unbemerkt ins Unglück?*). Diese hat nämlich Schwierigkeiten, die Kohlenhydrate aus dem Essen aufzunehmen. In manchen Fällen gelingt es ihr auch gar nicht mehr. Wenn die Kohlenhydrate dann aber trotzdem im Übermaß im Essen vorkommen, muss die Leber sich mit ihnen beschäftigen. Das gelingt ihr eher schlecht als recht und es kommen dabei verschiedene Kreisläufe in Schieflage. Eine Folge ist, dass die Leber zu viel Cholesterin ins Blut abgibt, sodass bei der Blutuntersuchung dann erhöhte Cholesterinwerte festgestellt werden.

Es zeigt sich immer wieder in Studien und auch bei meinen Patient*innen, dass ein erhöhter Cholesterinspiegel im Blut hervorragend reduziert werden kann, wenn die Getreide – also Brot, Nudeln, Pizza, Reis & Co. – und Süßigkeiten an den eigenen Bedarf angepasst werden (siehe ▶ Kapitel *Schmusekatzen brauchen anderes Futter als Gepardinnen*).

Das Gelbe vom Ei ist und bleibt das Gelbe vom Ei – und zusammen mit dem Eiklar hat es für mich nach wie vor jede Lobeshymne verdient: Die kleine Nährstoffbombe ist kostengünstig, denn selbst in bester Demeter-Bio-Qualität kostet sie weniger als ein Energie- oder Schokoriegel – und sorgt so egal in welcher Zubereitung für ein gutes Bauchgefühl ohne Reue.

Probiotika: Verstärkung für unsere freundlichen Mitbewohner

In Osteuropa ist es der Kefir, noch weiter im Osten heißt das Getränk Kwas, in Schweden ist es die Filmjölk, die Isländer haben den Skyr – und wir haben Dickmilch, Brottrunk, Buttermilch und Joghurt. Alle Länder haben ihre Geheimnisse und wollen alle das eine: möglichst viele Milchsäurebakterien sammeln, denn es hat sich überall herumgesprochen, dass sie für einen gesunden Darm und Körper ausgesprochen wichtig sind.

Milchsäurebakterien geht es hervorragend mit ihrem Lieblingsfutter: Zucker. Wenn sie den bekommen, dann geht die Party los. Die Bakterien futtern den Zucker und mit ausreichend Energie im Bakterienbauch vermehren sie sich munter. Manche Bakterien wie zum Beispiel die Laktobazillen in der Dickmilch oder im Joghurt favorisieren den Milchzucker. Aus Erzählungen meiner Familie weiß ich, dass meine Oma die Dickmilch wohl noch

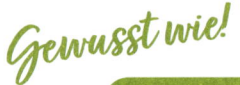

Joghurt besser selbst süßen

Um beim Joghurtverzehr nicht in die Zuckerfalle zu tappen, süßen Sie den Joghurt lieber selbst. Pro 250 g Becher Joghurt (gern Vollmilch) ist 1 Teelöffel Marmelade, Honig, Ahornsirup oder anderes Süßungsmittel angemessen. Besonders gut schmecken auch geröstete Nüsse, Saaten oder Samen dazu. Probieren Sie mal Joghurt mit Ahornsirup und geröstetem Sesam – ein Traum!

selbst hergestellt hat. Dafür hat sie die gute Milch – also die wirklich frische, nicht pasteurisierte Milch – auf die sonnenerwärmte Fensterbank gestellt und gewartet. Mehrere Stunden, eher Tage. In dieser Zeit haben sich die Milchsäurebakterien aus der Luft (dort sind immer welche zu finden) über die Milch hergemacht, bis zum Umfallen Zucker vernascht und sich fleißig vermehrt. Mit der Geduld meiner Oma war die Milch nicht mehr süß, sondern säuerlich, und der Milchzucker in ihr viel weniger.

Wenn Sie einen Joghurt-Maker zu Hause haben, dann kennen Sie diesen Prozess vielleicht: Diesen befüllt man mit frischer Milch (in diesem Fall kann auch die pasteurisierte genutzt werden) und Milchsäurebakterien – damit spart man sich das Warten. Bei einer bestimmten Temperatur geht dann auch im Joghurt-Maker die Sause ab. Der Grund, warum dieser Joghurt meist etwas flüssiger ist als der Gekaufte, ist der, dass die Hersteller meist noch Milchpulver in den Joghurt mischen, um ihn schön cremig zu rühren (das wird nur selten deklariert).

Joghurt, Dickmilch und auch Buttermilch ist das Geheimnis vieler schöner und gesunder Menschen: Eine gesunde Haut wird auch zu einem wesentlichen Teil von dem mitbestimmt, was wir essen. Die Haut liebt die Antioxidanzien (siehe ▶ Kapitel *Einen Regenbogen auf den Teller zaubern*) und auch Probiotika tun ihr gut. Und schließlich liegt ein großes Plus für die Gesundheit im

Darm: Von Verstopfung bis Durchfall – so manches Unwohlsein lässt sich mit Probiotika beheben. Erinnern Sie sich noch an die Präbiotika, die bestes Futter für Ihre Freunde im Darm sind? Die Probiotika gehören auch dazu, wobei sie kein weiteres Futter sind, sondern Verstärkung für unsere freundlichen Mitbewohner, dort leben nämlich schon welche von ihnen. Weitere Laktobazillen, Bifidobakterien und andere Milchsäurebakterien kommen dann mit Joghurt, Buttermilch, Dickmilch und den anderen internationalen Verwandten dazu. Sie dürfen sich das wie eine fröhliche Familienzusammenführung vorstellen, auf der gelacht, getanzt und sich über die Ankunft aller weiteren gefreut wird – und diese ausgelassene Stimmung scheint sich auch auf uns zu übertragen.

Für die meisten Menschen sind die Probiotika eine sehr effektive Stütze der Gesundheit und daher empfehle ich gern, Joghurt oder andere milchsäurehaltigen Milchprodukte mit in den täglichen Speiseplan einzubauen – insbesondere denen, die das Gewicht nach der Gewichtsabnahme unten halten wollen, scheinen die fetthaltigen Vollmilchjoghurts gutzutun. Ganz gleich ob schon beim Frühstück oder als Dessert zum Mittag oder am Abend.

Milch und Milch

Einige lieben sie, andere hassen sie und für einige ist sie nicht mehr als der Kaffeeweißer: Milch. Ein starker, mindestens doppelter Espresso mit guter, naturbelassener Milch ist für mich der allmorgendliche Genuss. Damit werde ich wach, mehr benötige ich erst mal nicht. Für Kinder und Jugendliche ist Milch eine hervorragende Quelle für das Calcium, mit dem sie ihre Knochen und auch Zähne stärken. Das Vitamin D, das für den Einbau des Calciums in die Knochen benötigt wird, ist in der Milch schon enthalten.

Milch (insbesondere die Kuhmilch) erfährt – teilweise berechtigt – eine immer größere Kritik. Doch sofern wir in ausreichen-

Sind Milch-Alternativen echte Alternativen?

Sind Mandeldrink, Reisdrink, Haferdrink und Sojadrink zu empfehlen? Die Antwort ist einfach: ja und nein.

Ja, wenn die Milch von Kühen, Schafen oder Ziegen nicht vertragen oder gemocht wird.

Nein, weil damit eine wertvolle Eiweiß- und Calciumquelle verloren geht, die auch gleichzeitig Vitamin D zum besseren Einbau des Calciums in die Knochen liefert.

Die Milch-Alternativen heißen übrigens Drink und nicht Milch, weil per Definition eine Milch vom Tier kommen muss. Die einzige Ausnahme ist die Kokosmilch, denn die hieß schon immer so!

WISSENSHÄPPCHEN

dem Maße mit dem Enzym Laktase ausgestattet sind, das wir zur Spaltung des Milchzuckers Laktose benötigen, und wir auch nicht allergisch auf die Eiweiße in der Milch reagieren, können wir Milch trinken. Als Erwachsener ist der Aufbau der Knochendichte weitestgehend abgeschlossen und wir benötigen die regelmäßige Calciumnachlieferungen nur noch, um den in der Jugend aufgebauten Zustand von Knochen und Zähnen zu erhalten und um einer Osteoporose vorzubeugen (Sport ist dafür übrigens auch sehr wichtig!). Wir brauchen als Erwachsene keine große Menge Milch, aber für den Kaffee, Cappuccino oder Latte macchiato oder auch mal ein Glas guter Milch zum Genuss ist sie hervorragend geeignet.

Doch obwohl sie immer weiß ist, ist Milch nicht gleich Milch. Die großen Unterschiede, die es gibt, hängen mit einer sehr berechtigten Kritik zusammen: Die Tierhaltung und -fütterung können so stark variieren wie die daraus entstehende Milch. Ein Blick in das Kühlregal mancher Lebensmittelhändler hat eine Sortimentsbreite von zehn und mehr verschiedenen Milchtypen. Es ist nicht leicht, da die Übersicht zu behalten – insbesondere, da man die Hinweise auf den Verpackungen nur noch schwer durchschauen kann.

Die Milch unterscheidet sich zunächst darin, von welchem Tier (Kuh, Schaf oder Ziege) sie kommt, und dann darin, wie dieses Tier gehalten wurde (bio oder konventionell). Wenn die Milch in der Molkerei gelandet ist, wird sie in Magermilch und Rahm (Milchfett) getrennt, um die verschiedenen Fettstufen einzustellen. Sie haben sicherlich auch noch nie eine Kuh gesehen, die einen Knopf für 1,5 % oder 3,8 % Fett hat, oder?

Um die Milch haltbar zu machen (die gänzlich unbehandelte Rohmilch oder Vorzugsmilch wäre nicht lange gut, siehe ▶ Tabelle Seite 204), wird sie wärmebehandelt, also pasteurisiert, hocherhitzt oder sogar ultrahocherhitzt. Dadurch wird die Anzahl möglicher Keime reduziert, die zum schnelleren Verderb der Milch führen können. Die Längerfrische wird dabei nicht nur hocherhitzt, sondern auch mit Druck und Dampf behandelt, sodass sie sich für Milch-Liebhaber*innen im Geschmack deutlich von einer traditionell hergestellten Frischmilch unterscheidet. Auch die H-Milch schmeckt anders, häufig setzt sich bei ihr aufgrund der hohen Temperaturen der Kochgeschmack noch deutlicher durch. Eine Homogenisierung (siehe ▶ Tabelle) nehmen die meisten Molkereien vor, doch es gibt Ausnahmen.

Lassen Sie Ihre Zunge entscheiden, ob Sie lieber die fettarme oder die Vollmilch wählen. Doch es spricht nichts, aber auch wirklich gar nichts gegen mehr Milchfett. Denn die in der Milch enthaltenen gesättigten Fettsäuren (siehe ▶ Kapitel *Der Öl-Mix macht's!*) sind kein Risiko für die Gesundheit und das Milchfett kann sogar das Diabetes-Risiko reduzieren – möglicherweise ja deswegen, weil mehr Fett satter macht und so weniger Gelüste auf ein Übermaß an Zucker entsteht. Fettreiche Milchprodukte wie Vollmilchjoghurt helfen sogar bei der Gewichtsstabilisierung. Es spricht wenig für fettarme Milchprodukte, zumal sie sogar weniger der fettlöslichen Vitamine enthalten – außer eben, man mag sie lieber.

Tiere	Kuh, Schaf, Ziege (alle enthalten Laktose)
Qualität	Bio-Milch oder konventionelle Milch
Fettgehalt	Magermilch, 0,1 % Fett
	fettarme Milch, mindestens 1,5 % Fett, in Bio oftmals höher
	Vollmilch, mindestens 3,5 %, in Bio oftmals höher
Wärmebehandlung/ Haltbarmachung	Frische Milch wird bei ca. 72–75 °C für 15–30 Sekunden pasteurisiert. Dadurch ist sie verschlossen bis zu 14 Tage haltbar.
	»Längerfrische« Milch wird bei 85–127 °C hocherhitzt und zusätzlich mit heißem Dampf behandelt. So ist sie verschlossen etwa 21 Tage haltbar.
	H-Milch wird bei über 135–150 °C für wenige Sekunden ultrahocherhitzt. Dadurch ist sie verschlossen bis zu 4 Monate haltbar.
	Rohmilch oder Vorzugsmilch werden nicht wärmebehandelt. Der Unterschied liegt darin, dass Rohmilch nur direkt auf Höfen erhältlich ist. Vorzugsmilch wird streng kontrolliert und darf auch in Lebensmittelgeschäften verkauft werden. Da sie nur wenige Tage haltbar ist, findet man sie aber selten im Supermarkt.

Verarbeitung	Homogenisiert: Fett schwimmt homogen in der Milch.
	Traditionell hergestellte Milch wird nicht homogenisiert: Milchfett »rahmt auf«, das heißt, es setzt sich aufgrund der naturbelassenen Fettstruktur oben auf der Milch ab.

Die unterschiedlichen Milchsorten

»Und was ist mit den Kalorien?«, werde ich von manchem Kursteilnehmer*innen gefragt, wenn ich Vollmilch statt fettarmer Milch empfehle. Lassen Sie uns mal auf die Zahlen schauen: Fettarme Milch hat pro 100 ml 46 kcal, eine Vollmilch mit 3,8 % etwa 68 kcal. Das sind also 22 kcal Unterschied. Das ist zwar was, aber genauso viel (oder wenig) Kalorien sind in einem einzigen der 24 Stückchen Schokolade einer ganzen Tafel. Ich vermute so häufig, dass das Bauchgefühl bei Milch viel sensibler ist als bei Schokolade. Gegen ein Stückchen Schokolade spricht gar nichts – gegen Vollmilch aber eben auch nicht.

Eine Besonderheit unter den Milchvarianten ist die traditionell hergestellte Milch, das heißt eine Milch, die nicht homogenisiert ist. Im Handel findet man sie fast nur als Bio-Milch mit Demeter- oder Bioland-Siegel. Alle anderen Milchvarianten werden homogenisiert.

Um die handelsübliche Milch zu homogenisieren, wird diese mit hoher Geschwindigkeit durch feine Röhren gedrückt, an deren Ende sie auf eine Platte prallt. Durch diesen Aufprall gehen die Fettpartikel in der Milch kaputt. Die so zerkleinerten Fettpartikel schwimmen nun mit in der Milch, ohne dass sie dem Auge auffallen. Die Milch ist eine homogene Flüssigkeit geworden, doch natürlich ist das nicht. Normalerweise, und das kennen Sie vielleicht vom Bauernhof, rahmt Milch nämlich auf. Das Milchfett

Laktoseintoleranz

Laktose heißt der Zucker in der Milch und einige Menschen reagieren auf ihn mit einer Unverträglichkeit, genauer: Intoleranz.

Wesentlich für die Verträglichkeit der Laktose ist die Menge, mit der sie im Darm ankommt – und eben auch die Geschwindigkeit, erklärte mir meine Kollegin Imke Reese, von deren Ratschlägen Sie auch im Wissenshäppchen: *Wenn der Fruchtzucker Probleme macht* profitieren konnten. Erinnern Sie sich? Alle Lebensmittel gelangen durch den Magen in den Dünndarm (siehe ▶ Kapitel *Nicht nur Liebe geht durch den Magen!*). Im ersten Darmabschnitt, dem Zwölffingerdarm, werden die Zucker aufgenommen. Wenn die Laktose nun in großer Menge und in rasender Geschwindigkeit angerauscht kommt, kann sie dem Darm Probleme machen: Die spaltenden Enzyme (Laktase) stehen nicht so schnell in ausreichender Menge parat. Die Frage ist also, wie sich das Laktose-Tempo drosseln lässt. Und hier kommt der Magen ins Spiel: Langsamer gelangen alle Speisen durch den Magen in den Darm, wenn auch Ballaststoffe und Fett mit von der Partie sind.

Das heißt, ein fettreicher Joghurt wird besser vertragen als ein fettarmer, insbesondere dann, wenn etwas Leinöl, Nüsse und/oder Nussmus und natürlich auch ballaststoffhaltiges Obst mit im Joghurt sind. Denn so kommt die Laktose langsamer im Darm an und der Laktase wird damit Zeit für die Aufspaltung gegeben. Das Gleiche gilt natürlich auch für andere laktosehaltige Milch und die aus ihr hergestellten Produkte wie Buttermilch, Quark, Frischkäse, Skyr & Co.

Imke Reese rät von jeder Art der Einschränkung ab, solange die Unverträglichkeit nicht definitiv nachgewiesen ist. Der Nachweis wird erbracht, wenn immer auf einen bestimmten Auslöser reagiert wird. Wenn nur ab und zu eine Reaktion auftritt, besteht keine Unverträglichkeit, die ein dauerhaftes Weglassen notwendig macht. Schlafmangel und Stress, so sagt die Expertin, setzen die Reaktionsschwelle herab und man reagiert schneller auf etwas, was bei fittem Zustand gut vertragen wird.

Bevor man auf wertvolle Lebensmittel verzichtet, so rät Imke Reese, sollte eher die Magenbremse bedient werden. Wenn der Körper dann mit der Laktose zurechtkommt, lag das Problem allein am Tempo. Und ich stimme ihr darin vollends zu, dass das Ziel jeder Therapie immer sein sollte, die Ernährung auf eine gute Basis zu stellen. Viele Probleme können vermieden werden, wenn Mahlzeiten regelmäßig, achtsam und mit ausreichend Zeit zu sich genommen werden und im besten Fall Gute Teller, die lange sättigen.

WISSENSHÄPPCHEN

würde, wenn man es nicht behandelt, oben auf der Milch schwimmen. Der einzige Bio-Verband, der das Homogenisieren in seinen Richtlinien verbietet, ist der sehr strenge Demeter-Verband. Für Milch-Liebhaber*innen ist diese natürliche und hochwertige Milch häufig die erste Wahl.

Sie können den Hinweis, ob die Milch homogenisiert wurde, auf der Verpackung finden, ebenso den Hinweis »traditionell hergestellt«.

Weil der Geschmack so wichtig ist, lasse ich in meinen Kochkursen gerne verschiedene Produktqualitäten nebeneinander verkosten. Das mache ich mit Wasser, mit Ölen, mit Apfelsorten, mit Käse und eben auch mit Milch. Dabei freut es mich immer wieder, wenn die Teilnehmenden jauchzen und sagen, dass sie so große Unterschiede gar nicht erwartet hätten oder dass sie so eine gute Milch lang nicht geschmeckt haben. Häufig halten sie dabei die nicht homogenisierte Milch in der Hand (siehe ▶ Tabelle). Ich mache dann sehr gern darauf aufmerksam, dass sich die paar Cents mehr für eine gute, traditionell hergestellte Milch nicht nur geschmacklich lohnen, sondern auch aus gesundheitlicher

Sicht. Denn in Bio-Milch und -Milchprodukten befinden sich auch mehr Omega-3-Fettsäuren (siehe ▶ Kapitel *Läuft ja wie geschmiert*) und die sogenannte konjugierte Linolensäure, die auch Vorteile für Herz und Kreislauf hat – nicht zu vergessen, dass hinter einer Bio-Milch auch eine Bio-Kuh steht, die mit mehr Platz, Frischluft, Auslauf und Bio-Futter gehalten wird.

Nur nicht die Hülsen fallen lassen!

Die moderne Küche hat die Hülsenfrüchte wieder fein gemacht. Nicht nur zu Hause werden neuerdings Linsensuppen von traditionell bis exotisch gewürzt gekocht, auch in Restaurants aller Klassen und Herren Länder findet man sie auf den Tellern.

In einem französischen Restaurant im Zentrum Hamburgs liebe ich eine Vorspeise besonders. Es gibt dort eine große Auswahl verschiedenster feiner Gerichte und ich bin jedes Mal verführt, etwas Neues auszuprobieren, doch ich bestelle letztlich doch immer das eine: Linsen auf Lachstatar. Die Linsen sind für meine Zunge nicht nur perfekt gewürzt – fein und dennoch intensiv genug, damit sich meine Geschmacksknospen vor Freude weit öffnen –, auch die Textur, sie sind leicht bissfest, ist in Kombination mit dem Lachs so hervorragend, dass ich den Linsen treu bleibe. Genauso gut schmecken für mich aber auch Linsen aus der Suppenkanone, ganz klassische Berglinsen mit Suppengemüse. Einfach und gut. Und auch in ihnen steckt ein Geheimnis: die Zeit. Je länger manche Gerichte ziehen, desto mehr lassen sie ihre Aromen frei.

Das kennen Sie möglicherweise von einem für die Zunge zweifellos aufregenderem Dal-Gericht. Dal ist das indische Wort für Gerichte, die hauptsächlich aus Hülsenfrüchten wie Linsen oder auch verschiedenen Bohnen, (gelben) Erbsen oder Kichererbsen gekocht werden und manchmal breiartig wie eine lang gekochte Linsensuppe sind. Die Geschmacksknospen kommen jedoch so richtig in Wallung, wenn sie die Gewürzvielfalt spüren: Neben

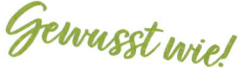
Gewusst wie!

Wenn die Korken knallen!

»Warum rülpset und furzet ihr nicht? Hat es euch nicht geschmacket?« Diese Worte werden Martin Luther in den Mund gelegt, doch es wird gemunkelt, er hätte sie nie geäußert. Fürze, oder in der Fachsprache: Flatulenzen, gehören heutzutage nicht zum feinen Ton, manchmal können sie nicht nur geruchlich unangenehm, sondern auch schmerzhaft sein. Dabei lassen sich Blähungen durch Hülsenfrüchte häufig vermeiden.

Für Hülsenfrucht-Neulinge ist die Gasproduktion der Darmbakterien vor allem bei den ersten Erbsen-, Bohnen- und Linsenmahlzeiten noch meist rege, weil sie deren Auseinandernehmen noch nicht geübt haben. Wie in jedem Training ist es daher auch für Ihre Mitbewohner im Darm angenehmer, wenn sie erst mal kleine Mengen bekommen, diese jedoch regelmäßig. Außerdem erleichtern Sie den Bakterien die Arbeit, indem Sie gut kauen. Je mehr die Speisen, die im Darm ankommen, schon zerkleinert sind, desto besser.

Und zu guter Letzt ist auch die Zubereitung wichtig: Kochen Sie Linsen und Co. schonend, das heißt bei niedriger Temperatur. So werden einige der korkenknallenden Eigenschaften von Hülsenfrüchten schon beim Garen abgebaut.

den Klassikern Zwiebel und Knoblauch kommen auch (scharfe oder milde) Chilis, Ingwer sowie Koriandersamen und Kreuzkümmel mit in das Dal. Und so können wir kulinarisch weiter gen Osten reisen und stoßen auf Gerichte mit Sojabohnen und Tofu in allen Facetten, noch ein Stück weiter landen wir in Mittel- und Südamerika, wo all die gut gewürzten Bohnengerichte Groß und Klein erfreuen. Wir kommen nach Tansania, wo ich selbst in einem Frauendorf schon feinste Eintöpfe kochen durfte, und wenn wir dem Kompass nach Norden folgen, gelangen wir wieder nach

Europa. Wenn Sie ein gutes italienisches Kochbuch aufschlagen, finden Sie eine bunte Vielfalt an Bohnen-, Linsen- und Erbsengerichten wie Suppen, Eintöpfe, Pfannengerichte. Kurz bevor wir am Ziel sind, machen wir noch einen Zwischenstopp in Schwaben, bekannt für Linsen und Spätzle, und schließlich erreichen wir Hamburg und sind wieder angekommen. Ich erinnere mich so gern an einen Eintopf, den ich wohl seit meiner Jugend nicht mehr gegessen habe: Birnen, Bohnen und Speck (Speck bitte mit scharfem S-Laut im Stil unseres Altbundeskanzlers Helmut Schmidt).

Die Hülsenfrüchte spannen also ein Netz um die ganze Welt und verbinden so nicht nur Menschen, sondern auch die beiden Pole: leckeres Essen auf der einen Seite und beste Ernährung auf der anderen. Hülsenfrüchte sind eine perfekte Mischung aus Eiweiß, Ballaststoffen und Kohlenhydraten – dazu enthalten sie auch noch die sekundären Pflanzenstoffe – und sind dabei so kostengünstig, dass sie einen Trommelwirbel verdient hätten. Wer Hülsenfrüchte als Eiweißquelle wählt, tut gut daran, verschiedene miteinander zu mischen – das konnten Sie schon im ▸ Kapitel *Gut kombiniert, Sherlock!* erfahren.

Manche Hülsenfrüchte tarnen sich – zumindest in unserem Sprachgebrauch – als Nüsse: so zum Beispiel die Erdnüsse. Erdnüsse haben unter den Nüssen lange Zeit ein Schattendasein gefristet, doch zwischenzeitlich haben sie einen Rang auf den vorderen Plätzen erobern können. Sie haben etwas, was alle anderen Nüsse nicht haben, und das ist der höchste Gehalt an Eiweiß. Fast 30 g Eiweiß sind in 100 g Erdnüssen. Cashews, auch das sind Hülsenfrüchte, haben dagegen nur 21 g Eiweiß.

Andere »echte« Nüsse oder auch Kerne, wie Walnüsse, Haselnüsse und Mandeln, sind ebenfalls verkannte Eiweißspender, doch auch sie liegen auf den Plätzen hinter der Erdnuss: Mandeln enthalten immerhin 24 g Eiweiß und Haselnüsse wie auch Walnüsse 16 g Eiweiß (jeweils in 100 g).

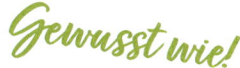

Gewusst wie!

Snackification

Mit diesem Wort beschreibt Hanni Rützler, Trendforscherin, in einem Interview einerseits, dass Menschen vermehrt von der festen 3-Mahlzeiten-Struktur abweichen und das Zwischendurchessen, also Snacken, nicht mehr nur aus Süßem besteht, sondern aus wertvollen Zutaten. Es geht also darum, dass auch bei kleinen Mahlzeiten eine möglichst gute, hochwertige Zusammensetzung der Zutaten gegeben ist. Nüsse sind dann genauso wie Gemüse die erste Wahl.

Wenn Sie unterwegs der kleine Hunger überfällt, halten Sie nach Nüssen Ausschau. Erdnüsse sind zum Beispiel fast überall erhältlich.

Und wenn ein Supermarkt in der Nähe ist, lohnt sich neben dem Gang zum Nussregal auch ein kleiner Abstecher ans Kühlregal: Dort finden Sie in der Qualität Ihrer Wahl Wiener Würstchen, Mini-Salamis, Käse in Würfeln oder auch jede Menge Milchprodukte wie Buttermilch, Schwedenmilch, Kefir oder Molke. In einigen Supermärkten gibt es auch schon vorgeschnittenes Gemüse oder Obst. Essen Sie das gern gleich dazu. Das alles können Sie natürlich auch von zu Hause mitnehmen. Wer gut organisiert ist und die Vorbereitung zu Hause nicht scheut, für den sind auch gekochte Eier eine hervorragende und günstige Snackmöglichkeit. Denken Sie an den Salzstreuer, falls Ihnen ein Ei so besser schmeckt! Mich sieht man unterwegs auch mal einen Rollmops essen, aber das ist vielleicht meiner norddeutschen Herkunft geschuldet und trifft nicht jedermanns Geschmack.

Auch meine Kollegin Imke Reese rät als Unverträglichkeitsexpertin von kohlenhydratreichen Snacks ab. Bretzeln, Brötchen, Laugenstangen, Obst, Smoothies und andere mehr gelangen viel zu schnell durch den Magen und können im Darm zu Beschwerden führen. So viele schnell verfügbare Kohlenhydrate sind für Menschen wider die Natur, sodass unsere Verdauung mit diesen Lebensmitteln überfordert ist. Ganz zu schweigen von der hungerauslösenden Wirkung.

Wofür den Nüssen – ob nun echte oder als solche getarnte Hülsenfrüchte – ebenfalls Aufmerksamkeit geschenkt werden sollte, ist neben ihren hervorragenden Fetten (siehe ▸ Kapitel *Der Öl-Mix macht's!*) der Ballaststoffgehalt. Als Eiweiß-Sieger haben Erdnüsse die Nase auch bei den Ballaststoffen ziemlich weit vorn: Mit 12 g Ballaststoffen in 100 g toppen sie Mandeln mit 11 g Ballaststoffen, Kürbiskerne mit 9 g, Haselnüsse mit 8 g, Walnüsse mit 5 g und Cashews mit nur 3 g Ballaststoffen.

Eiweiß, Fette, Ballaststoffe! Ahnen Sie, warum Nüsse so ein guter Snack und eine hervorragende Zutat in Gerichten sind? Sie sättigen hervorragend, weil sie relativ lang den Magen beschäftigen und dann, wenn sie erst mal vom Darm ins Blut gelangt sind, auch den Blutzuckerspiegel in Ruhe lassen. Süßhunger ade! Doch dazu kommen wir gleich.

Lassen Sie auch den Nüssen ihren gebührenden Ruhm zukommen. Sie sind in ihrer ursprünglichen Form sehr empfehlenswert, aber auch als Nussmus: Erdnussmus, Mandelmus und Sesammus (Tahin) können hervorragend für Saucen, aber auch beim Backen eingesetzt werden. Mit Erdnussmus lassen sich im Handumdrehen asiatische Saucen zaubern und Mandelmus verleiht dem Apfelkuchen eine verführerische Marzipannote.

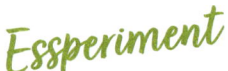

Eiweißreiches

Beobachten 1

Eiweiß sättigt am besten. Falls Sie das einmal erfahren möchten, essen Sie eine Mahlzeit, die annähernd 30 g Eiweiß (siehe ▸ Kapitel *Eiweißquellen sind unterschiedlich wertvoll*) enthält – am besten sogar so, wie der Gute Teller es beschreibt. Vergleichen Sie das Bauchgefühl jetzt mit dem Bauchgefühl nach einer Mahlzeit, die sehr wenig Eiweiß und stattdessen viel Nudeln, Reis oder andere Getreide enthält. Was fällt Ihnen auf? Wie lang sind Sie satt? Wann greifen Sie wieder zu etwas Süßem?

Beobachten 2

Fleisch ist nicht gleich Fleisch. Je nachdem, wie die Tiere gehalten und gefüttert wurden, kann es sehr unterschiedlich schmecken. Bereiten Sie sich doch mal zwei Hühnchenschenkel im Ofen zu: einen von einem konventionell gehaltenen Hühnchen und einen vom Bio-Hühnchen. Was fällt Ihnen auf? Erkennen Sie Unterschiede in Geschmack und Textur?

Ausprobieren 1

Eiweißreiche Lebensmittel gehören in jede Mahlzeit. Essen Sie doch mal eine Woche, besser einen Monat lang in jeder Mahlzeit Eiweiß. Regulieren Sie die Menge am besten auf ein Maß, das in der Mahlzeit auch noch ausreichend Platz für Gemüse in der Mahlzeit lässt.

Ausprobieren 2

Eiweißreiche Lebensmittel sind unterschiedlich vollwertig. Werten Sie die Qualität des Eiweißes in den Mahlzeiten auf, indem Sie Lebensmittel mit hoher biologischer Wertigkeit (siehe ▶ Kapitel *Eiweißquellen sind unterschiedlich wertvoll*) essen. Essen Sie beispielsweise statt Salami lieber Schinken aus Schweine- oder Rindfleisch. Oder kombinieren Sie mehrere pflanzliche Lebensmittel miteinander, sodass die Eiweißqualität steigt.

Gutes Essen fängt beim Einkauf an: eiweißreiche Lebensmittel

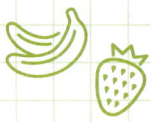

Die Natur liefert jede Menge eiweißreiche Lebensmittel, um den eigenen Bedarf zu decken. Erst wenn Sie die Menge sehr hoch setzen wollen, weil es zur Behandlung einer Erkrankung sinnvoll ist oder weil Sie Bodybuilding betreiben, sind Eiweißshakes ratsam.

Eier, Fleisch und Fisch sind aufgrund ihres hohen Eiweißgehalts und der hervorragenden Eiweißqualität zu empfehlen. Bei den tierischen Lebensmitteln ist aber nicht außer Acht zu lassen, dass wir beim Einkauf auch darüber entscheiden, welche Qualität auf unserem Teller liegt – und es spricht einiges dafür, wählerisch zu sein. Denn die Wertschätzung gegenüber einem (Bio-) Produkt gilt letztlich ja nicht nur dem Tier, sondern auch immer einem selbst.

Bio-Eier kosten kein Vermögen, machen aber für die Hühner und deren Haltung einen Unterschied. Ein Bio-Ei erkennen Sie an dem Code, der im Handel auf jedes Ei gestempelt sein muss. Beginnt der Code mit einer »0«, ist es ein Bio-Ei, beginnt er mit einer »1«, ist es ein Ei aus Freilandhaltung, »2« steht für Bodenhaltung. Die ersten zwei Buchstaben, die nach der ersten Zahl folgen, sind ein Länderkürzel: »DE« steht für Deutschland, »AT« für Österreich. Dann folgt eine längere Ziffer – der Code für den Hühnerbetrieb.

Das teuerste Lebensmittel ist wohl das, was weggeschmissen wird – und davon gibt es in Deutschland noch viel zu viel. Es geht gerade bei Fleisch und Fisch weniger darum, Massen zu kaufen, um gut ernährt zu sein. Es geht bei diesen Lebensmitteln viel mehr um Qualität und das richtige Maß.

Für die Tage mit wenig oder ohne Fleisch und Fisch gehören Linsen, Bohnen und Erbsen in all ihren Facetten in den Einkaufskorb – egal ob frisch im Sommer oder als lang haltbare Trockenware. Trauen Sie sich ruhig auch mal an neue Gerichte, das Internet und viele großartige Kochbücher versorgen Sie mit einer Menge faszinierender Rezepte – von klassisch bis außergewöhnlich. Kochen Sie sich am besten immer ein bisschen mehr, als Sie für eine Mahlzeit benötigen, denn viele dieser Gerichte schmecken am nächsten Tag mindestens genauso gut – und ersparen Ihnen Zeit!

Im Kühlregal finden Sie die bunte Welt der Milch und Milchprodukte. Milch gibt es in vielen verschiedenen Qualitäten. Probieren Sie die unterschiedlichen Produkte und lassen Sie Ihren Gaumen entscheiden. Bitte denken Sie beim Einkauf daran, dass auch Vollmilch und deren Folgeprodukte völlig in Ordnung sind, aufgrund des Fettes häufig sogar vollmundiger (und wertvoller). Der Sparfuchs inspiziert gern die sogenannte Bück- und Streckware, sprich die Ware ganz unten oder ganz oben im Regal. Dort tummeln sich die Produkte, die meist kostengünstiger, aber nicht von schlechterer Qualität sind. Um nicht auf die zuckersüßen Tricks der Lebensmittelindustrie hereinzufallen, wählen Sie am besten die ungesüßten mit der normalen Fettstufe: Joghurt mit 3,5 % Fett, Quark mit 20 % F. i. Tr. oder 40 % F. i. Tr. Süßen Sie sich die Produkte bei Bedarf lieber selbst mit etwas Marmelade, Honig, Vanillezucker, Ahornsirup und Co.

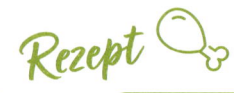 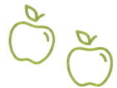

Rezept

Rosalies Hühnchen

Zutaten für 2 Personen

- 2 Hühnchenschenkel
- 4 EL (Bio-)Bratöl
- Salz, Pfeffer, Paprikapulver (mild oder scharf)
- 1 EL Gemüsebrühe in 500 ml Wasser
- 1 große Zwiebel
- 1 großer Apfel

Küchenutensilien

- 1 ofenfeste Bratpfanne (alternativ: normale Pfanne und Auflaufform)
- 1 Schneidebrett
- 1 Gemüsemesser
- Haushaltspapier
- 2 Esslöffel
- 1 Messbecher
- 1 Bratenwender
- Topflappen/Handtuch

Zubereitung

1. Den Backofen auf 200 °C Ober-/Unterhitze vorheizen.

2. Die Zwiebel schälen und würfeln. Den Apfel waschen, trocknen, vierteln, das Gehäuse entfernen und in walnussgroße Würfel schneiden.

3. Die Gemüsebrühe vorbereiten.

4. Die Hühnchenschenkel mit Küchenpapier von möglicher eigener Flüssigkeit trocknen.

5. Die Hautseite mit Salz, Pfeffer und Paprikapulver würzen.

6. Das Öl in die (ofenfeste) Pfanne geben, heiß werden lassen und die Schenkel mit der Hautseite nach unten in die Pfanne geben. Für einige Minuten anbraten, bis die Haut

kross ist. Dann die Hühnchenschenkel drehen und die andere Seite für etwa 1–2 Minuten anbraten.

7. So viel von der Gemüsebrühe in die Pfanne bzw. Auflaufform geben, dass die Haut des Hühnchens nicht berührt wird. Zwiebel- und Apfelwürfel ebenfalls in die Brühe geben.

8. Die Pfanne (bzw. Auflaufform) mit allen Zutaten in den Ofen geben und für 45 Minuten garen lassen.

Tipp: Dazu schmeckt leicht gewürztes und in etwas Öl gedünstetes Lauchgemüse.

Was haben Kohlenhydrate mit Zucker zu tun?

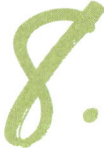

Folgt man den Schlagzeilen der einschlägigen Damen- und Herren-Magazine, die beim Friseur oder im Wartezimmer von Arztpraxen bereitliegen, ist der Zucker die Wurzel allen Übels und das Reduzieren von Zucker ein Allheilmittel. Diese Formeln sind natürlich sehr plakativ und zu einfach und mir ist nicht immer klar, ob der Unterschied zwischen Zucker und Kohlenhydraten den vielen Menschen, die sie lesen, bekannt ist. Der Unterschied ist ungefähr so wie bei »Jazz« und »Musik«: Während Jazz eine Art von Musik ist, ist nicht jede Musik Jazz. Gott sei Dank!, denkt sich jetzt vielleicht der ein oder andere und die Jazz-Kenner*innen ergänzen sofort: Jazz ist ja auch nicht gleich Jazz. Es gibt viele Arten des Jazz: New Orleans Jazz, Dixieland Jazz, Acid Jazz, Downtown Jazz … doch zurück zum Zucker und den Kohlenhydraten.

Kohlenhydrat ist der Überbegriff des Zuckers, von dem es wiederum verschiedene Arten gibt. Manche kennen Sie sicher: Fruchtzucker, Traubenzucker und Milchzucker gehören in die Gruppe. Eine Einordnung finden Sie in der Tabelle rechts.

Die Einfach- und Zweifachzucker schmecken süß. Stärke hingegen schmeckt nicht süß, obwohl sie auch nichts anderes als Zucker ist. Die Süßkraft der Stärke kommt aber zum Vorschein, wenn die langen Glukoseketten aufgespalten werden. Von diesem Phänomen haben Sie schon im ▸ Kapitel *Nicht nur Liebe geht durch den Magen!* lesen können: Wenn Sie Brot lange kauen, wird es mit der Zeit süß. Das liegt daran, dass das Getreide, aus dem das Brot hergestellt wird, als Hauptbestandteil Stärke enthält. Diese wird

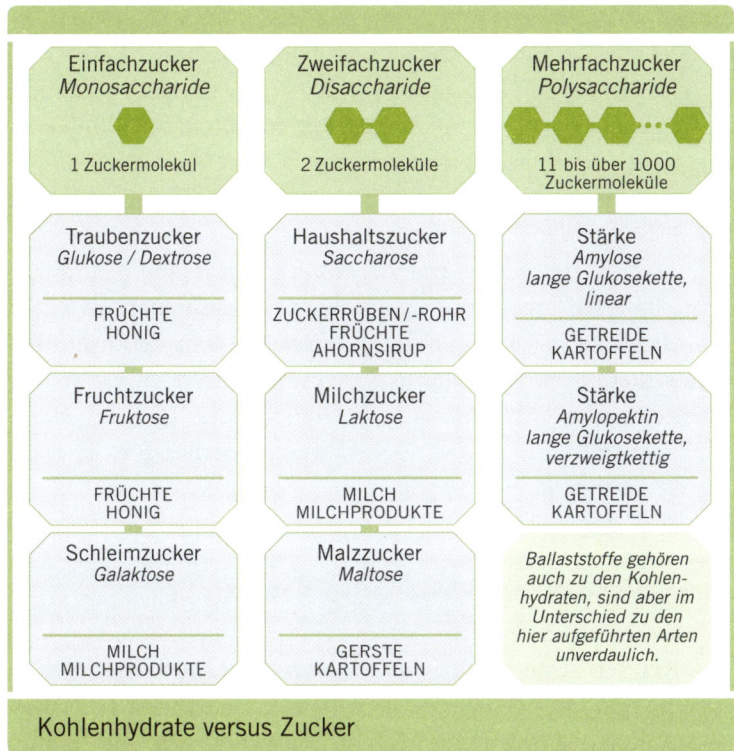

Einfachzucker *Monosaccharide*	Zweifachzucker *Disaccharide*	Mehrfachzucker *Polysaccharide*
1 Zuckermolekül	2 Zuckermoleküle	11 bis über 1000 Zuckermoleküle
Traubenzucker *Glukose / Dextrose* FRÜCHTE HONIG	Haushaltszucker *Saccharose* ZUCKERRÜBEN/-ROHR FRÜCHTE AHORNSIRUP	Stärke *Amylose* *lange Glukosekette,* *linear* GETREIDE KARTOFFELN
Fruchtzucker *Fruktose* FRÜCHTE HONIG	Milchzucker *Laktose* MILCH MILCHPRODUKTE	Stärke *Amylopektin* *lange Glukosekette,* *verzweigtkettig* GETREIDE KARTOFFELN
Schleimzucker *Galaktose* MILCH MILCHPRODUKTE	Malzzucker *Maltose* GERSTE KARTOFFELN	*Ballaststoffe gehören* *auch zu den Kohlen-* *hydraten, sind aber im* *Unterschied zu den* *hier aufgeführten Arten* *unverdaulich.*

Kohlenhydrate versus Zucker

durch das lange Kauen in ihre Einzelteile – also die Glukose – zerlegt. Wenn wir nicht lange genug kauen, passiert die Aufspaltung dann spätestens im Darm – egal ob Weißbrot oder Vollkornbrot. Und ebenso verhält es sich mit Nudeln, Reis und anderen Getreidearten oder mit Kartoffeln.

Und was ist nun mit dem Wahrheitsgehalt der Schlagzeilen? Die Antwort werden Sie in Kürze bekommen – und ich möchte eines vorausschicken: Zu verteufeln sind weder die Kohlenhydrate noch der Zucker. Wenn man Ihren Körper fragen würde, gibt es aber Wichtigeres. Erinnern Sie sich noch daran, dass es lebensnotwendige »essenzielle« Nährstoffe gibt und solche, die es nicht sind? Im ▶ Kapitel *Jeder braucht andere Energiequellen* haben Sie darüber lesen können.

Zu den nicht essenziellen Stoffen gehören Kohlenhydrate und der Alkohol. Zu den für den Körper wichtigeren, weil essenziellen Stoffen gehören Eiweiß, Fette sowie Mineralstoffe, Vitamine und nicht zu vergessen das Wasser. Ohne die läuft im Körper über kurz oder lang nichts, zumindest nicht auf bestem Niveau.

Kohlenhydrate – egal ob Stärke oder die anderen – braucht unser Körper vor allem für eines: als schnellen Energiespender. Wenn ich gefragt werde, wie viel Kohlenhydrate nötig sind, antworte ich gern mit einer Gegenfrage: Wie häufig benötigen Sie schnelle Energie? Wie häufig sprinten Sie dem Bus hinterher oder helfen beim Umzug und schleppen schwere Kisten in den fünften Stock? Altbau ohne Fahrstuhl, versteht sich! Für diese Aktionen nutzt der Körper gern schnelle Energie, für die restlichen Aufgaben kommt er mit einer geringen Menge aus.

Kohlenhydrate und Zucker

Unter dem Oberbegriff Kohlenhydrate befinden sich grob drei Arten von Zucker:

Einfachzucker, die aus einem Molekül bestehen. Dazu gehören Fruchtzucker (Fruktose), Traubenzucker (Glukose/Dextrose) und Schleimzucker (Galaktose).

Zweifachzucker bestehen aus zwei Einfachzuckermolekülen. Dazu gehören Haushaltszucker (Saccharose: Fruktose + Glukose), Milchzucker (Laktose: Glukose + Galaktose) und auch Maltose (Malzzucker: Glukose + Glukose).

Mehrfachzucker bestehen aus langen Ketten von mindestens elf bis mehreren Hundert Glukosemolekülen, darunter auch Stärke.

Im weiteren Sinne werden auch Ballaststoffe zu den Kohlenhydraten gezählt, die aber vom Körper nicht aufgenommen werden können. Alle anderen Zuckerarten schon.

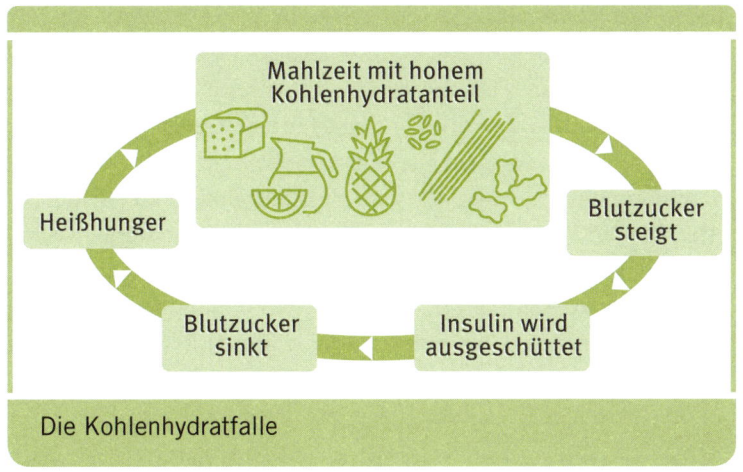

Die Kohlenhydratfalle

Das Dilemma mit den zu großen Mengen an Kohlenhydraten in einer Mahlzeit ist, dass man unbemerkt in eine Falle tappt (siehe ▸ Abbildung).

Sie kennen die einzelnen Stationen dieses Kreislaufs aus verschiedenen Kapiteln in diesem Buch. Lassen Sie ihn uns noch einmal zusammenfassen:

Nachdem die Kohlenhydrate die Zunge passiert und den Magen durchquert haben, landen sie im Darm. Spätestens dort werden alle Kohlenhydrate in ihre Einzelteile zerlegt und sie geraten ins Blut, um dem Körper als Energiespender zur Verfügung zu stehen (der Blutzuckerspiegel steigt). Damit der Zucker in die Zellen kommt, wird Insulin benötigt (Insulin wird ausgeschüttet). Insulin ist wie ein Schlüssel, der zum Schloss der Zellen passt, um für den Zucker die Türen zu öffnen. Die größte Menge nehmen die Muskeln ab, insbesondere nach dem Sport. Wenn der Zucker in den Zellen angekommen ist, ist er nicht mehr im Blut (der Blutzuckerspiegel sinkt). Da das Insulin häufig überreagiert – insbesondere dann, wenn der Blutzuckerspiegel sehr schnell und stark angestiegen ist –, sinkt der Blutzuckerspiegel zu sehr und das Gefühl der Unterzuckerung, das häufig mit Heißhunger einhergeht, folgt. Was machen wir? Wir gehen auf Nahrungssuche. Was suchen wir? Eier? Käsewürfel? Nüsse? Meist nicht, sondern eher etwas, das uns aus dem Zuckerloch schnell wieder herausholt. Und das ist wieder etwas Kohlenhydrathaltiges: Laugenstange, Gummibärchen, Obstsäfte … so futtern wir häufig zu viele Kohlenhydrate und wenn wir das täglich oder wöchentlich mehrmals machen, wird's für den Körper zu viel und er bittet um Hilfe, leider häufig unbemerkt, weil nicht aufs Bauchgefühl gehört wird.

Lassen Sie uns nun eintauchen in die bittersüße Welt der Kohlenhydrate und herausfinden, wie jeder einen guten Umgang mit ihnen finden kann.

Insulin alias »das Dickmacher-Hormon«

Insulin ist ein Hormon aus der Bauchspeicheldrüse, das Sie wahrscheinlich im Zusammenhang mit der Stoffwechselkrankheit Diabetes kennen. Es gibt zwei Diabetes-Typen, Typ 1 und Typ 2, die sich vor allem in der Menge an Insulin unterscheiden, die im Körper produziert wird.

Bei Diabetes Typ 1 wird gar kein Insulin produziert, sodass diese Personen immer Insulin von außen zu sich nehmen müssen. Bei Diabetes Typ 2 wird die selbst produzierte Menge an Insulin mit zunehmender Dauer der Erkrankung niedriger. Im Anfangsstadium nehmen die Personen mit Diabetes Typ 2 häufig nur Medikamente und später auch Insulin. Anders als lange Zeit vermutet, besteht bei Diabetes Typ 2 die Chance, das Fortschreiten der Erkrankung aufzuhalten oder die Uhr sogar zurückzudrehen. Entscheidend dafür ist der richtige Lebensstil inklusive guten Essens und eines angepassten Speiseplans.

Wir haben bereits erfahren, dass das Insulin benötigt wird, um den Blutzuckerspiegel nach dem Verzehr von Kohlenhydraten wieder zu normalisieren und den Zucker in die Zellen zu befördern. Ein zu hoher Blutzucker würde erst zu Unwohlsein und Nervosität führen, bevor das diabetische Koma eintritt. Derweil kommt es jedoch auch unbemerkt zu dauerhaften Schäden in den Blutbahnen. Bei gesunden Menschen wird Insulin aus der Bauchspeicheldrüse ausgeschüttet – und zwar immer dann, wenn auch nur ein minimaler Anstieg des Blutzuckers gemessen wird. Das Insulin ist echt auf Zack!

Da alle Zellen im Körper für ihre Aufgaben Zuckerenergie verwenden – auch für einen spontanen, energischen Sprung zur Seite, falls der Säbelzahntiger es auf uns abgesehen hat –, ist immer etwas Zucker im Blut. Normal sind Werte zwischen 50 und 110 mg Glukose in einem Deziliter (dl, entspricht 100 ml) Blut. Wenn wir gerade nichts gegessen haben, nüchtern am Morgen, sollte die Zahl unter 100 mg/dl liegen, nach dem Essen steigt der Zuckerwert auf maximal 140 mg/dl an. Und wodurch steigt er an? Durch die Kohlenhydrate. Die anderen Stoffe wie Eiweiß oder Fett lassen den Blutzuckerspiegel unberührt – und auch für ihren eigenen Weg in die Zellen wird so gut wie kein Insulin gebraucht.

Es leuchtet Ihnen vielleicht jetzt schon ein, dass eine Person mit geringer oder ausbleibender Produktion von Insulin besser daran täte, weniger Kohlenhydrate zu essen. Denn nur für die Kohlenhydrate braucht die Person ja die Hilfsmittel. Aber es kommt noch dicker.

Insulin ist ein Hormon, das nicht nur dafür da ist, wie ein Wachhund den Blutzuckerspiegel zu beschützen. Insulin ist auch dafür da, Körpermasse aufzubauen. Das ist zu Zeiten, in denen es nicht ständig genug zu essen gibt, ein echter Vorteil, denn wenn es endlich mal in großer Menge Essen gab, konnten dank des Insulins die Fettzellen schön vollgestopft werden mit Energie. Die nächste Hungerperiode bedeutete dann keine so große Lebensgefahr.

In unserer westlichen Welt hat sich das geändert: Keiner will echte Hungersnöte erleben, doch für einige ist die ständige Verfügbarkeit von Essen leider auch eine Herausforderung. Denn wenn ständig gegessen wird, ist das nicht nur unangenehm für Magen und Darm, sondern auch für den Rest des Körpers eine kaum zu bewältigende Aufgabe. Bei jeder Mahlzeit – und nun müssen wir genau sein: bei jeder kohlenhydrathaltigen Mahlzeit – wird Insulin ausgeschüttet, um den Blutzuckerspiegel wieder zu senken. So weit, so gut. Doch gleichzeitig hat das Insulin auch die Aufgabe, die Fette vermehrt in die Fettzellen zu schleusen und den Zucker in alle Zellen, vorrangig in Muskel- und Leberzellen.

Während die Fettzellen sich bei Bedarf – wenn viel Essen da ist – vergrößern oder vermehren können, sind die Muskelzellen in Anzahl und Größe ziemlich limitiert. Ein/e Kraftsportler*in im Boxring hat offensichtlich größere Muskeln als ein/e Denksportler*in im Büro. Die Speicher dieser beiden haben also unterschiedliche Kapazitäten und werden auch unterschiedlich schnell wieder geleert. Der Mensch mit mehr körperlicher Bewegung verbraucht mehr als der Mensch am Schreibtisch.

Damit die Muskel- und auch die Leberzellen bei jeder kohlenhydrathaltigen Mahlzeit nicht wieder von zu viel Zucker überschwemmt werden – denn zu viel Zucker wirkt giftig –, wird die Funktion des Insulins mit der Zeit heruntergeschaltet und so kann der Zucker nicht mehr in die Zellen gelangen. Dieses Herunterschalten nennt sich Insulinresistenz. Die Zellen sind resistent gegenüber dem Insulin, sodass der Zucker komplett oder zumindest teilweise außerhalb der Zellen bleibt. Und wo bleibt er dann? Er bleibt da, wo er herkommt: im Blut! Und dort kann er gemessen werden.

Insulinresistenz (frühzeitig) erkennen

Die Insulinresistenz kann der Vorbote oder auch die Begleiterscheinung von Erkrankungen sein. Sie frühzeitig zu erkennen und zu handeln, ist Gold wert.

Insulinresistenz bedeutet, dass die Glukose nur noch eingeschränkt oder gar nicht von den Zellen aufgenommen wird. Dafür werden die Höhe und der Verlauf des Blutzuckerspiegels im Blut beobachtet. Damit wird erkennbar, ob eine Vorstufe oder schon ein manifester Diabetes Typ 2 vorliegt. Der Beginn einer Insulinresistenz zeigt sich daran, dass entweder im Blutzuckerspiegel am Morgen oder sich dieser nach dem Essen nicht innerhalb von zwei Stunden normalisiert hat.

Morgens ist ein Wert unter 100 mg/dl normal. Wenn der Wert morgens, nüchtern, nach acht bis zehn Stunden ohne Essen und Trinken (bis auf Wasser oder Kräutertee) schon über 100 mg/dl liegt, ist das ein Zeichen für eine Vorstufe zum Diabetes Typ 2, dem sogenannten Prä-Diabetes. Dasselbe gilt, wenn der Wert zwei Stunden nach dem Essen nicht wieder unter 140 mg/dl gesunken ist.

Da der Blutzuckerspiegel hauptsächlich von den Kohlenhydraten abhängt, ist ein Essen mit mehr Eiweiß, Fetten und Gemüse die bessere Wahl. Für die Diagnose von Diabetes Typ 2 wird ebenfalls der Glukosewert im Blut verwendet und zusätzlich der HbA1c-Wert, der sogenannte Langzeitzuckerwert. Nüchtern gemessene Blutzuckerwerte über 126 mg/dl sind ebenso ein Diagnosekriterium für den Diabetes Typ 2 wie ein Wert, der zwei Stunden nach dem Essen über 200 mg/dl liegt. Außerdem deutet ein HbA1c-Wert über 6,5 % auf eine Erkrankung hin.

Anders als man früher dachte, ist dies aber keine Sackgasse, in der nur der Griff zu Medikamenten helfen kann. Mit den richtigen Lebensmitteln lässt sich das Fortschreiten des Diabetes nicht nur aufhalten, sondern sogar rückgängig machen.

WISSENSHÄPPCHEN

K(l)eine Zauberei: Wie aus Zucker Bacon wird

Das Zuviel an Zucker, das dazu führt, dass (zu) viel Insulin im Blut ist, ist vor allem für Bewegungsmuffel eine Herausforderung. Denn bei den Sportler*innen wirkt die Bewegung ähnlich wie Insulin: Die bewegten Muskeln bauen bei der Arbeit Zucker ab, den sie gern wieder auffüllen wollen, und so nehmen sie den Zucker aus dem Blut dankbar auf. Die Zellen der Sportmuffel ächzen eher unter der Last jeder neuen Zuckerladung, denn sie sind durch die letzten kohlenhydrathaltigen Mahlzeiten schon so voll, dass sie keinen Bedarf mehr haben. Das Ächzen und Stöhnen ist lange Zeit nicht zu merken oder zu fühlen. Wir spüren nur das Endergebnis: mehr Bauchspeck unter der Haut und auch im Bauchraum. Der nicht von den Muskel- und Leberzellen aufgenommene Zucker schwimmt nämlich nach jeder getreidereichen Nudel-, Brot- und Reismahlzeit oder nach jedem Süßigkeitenexzess im Blut rum. Gleichzeitig wird – wie Sie schon erfahren haben – ruck, zuck das Insulin ausgeschüttet, stets in dem Bemühen, den Zucker doch noch irgendwie in den Zellen unterzubringen. Dafür rückt das Insulin, weil es zunehmend weniger Durchsetzungskraft hat, mit einer immer größeren Armada an. Und erreicht trotzdem nicht das, was es will: Es senkt nicht den Blutzuckerspiegel und lässt stattdessen auch noch das Bauchfett wachsen.

Durch das Zuviel an Insulin im Blut erhält die Leber ein Fehlsignal, das ungewollte Folgen hat: Sie beginnt mit der vermehrten Neuproduktion von Fett, im Fachwort De novo lipogenesis. Sie haben davon bereits im ▶ Kapitel *Unbemerkt ins Unglück!* lesen können und dort haben Sie auch erfahren, dass der dicker werdende Bauch nicht aus ästhetischer, sondern aus medizinischer Sicht gefährlich sein kann. Denn das Bauchfett ist Auslöser vieler Erkrankungen, die sich genauso leise anschleichen wie das Bauchfett zunächst selbst: Entzündungen, Herz-Kreislauf-Erkrankungen, Diabetes. Für diese Stoffwechselstörungen ist ein weicher flacher Bauch weniger problematisch als ein runder weicher oder gar ein runder harter Bauch – denn auch einige schlanke Menschen sind von dem Überschuss an Bauchfett im Innenraum betroffen.

Wenn die Insulinresistenz bei Dick und Dünn die Fettneubildung in der Leber provoziert, dann macht sie das selbst dann, wenn nicht überbordend viel gegessen wird. Selbst wenn unter diesen Umständen genauso viele Kalorien gegessen werden wie der Körper verbraucht, macht er aus allem, was stärke- oder zuckerreich ist, neues Fett. Und als ob das noch nicht schlimm genug wäre, handelt es sich auch noch um solche Fette – sie nennen sich Palmitinsäure, Palmitoleinsäure, Stearinsäure oder Ölsäure –, die insbesondere schlecht für die (Herz-)Gesundheit sind.

Es ist also höchste Zeit danach zu schauen, wie das alles aufzuhalten ist und wie die Leber wieder in unserem Sinne funktioniert – mit oder ohne Gewichtsabnahme und natürlich kulinarisch wertvoll!

Schmusekatzen brauchen anderes Futter als Gepardinnen

Frau Oswald kam zu mir in die Praxis, da bei ihr ziemlich viel nicht mehr im Lot war, zumindest was den Stoffwechsel anging. Privat war sie glücklich und hatte einen lieben Partner an ihrer Seite. Nach dem Gespräch mit ihrem Arzt, der auch auf die Dringlichkeit einer Lebensstiländerung hinwies, war ich mit Frau Oswald alle möglichen Optionen durchgegangen. Sie sagte, dass sie ja von dem Wert des Sporttreibens wisse, sich dazu aber einfach nicht aufraffen könne. Ihr machte Sport einfach keinen Spaß. Spazierengehen sei in Ordnung, doch sie gehöre eher zu den gemütlichen Menschen. Frau Oswald ist vom Stoffwechsel her gesehen eindeutig eine Schmusekatze.

Schmusekatzen, die das Leben eher langsam angehen und zu viel Bewegung meiden, brauchen anderes Futter als andere Katzen. Geparden, die jagenden Katzen, sind anders drauf. Sie sind sehnig, haben viele Muskeln im Körper und rennen schneller als alle anderen. Der Lebensstil der beiden ist durchweg verschieden – und keine möchte wohl mit der anderen tauschen.

Statt mehr Sport zu machen, wollte Frau Oswald lieber ihre Ernährung ändern, sie also an den Stoffwechsel einer Schmusekatze anpassen. Nicht nur, weil sie weniger Muskeln und daher kleinere Speicher für Kohlenhydrate hatte, sondern auch, weil schon ihre Blutwerte größere Probleme ihrer Leber anzeigten und der vergrößerte Bauchraum auf eine vermehrte Fetteinlagerung hinwies. Frau Oswalds Bauchgefühl hatte ihr zugeflüstert, dass anders essen ihr helfen würde. Und so war's auch: Weniger Getreide, Süßes und Obstsäfte, und ihre Blutwerte änderten sich innerhalb von wenigen Wochen sehr ins Positive. Sie achtete auf mehr Eiweiß und Gemüse in jeder Mahlzeit und nahm weniger Kohlenhydrate zu sich. An einigen Tagen hat sie Brot, Nudeln, Reis und auch süße Säfte gänzlich gemieden, an anderen Tagen sehr reduziert zu sich genommen. Mit ihren spanischen Wurzeln waren gute Öle für sie eine Selbstverständlichkeit, sodass es ihr an nichts mangelte, was sie auch mit ihrem von Beratung zu Beratung breiteren Lächeln zeigte.

Speicher voll!

Die Zuckerspeicher sind bei Muskelpaketen wie Herrn Klitschko, dem Boxweltmeister, doppelt groß so wie bei mir, sagte mein damaliger Chef und leitender Professor in der Sportmedizin an der Uni Hamburg. Ich habe diese Aussage nie überprüft, doch der Inhalt blieb hängen. Herr Klitschko kann also sage und schreibe 600 g Glukose in seinen Muskeln speichern. Die Zahl beeindruckte mich sehr, doch meines Erachtens hatte er sich das mit seinem sicher sehr harten Training redlich verdient. Für einen durchschnittlich gebauten Menschen wie mich – und vielleicht auch Sie – sind 300 g Glykogen (gespeicherte Glukose) normal. Dazu kommen noch etwa 100 bis 150 g Glykogen in der Leber.

Kohlenhydratspeicher und die Reserven

Die Leber-Glykogenspeicher sind als Notfall-Aggregate vorgesehen und werden nur dann angezapft, wenn entweder sehr schnell Zucker gebraucht wird oder wenn die Muskelspeicher leergelaufen sind. Wenn alle Speicher erschöpft sind, hat der Körper immer noch die Möglichkeit, aus Eiweißen neue Glukose oder aus Fetten einen Ersatztreibstoff namens Keton zu bauen.

WISSENSHÄPPCHEN

Als es in unserem Alltag noch ein relativ kleines Angebot an stärke- oder zuckerreichen Lebensmitteln gab, kamen wir mit den normalen Speichergrößen gut zurecht. Doch Schritt für Schritt hat sich das geändert.

Die erste Stufe war der Moment, als wir von Jägern und Sammlern zum Anbau von Getreide übergegangen sind. Statt Fleisch und Fisch sowie Pilzen, Wurzelgemüse, Beeren und Nüssen kam weltweit mehr und mehr Stärkereiches auf den Teller: in Europa verschiedene Getreide wie Weizen und Hafer, in Asien der Reis, in Mittelamerika der Mais und in Südamerika die Kartoffel.

Später kam in Südostasien die Gewinnung von Zucker aus Zuckerrohr hinzu und erst im 19. Jahrhundert begann man in Europa mit der Gewinnung aus Zuckerrüben. Bevor wir den Zucker hatten, war Übergewicht ein Privileg weniger Menschen in Europa. Durch die einsetzende Einfuhr aus den Kolonien in Fernost wurde es dann zuerst in England zu einem massigen Problem vieler. Mit den wachsenden Importmengen wurde Zucker immer billiger und zunehmend auch in Süßigkeiten, Marmeladen sowie in Getränken wie Kaffee, Tee, Kakao, aber auch verarbeiteten Lebensmitteln verwendet.

Und damit begann dann auch die letzte bittersüße Stufe – hochverarbeitete Lebensmittel, die in der Nachkriegszeit eine steigende Beliebtheit fanden, und Softdrinks mit einem hohen Anteil an billigem Fruchtzucker aus Mais – sogenannter high fructose corn syrup, kurz: HFCS.

Im Jahr 2016/2017 haben die Menschen in Deutschland durchschnittlich 33,8 kg Zucker gegessen, das sind in etwa 93 g Zucker am Tag. Denken Sie vielleicht das Gleiche wie ich? Da haben wir ja täglich noch Platz für 207 g Kohlenhydrate, um die Muskelspeicher mit stärkehaltigen Getreiden, den anderen Kohlenhydratlieferanten, zu füllen. Stimmt! Und laut Nationaler Verzehrsstudie machen wir das auch – Frauen mit durchschnittlich 220 g Kohlenhydraten am Tag und Männer mit 270 g.

Und dennoch haben wir bei dieser Rechnung ein Problem: Über Nacht werden die Speicher nicht auf null gesetzt. Am nächsten Tag ist – sofern wir uns nicht irgendwann mal mächtig ausgetobt haben – immer noch Speicherplatz vom Vortag belegt. Wenn nun Tag für Tag so viel Getreide, Süßes sowie süße Getränke in den Körper kommen, aber kein Sport gemacht wird, sind die Speicher einfach voll! Und Sie haben ja schon in den letzten Kapiteln erfahren, wie der Zucker und die Kohlenhydrate zu Bauchspeck werden. Es darf also keinen mehr wundern, dass die Deutschen dicker werden.

Dabei machen nur 11,67 Millionen Menschen in unserem Land mehrmals in der Woche Sport. Weitere 15,27 Millionen betätigen

Grenzerfahrung für die Muskeln

Eine 200-g-Tüte Gummibärchen enthält 154 g Kohlenhydrate und füllt damit schon die Hälfte der Zuckerspeicher in Ihren Muskeln. In 100 g rohen Nudeln befinden sich etwa 72 g Kohlenhydrate, das ist ein knappes Viertel Ihrer Muskelspeicherkapazität. Unglaublich, aber wahr! Im ▶ Kapitel *Offensichtlich versteckt* erfahren Sie, wie Sie es für sämtliche verpackte Lebensmittel ausrechnen können.

WISSENSHÄPPCHEN

sich immerhin mehrmals im Monat sportlich und von den übrigen knapp 55 Millionen können wir die Kinder abziehen, denn die sind häufig aktiv, weil sie noch ihre natürlichen Hummeln im Hintern haben. Aber die anderen? Die haben häufig nicht nur die Speicher, sondern auch die Nase voll.

Luxus muss man sich verdienen

Mehr Schuhe shoppen, als man benötigt, ist Luxus. Mehr Kohlenhydrate essen, als der Körper benötigt, auch.

Der Körper hat einen Bedarf von etwa 130 g Kohlenhydraten am Tag, um Hirn- und Nervenzellen mit ihrem Lieblingsfutter zu versorgen. Wenn wir weniger essen würden, wäre das kein Problem, denn aus den meist ausreichend vorhandenen Körperfetten können die Ersatztreibstoffe hergestellt werden. Und wenn wir regelmäßig mehr essen, als wir verbrauchen – auch das wissen Sie bereits –, gibt's auf Dauer Probleme, denn die Speicher sind voll und aus den nicht speicherbaren Kohlenhydraten wird Fett aufgebaut.

Was würden Sie also sagen, wenn Sie folgendes Essprotokoll lesen, für eine Person, egal ob männlich oder weiblich, die Ende 40 und im Beruf voll eingespannt ist, mit entsprechend wenig Zeit für Sport?

- Morgens, 6.30 Uhr, Frühstück zu Hause: ein Toastie mit Butter (dünn) und Marmelade, dazu Kaffee

- Morgens, 9.00 Uhr, Frühstück in der Firma: 250 g Fruchtjoghurt Erdbeere

- Vormittags, 11.00 Uhr, am Schreibtisch: 3 kleine Schoko-Kugeln, 1 Becher Kaffee mit etwas Milch

- Mittags, 12.00 Uhr, in der Kantine: Reispfanne mit Gemüse und Hühnchen, 500 ml Apfelsaftschorle, als Dessert kleiner Vanillepudding

- Nachmittags, 13.30 Uhr, am Schreibtisch: 1 Becher Kaffee mit etwas Milch

- Nachmittags: 15.00 Uhr, am Schreibtisch: 1 Becher Kaffee mit etwas Milch, 2 Kekse

- Nachmittags, 17.30 Uhr, zu Hause: 1 Birne

- Abends, 18.30 Uhr, zu Hause: 1 Teller Nudeln mit Pesto und kleiner Salat mit Essig-Öl-Dressing, 200 ml Johannisbeersaftschorle

- Abends, 20.00 Uhr, zu Hause auf dem Sofa: 1 Glas Wein und 1 Handvoll Chips

- Über den Tag verteilt: 1 Liter Wasser.

Da Sie möglicherweise gerade streng durch die Kohlenhydrate-Brille sehen, fällt Ihnen wahrscheinlich auf, dass in jeder Hauptmahlzeit das stärkehaltige Getreide (Brot, Reis, Nudeln) die Hauptzutat war, dass zudem viele kleine Zwischenmahlzeiten (Fruchtjoghurt, Schoko-Kugeln, Kekse) sowie das Dessert weiteren Zucker enthielten und dass die süßen Getränke (Saftschorle am Mittag sowie Abend) und Chips, die ebenfalls viel Zucker enthalten, das Kohlenhydratkonto einer bewegungsarmen Person weit überstrapaziert haben.

Setzen Sie doch nun bitte einmal die Eiweißbrille auf: Zum Mittag gab es etwas Hühnchen und etwas Milch im Pudding sowie in jedem Kaffee. Die Person hat viel zu wenig gegessen, um langfristig satt zu sein.

Und dann kramen Sie bitte noch die Gemüse-Obst-Brille hervor: mittags etwas Gemüse in der Reispfanne, eine Birne am frühen Abend, ein kleiner Salat zum Abendessen. Da hungert nicht nur der Vitamin- und Mineralstoffbedarf, sondern da hungern auch die freundlichen Mitbewohner im Darm.

So ein Esstag ist gar nicht so außergewöhnlich und er zeugt davon, dass in vielen Mägen ziemlich viel Luxus in Form von Koh-

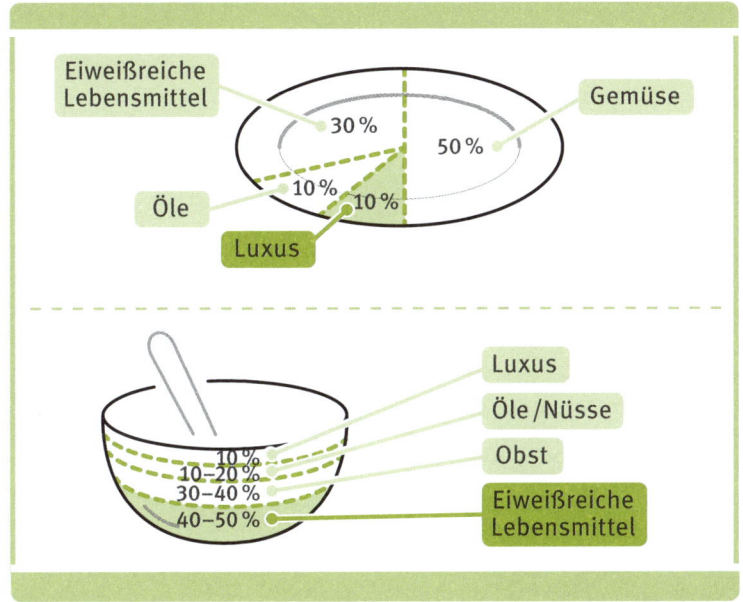

lenhydraten landet und gleichzeitig viel zu wenig von dem, was der Körper wirklich gut gebrauchen könnte.

Wer mit dieser Lebensmittelauswahl und mit diesem Lebensstil (noch) schlank ist, gehört möglicherweise zu den wenigen, die tatsächlich kein Problem mit den Kohlenhydraten haben. Wenn auch sonst alles im Körper in Ordnung ist, kann nichts dagegen gesagt werden. Im Sinne der Vorbeugung würde ich dennoch für mehr Eiweiß und Gemüse appellieren.

Die meisten Personen, die zu mir in die Praxis kommen, haben schon erste leichte oder auch schwere gesundheitliche Probleme. Und manche von ihnen haben einen ähnlichen Lebensstil wie die oben beschriebene Person. Insbesondere dann, wenn die Blutwerte auch schon entgleist sind und der Bauch in den letzten Jahren runder und runder geworden ist, rate ich ihnen, die Menge an Luxusartikeln wieder auf ein gesundes Maß zu senken. Nicht zuletzt auch deswegen, um im Magen wieder mehr Platz für die sinnvolleren Lebensmittel zu schaffen.

Allen, die mehr als die 130 g Kohlenhydrate am Tag essen möchten, empfehle ich das Sporteln. Denn Sport ist die Währung, mit der man sich die Extra-Kohlenhydrate dazuverdient – so wie Geld die Währung ist, mit der die Schuhe bezahlt werden. Für die sportlich Aktiven kann der Luxus-Anteil auf dem Guten Teller größer ausfallen. Als Pi mal Daumen können Sie mit 50 g Extra-Kohlenhydrate für jede Stunde Sport rechnen. Mehr Sport, mehr Luxus.

Aufgewachte Expert*innen

Wissenschaft schafft Wissen – und dieses neue Wissen gelangt dann irgendwann aus den Studierstuben an die Öffentlichkeit, sodass alle etwas davon haben. Erst landen die Erkenntnisse aus den Studien in den Fachjournalen, wo sie von den Wissenschaftler*innen auf der ganzen Welt gelesen werden können. Später gelangen sie in die Publikumspresse, weil die Journalist*innen selbst

Studien lesen oder weil sie Wissenschaftler*innen zu einem bestimmten Thema interviewen.

Eine wissenschaftliche Erkenntnis, die diesen weiten Weg nehmen musste, ist die Unbedenklichkeit von Eiern. Regelmäßig fragen mich die Teilnehmer*innen von Workshops, wie viele Eier sie denn gefahrenlos essen dürften. Auf meine Antwort, dass es keine Obergrenze für Eier mehr gebe, folgt oft ein großes Aufatmen: Nun könne man die Eier endlich wieder mit gutem Gewissen essen – denn an die Empfehlung habe man sich eh nicht gehalten und der Cholesterinspiegel sei auch völlig in Ordnung. Andere reagieren frustriert: Ich erinnere eine Dame, die sehr gern Ei aß, aber aufgrund ihres erhöhten Cholesterinspiegels von ihrem Arzt die Empfehlung bekam, nicht mehr als drei Eier in der Woche zu essen. Seither hatte sie auf unzählige Eier verzichtet und die restlichen hatte sie nur mit sehr schlechtem Gewissen hinuntergebracht. Der Irrglaube, dass Cholesterin aus dem Essen für uns schädlich sei, basiert auf der ebenso falschen Annahme, dass Fett für uns schlecht sei und der Verzicht auf beide die Herzgesundheit fördert. Der Wissenschaftler, auf den diese Überzeugung zurückgeht, heißt Ancel Keys. Er schrieb noch 1953 in einer Forschungsarbeit, dass »die sehr fetthaltige Kost der US-Amerikaner kaum förderlich für die Gesundheit erwachsener Männer ist, doch es ist zu früh, es als die einzige Ursache für die gestiegene Todesrate durch Herzerkrankungen verantwortlich zu machen«. Auf den folgenden Seiten ergänzte er, dass »bei Hasen und Hühnchen eine Ernährung mit hohen Mengen an Cholesterin zu Arteriosklerose führt. Und zweifellos stehen die Cholesterinablagerungen in den Arterien im direkten Zusammenhang mit dem Cholesterinspiegel im Blut. Doch bei Menschen, oder bei Affen, hat das Cholesterin aus dem Essen einen sehr geringen Effekt auf das Blut, selbst wenn enorme Mengen an Cholesterin gegessen wurden.«

Ein paar Jahre später wollte Ancel Keys in einer umfassenden Studie dann doch den Beweis erbringen, dass auch bei Menschen die gesättigten Fettsäuren, die vor allem in tierischen Lebensmitteln vorkommen und auch gleichzeitig Cholesterin enthalten, zu mehr Herz-Kreislauf-Erkrankungen führen. Dafür hat er die Ernährungsgewohnheiten in mehreren Ländern mit den Erkrankungsvorfällen verglichen – und er kam zu dem Ergebnis, dass 94 % der Herzerkrankungen auf die gesättigten Fettsäuren zurückzuführen seien, weil diese die Tendenz zeigen, mit erhöhten Cholesterinwerten zusammenzuhängen.

Sie ahnen es vielleicht schon: Eine Tendenz ist nicht das Gleiche wie die Aussage, dass die gesättigten Fettsäuren und der dadurch ansteigende Cholesterinspiegel die Ursache und die Herzerkrankungen die Wirkung sind. Bei der Bewertung von Studienergebnissen sind Tendenz und Ursache-Wirkung zwei streng zu unterscheidende Begriffe. Doch das ist noch nicht das Schlimmste: In der Auswertung sind die Länder, die nicht die von Ancel Keys und Co. erwarteten Ergebnisse brachten, einfach unter den Tisch gefallen. Von den ursprünglich 21 Ländern wurden von Ancel Keys nämlich nur sieben für seine Schlussfolgerung berücksichtigt. Als andere Wissenschaftler*innen im Jahr 1957 alle Ergebnisse aus den 21 Ländern untersuchten, fanden sie heraus, dass nur 1 % der Herzerkrankungen auf das Nahrungsfett zurückzuführen sei, 99 % der Ursachen also woanders liegen. Doch das hatte man nicht hören wollen – daher lauten die offiziellen Ernährungsempfehlungen seither, dass wir uns besser sehr fett- und cholesterinarm ernähren.

Wer diese Geschichte kennt, versteht den Ärger der Dame aus meinem Workshop: Ihr ganzes Bemühen und der Verzicht auf lieb gewonnene Lebensmittel war wissenschaftlich gesehen vollkommen sinnlos. Am Ende waren ihre Worte: »Ach, hätte ich mal auf mein Bauchgefühl gehört!«

Mittlerweile ist die Datenlage viel größer geworden, wobei nicht jede Studie, die gemacht wird, die gleiche Aussagekraft hat. Manche benötigt man, um sich einem Thema zu nähern und wissenschaftliche Erfahrungen zu sammeln. Wenn dann jedoch für die Allgemeinheit gültige Empfehlungen ausgesprochen werden sollen, sollte man sich auf die aktuellsten Studien mit der höchsten Qualität stützen. Doch genau das scheint für manche Fachgesellschaften eine wahre Herausforderung darzustellen, sodass immer noch Empfehlungen ausgesprochen werden, die wissenschaftlich schon lange überholt sind.

Nachdem der Gedanke aufkam, dass die Kohlenhydratreduktion für Menschen mit Diabetes Typ 2 von Vorteil sein könnte, haben sich die amerikanische und die britische Diabetesgesellschaft im Jahr 2008 und 2011 dazu durchgerungen, keine klare Empfehlung (»no clear advice«) mehr zu geben, da die damalige Datenlage keine klare Aussage ermöglichte. Mittlerweile ist der

Beweis für die Vorteile einer Reduktion der Kohlenhydrate nun aber so klar erbracht worden, dass »low carb« in den USA sogar ganz offiziell empfohlen wird. Die Deutsche Diabetes Gesellschaft (DDG) jedoch ignoriert die Erkenntnisse der Wissenschaft und empfiehlt weiterhin, dass 45 bis 60 % der Energie, die wir zu uns nehmen, aus Kohlenhydraten kommen sollte. Also ausgerechnet aus dem Nährstoff, der den Menschen mit Diabetes die größten Probleme macht. Einem/r Nuss-Allergiker*in würden Sie doch keine Nüsse empfehlen, oder?

Eines beruhigt mich jedoch: Es gibt anscheinend immer mehr Kolleg*innen, Ärzt*innen und Angehörige verwandter Berufsgruppen, die über den Tellerrand hinausschauen, möglicherweise auch Originalstudien lesen und die kritisch hinterfragen, was uns hier von offizieller Stelle aufgetischt wird.

Und ebenso ergeht es mir mit Patient*innen, die sich mittlerweile selbst im Internet informieren, durch Fernseh- und Zeitungsbeiträge aufgeklärt werden und mit einem gewissen Grundschatz an Wissen in die Beratung kommen.

Low Carb ist nicht No Carb. Und ist auch mehr als Fleisch pur!

»Nie wieder Brot?«, »Ohne Nudeln kann ich nicht leben!«, »Ich liebe Reis!« oder so ähnlich klingen die Worte, denen ich begegne – gepaart mit weit aufgerissenen Augen oder verschränkten Armen. Doch die Vorteile einer kohlenhydratärmeren Kost liegen auf der Hand – insbesondere dann, wenn man zu den Bewegungsmuffeln und Schmusekatzen dieser Welt gehört, eine nach vorn gewölbte Körpermitte oder erhöhte Blutzucker- oder -fettwerte hat.

Doch niemand hat von »nie wieder« oder »ohne« gesprochen. Der Verzehr von Brot, Nudeln, Reis oder anderen Getreiden ist nicht lebensbedrohlich und sie müssen auch auf keine Verbotsliste gesetzt werden. Vergessen Sie das mit den Verboten sowieso ganz schnell, die bringen in den allermeisten Fällen nämlich rein gar nichts – außer Frust und Resignation (siehe ▶ *Verbote sind verboten*, Seite 323).

Ehrlich gesagt, wenn ich bei meinem Lieblingsitaliener an der Alster bin, esse ich gerne Spaghetti aglio e olio. Einen Teller nur mit Nudeln, feinem Knoblauch, etwas Peperoncini und bestem Olivenöl. Wow! Das sind die besten, die ich je irgendwo gegessen habe.

Low Carb bedeutet weniger Kohlenhydrate, nicht keine. Dann würde es ja No Carb heißen. Wer gänzlich verzichten möchte, läuft zwar nicht Gefahr, irgendetwas Essenzielles zu verpassen, aber für gesunde Menschen müssen so extreme Ernährungsformen nicht sein.

Es gibt verschiedene Modelle, wie Low Carb im Alltag umgesetzt werden kann. Wenn ich sie in meiner Praxis den gesunden Personen vorstelle, entscheidet jede so, wie es am besten zu ihr passt.

Frau Paulsen und auch Frau Richard haben sich dafür entschieden, morgens und mittags Kohlenhydrate zu essen und am Abend keine stärkereichen Lebensmittel wie Brot, Nudeln, Reis oder andere Getreide, Kartoffeln – auch keinen süßen Joghurt oder andere zuckerreiche Dinge.

Herr Straubert möchte am Wochenende auf nichts achten, dann isst er auch gern mal Kuchen. Dafür wählt er von Montag bis Freitag Mahlzeiten, die aus eiweißreichen Lebensmitteln – auch gern mal fettreichem Käse, auf den er früher immer verzichtet hat, weil er Fett als schwarzes Schaf verurteilt hatte – und Gemüse bestehen. Wenn er morgens zu Hause frühstückt oder abends zu Hause kocht, hat er auch eine Auswahl guter Öle zur Hand (siehe ▶ Kapitel *Der Öl-Mix macht's!*). In der Kantine hat er auf die Qualität leider keinen Einfluss.

Und Herr Theden favorisiert es, in jeder Mahlzeit etwas Kohlenhydrate zu haben. Er fühlt sich damit am wohlsten, denn so kann er immer das Gleiche wie seine Familie essen und es muss nicht extra gekocht werden. Selbst wenn die anderen mal Nudeln essen wollen, so isst er auch welche, bereitet dann aber noch einen großen Salat zu, von dem hauptsächlich er sich bedient.

Lebensmittel		Kohlenhydrat-gehalt pro 100 g	Um 20 g Kohlen-hydrate zu essen, benötigt man (etwa)
Getreide-produkte	Vollkornbrot	38,8 g	50 g
	Weißbrot	48,9 g	40 g
	Vollkornnudeln (roh)	60,6 g	30 g
	Weiße Nudeln (roh)	70,5 g	30 g
	Vollkornreis (roh)	74,0 g	30 g
	Weißer Reis (roh)	77,7 g	25 g
	Haferflocken	59,5 g	34 g
Kartoffeln	geschält / roh	15,6 g	130 g
Obst	Weintrauben	15,2 g	130 g
	Bananen	20,0 g	100 g
	Melonen	8,3 g	240 g
	Brombeeren	6,2 g	320 g
	Himbeeren	4,8 g	420 g
Milch-produkte	Joghurt Natur 3,5 %	4,4 g	450 g
	Quark 20 % Fett i. Tr.	2,7 g	740 g
Hülsen-früchte	Linsen (roh)	49,3 g	40 g
	Grüne Erbsen (roh)	12,3 g	163 g
Süßungs-mittel, Marmelade	Streuzucker	100,0 g	20 g
	Ahornsirup	67,1 g	30 g
	Honig	75,1 g	25 g
	Marmelade	69,4 g	30 g
Süß- und Knabber-waren	Chips	45,1 g	45 g
	Gummibärchen	78,6 g	25 g
	Vollmilchschokolade	51,8 g	40 g
	Zartbitterschokolade	46,3 g	45 g

Kohlenhydratgehalt verschiedener Lebensmittel

Menschen mit Vorerkrankungen wie beispielsweise Diabetes Typ 2, einer Leberverfettung oder auch bei Übergewicht ohne Erkrankung empfehle ich gern die letzte Variante, weil so der Blutzuckerspiegel relativ konstant bleibt.

Es gibt viele kohlenhydratreiche Lebensmittel. Die Übersicht oben gibt Ihnen Anhaltspunkte, mit wie vielen Kohlenhydraten sich Ihr Körper beschäftigt, wenn Sie 100 g dieser Lebensmittel essen. Um auf 130 g Kohlenhydrate am Tag zu kommen, können gute 6 x 20 g ausgewählt werden.

Neben den verschiedenen Ausrufen vom Anfang des Kapitels stoße ich manchmal auch auf ratlose Gesichter und die Frage:
»Was soll ich denn dann essen?«Die Frage gefällt mir immer richtig gut, denn sie zielt auf einen meiner liebsten Bereiche meiner Arbeit: Kreativität!

Jetzt geht's los und wir können all die verschiedenen Gemüse ganz nach Belieben mit all den verschiedenen eiweißreichen Lebensmitteln kombinieren. Und dabei ist keine Zurückhaltung nötig – erlaubt ist, was gefällt! Ich sehe dabei immer wieder, wie unterschiedlich die Geschmäcker und Vorlieben sind.

Die folgenden zwei Tagesabläufe zeigen, wie gute Esstage aussehen könnten. Es empfiehlt sich, Magen und Darm zwischen den Mahlzeiten vier bis sechs Stunden Ruhe zum Verdauen und Aufräumen zu gönnen, zu lange Abstände zwischen den Mahlzeiten können (müssen aber nicht) zu Heißhunger führen. Um das zu vermeiden, wird im ersten Beispieltag am Nachmittag (für Berufstätige bspw. auf der Heimfahrt) ein Snack eingeplant, damit am Abend der Kühlschrank nicht hemmungslos geplündert wird.

Im zweiten Beispieltag wird der Vormittag beispielsweise durch lange Meetings oder einen Behörden- oder Arztbesuch in die Länge gezogen. Eiweißreiche Nüsse – nach Belieben auch gepaart mit einem Stück Obst – sind da ein guter Snack.

Merken Sie, dass eiweißreicher und kohlenhydratärmer nicht bedeutet, dass sich große Fleischberge auf dem Teller tummeln müssen? Das ist ein Vorurteil, das ich selbst unter Kolleg*innen manchmal höre. Auch bei Low Carb sind Gemüse und Obst die Basis!

Tagesablauf 1

Frühstück 7.00	Brot-Frühstück süß (▶ Rezept Seite 307 *Essen mit Taktgefühl*)
Vormittag	Kaffee mit Schuss Milch, 2 Gläser Wasser
Mittag 12.00	In der Kantine: Kabeljau mit buntem Gemüse und 2 Kartoffeln, dazu ein Beilagensalat mit Sonnenblumenkernen Naturjoghurt mit Früchten
Nachmittag	Kaffee mit Milch
17.00 Uhr, Heimfahrt	50 g Käsewürfel, 150 g Tomaten
Abend 19.00	Curry mit Blumenkohlreis (▶ Rezept Seite 268)

Tagesablauf 2

Frühstück 8.00	Quarktaler (▶ Rezept Seite 190)
Vormittag 11.30	Nüsse, 1 Apfel
Mittag 14.30	Gebratenes Gemüse mit Hüttenkäse (▶ Rezept Seite 161)
Abend 19.00	Zucchininudeln mit scharfen Garnelen (▶ Rezept Seite 267)

Zwei Wohlfühl-Tagesabläufe

Brot: Wir lieben es!

Wir Deutschen lieben unser Brot! In 2013 hat jeder von uns 58 kg Brot gegessen, seit 2015 liegt der Verbrauch bei ungefähr 60 kg, das sind durchschnittlich 5 kg im Monat und 164 g am Tag. Und wie viel essen Sie so? Wenn ich mich in meinem privaten Umfeld umschaue, gibt es da sehr unterschiedliche Brottypen: Die einen, die sich einen Tag ohne Brot gar nicht vorstellen können (so wie es mir mit Kaffee geht), manche von ihnen backen sogar selbst. Auf der anderen Seite gibt es die, die sich auch aus Brot nichts machen. Wenn es zur Suppe oder zum Salat gereicht wird, gut, wenn nicht, auch gut. Und dann sind da natürlich noch die, die es per se ablehnen.

Die Gründe für die komplette Ablehnung sind so vielfältig wie die Brotsorten, einige vertragen es nicht und andere wollen abspecken und merken, dass es ihnen mit dem kompletten Verzicht auf Brot leichter gelingt als mit einem bisschen Brot. Obwohl das nicht sein müsste, dieses ganz oder gar nicht, alles oder nichts, schwarz oder weiß. Denn auch Grautöne sind okay, insbesondere, wenn auf oder neben dem Brot jede Menge Gutes auf Sie wartet!

Grundsätzlich empfehle ich, wählerisch zu sein. Und das gilt auch beim Brot. Denn hier gibt es riesige Unterschiede. In einer Studie zum Beispiel wurde bei vier in Deutschland häufig gegessenen Brottypen miteinander verglichen, wie schnell nach dem Verzehr Blutzucker- und Insulinspiegel ansteigen. Zum Vergleich angetreten sind ein Dinkel-Vollkornbrot, ein Roggen-Sauerteigbrot, ein Vollkorn-Roggenbrot mit ganzen Körnern und Sonnenblumenkernen und die Brezel. Die Ergebnisse haben mich damals wirklich überrascht.

Mit der Brezel verhielt es sich erwartungsgemäß: Sie besteht aus Weißmehl, das so hochverarbeitet ist, dass es für unseren Magen-Darm so leicht wie Zucker verdaut wird. Überraschend war, dass nur das Vollkorn-Roggenbrot mit den ganzen Körnern und Sonnenblumenkernen den Blutzuckerspiegel wesentlich langsamer anstiegen ließ – die anderen beiden Brote landeten relativ schnell als Zucker im Blut. Ich hatte seit dem Studium angenommen, dass alle Vollkornbrote – ganz gleich ob mit oder ohne Körnern – den Blutzuckerspiegel stets langsamer ansteigen lassen. Was für ein Irrtum! Die Studie hatte gezeigt: Ganze Körner müssen dafür im Vollkornbrot sein, sonst hält sich auch der Unterschied zum Weißbrot in Grenzen (zumindest was die Entwicklung des Blutzuckerspiegels angeht).

Ignorieren kann ich diese Ergebnisse nicht, doch in meinem Alltag treffe ich auf sehr verschiedene Menschen aus der ganzen Republik, mit entsprechend verschiedenen Brotgeschmäckern: Wenn ich in Schwaben oder im Chiemgau bin, würde ich auf entsetzte Gesichter treffen, wenn ich den Menschen die Brezel oder Brez'n in Abrede stellte. Ich weiß ja selbst, wie gut sie schmecken. Und doch ist es ja mein Beruf, den Brez'n- und Brezel-Liebhaber*innen zu erklären, dass es nicht so eine gute Idee ist, damit jeden Morgen zu beginnen – genauso wenig, wie jeden Morgen ein Snickers eine gute Idee wäre …

Wenn Brot zum Frühstück dazugehört, dann wäre es eine hervorragende Idee, ein gutes Brot zu kaufen. Ein gutes Brot ist ein Brot, das aus guten Zutaten und mittels bester handwerklicher Bäckerkunst hergestellt wurde. Ein gutes Brot braucht Zeit! Und gute Zutaten und auch Zeit, Sie ahnen es, sind immer etwas teurer als ein schnelles Brot.

Bei Recherchearbeiten für einen deutschen Stadtanzeiger über nicht deklarationspflichtige Stoffe hat mich das Brot kürzlich schon wieder zum Staunen gebracht: Bei der Herstellung von industriell produziertem Brot, Brötchen und anderer Backwaren werden mit Abstand und im Vergleich zu Milchprodukten, Getränken oder Wurstwaren die meisten technischen Hilfsstoffe oder Verarbeitungshilfsstoffe eingesetzt. Das sind Stoffe, die im fertigen Produkt nicht mehr vorhanden sind und daher auch nicht auf der Zutatenliste erscheinen müssen. Um Backprozesse zu beschleunigen, werden Enzyme eingesetzt. Es reichen zwar kleine Mengen, doch sie sind teilweise aus gentechnisch veränderten Bakterien oder Pilzen hergestellt worden. So wird dafür gesorgt, dass der

Teig in den Maschinen gut verarbeitet werden kann, dass er seine Luftigkeit behält und weniger Zeit zum Gehen benötigt. Wer zu Hause schon mal ein Brot gebacken hat, weiß, dass ein Teig Ruhe und Zeit braucht, damit die Backtriebmittel wie Hefe oder Sauerteig wirken. Im Rahmen von Seminaren durfte ich immer wieder Führungen in Bio-Bäckereien mitmachen, aber vielleicht kennen Sie ähnliche Geschichten aus der Backstube: Die Schicht des ersten Bäckers beginnt kurz vor Mitternacht, die anderen kommen so gegen 1.00 Uhr nachts dazu. Sie fangen an, die Teige für Brote und Brötchen vorzubereiten, die morgens früh frisch gegessen werden wollen. Nicht zuletzt eine gute Kruste erfordert Bäckergeschick. Wer keine Erfahrung hat oder sich Zeit sparen möchte, nutzt auch dafür Enzyme: Kruste, Farbe und längere Haltbarkeit – alles aus den Zaubertöpfen der Industrie. Da wir davon nichts auf der Zutatenliste erfahren, motiviere ich gern zum Selbstbacken, wenn kein guter (Bio-)Bäcker in der Nähe ist.

Falls Ihnen ein ganzer Laib zu viel auf einmal erscheint, können Sie auch etwas vom Brot einfrieren – am besten scheibenweise, damit Sie es einzeln wieder entnehmen können.

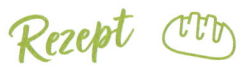

Rezept

Barbaras Krimi-Brot

Mit meiner Kollegin Barbara habe ich in Seminaren gern dieses Brot gebacken, da unsere Teilnehmer*innen immer wieder erstaunt waren, wie schnell und einfach ein Vollkornbrot gebacken werden kann! Barbara hat es gern Krimi-Brot genannt, weil es vor dem Krimi in den Ofen gestellt wird und, sobald der Mörder nach 90 Minuten gefasst wurde, auch das Brot fertig ist.

Zutaten

- 500 g Dinkel-Vollkornmehl
- 50–100 g Nüsse und oder Saaten (bspw. Walnüsse, Haselnüsse, Sonnenblumenkerne, Kürbiskerne, Sesam, Leinsamen u.Ä.)
- 500 ml lauwarmes Milch-Wasser-Gemisch (aus 250 ml Wasser und 250 ml Milch, alternativ Haferdrink oder nur Wasser)
- 1 EL Honig oder anderes Süßungsmittel
- 1 Päckchen Trocken-Backhefe
- 1 EL Meersalz
- wer mag, ergänzt: 1–2 EL Brotgewürz
- Bratöl oder Butter zum Fetten der Backform

Küchenutensilien

- 1 Wasserkocher
- 1 Messbecher für Milch-Wasser-Gemisch
- 1 große Schüssel
- 1 Schneebesen
- 1 Kochlöffel
- 1 Esslöffel
- 1 Teelöffel
- 1 Backpinsel
- 1 Kastenform

Zubereitung

1. 250 ml kochendes Wasser mit 250 ml kalter Milch im Messbecher verrühren, sodass die Flüssigkeit lauwarm ist.

2. Honig im Wasser-Milch-Gemisch auflösen und Hefe mit einem Löffel unterrühren. Die Flüssigkeit ca. 10 Min. ruhen lassen, damit die Hefe in Gang kommt.

3. In einer großen Schüssel das Mehl mit Salz und den Nüssen/Saaten verrühren. Brotgewürz hinzugeben.

4. Die Flüssigkeit nun langsam mit dem Mehl verrühren. Die restlichen Zutaten nach und nach unterrühren, bis ein glatter Teig entstanden ist. Der Teig ist ausgiebig genug gerührt, wenn er eine einheitliche Masse ergibt, die sich als Ganzes vom Schüsselrand löst. Das erfordert ein wenig Zeit – und immer ein Lächeln bei der Arbeit!

5. Die Backform einfetten. Wer mag, kann auch weitere Saaten in die Backform streuen. Dann den Teig einfüllen und ca. 10 Minuten gehen lassen.

6. Die Form in den kalten Ofen stellen und bei 160 °C Umluft 90 Minuten backen. Brot nach dem Backen aus der Form nehmen und abkühlen lassen.

Im Handel finden Sie Brot-Backmischungen von sehr unterschiedlicher Qualität. Es spricht per se nichts gegen sie, doch wenn Sie auf den versteckten Einsatz von gentechnisch veränderten Enzymen verzichten möchten, sind die Bio-Backmischungen die bessere Wahl. Auf großen Applaus ist in meinen Kursen eine hefefreie Backmischung gestoßen, die gar kein Mehl enthält, sondern in der sich jede Menge nährstoffreiche Kerne und Saaten zusammen mit Hafer und Hirse aneinanderreihen. Und diese Getreide tragen etwas sehr Besonderes in sich, wie Sie im nächsten Kapitel erfahren können.

Aufs Korn genommen!

Kennen Sie den Ausspruch, jemanden oder etwas aufs Korn nehmen? Der Satz kommt aus der Welt der Schützen und bedeutet, etwas ins Visier oder eben auch unter die Lupe nehmen. Lassen Sie uns das in diesem Kapitel mal mit den Körnern dieser Welt machen.

Sie haben ja schon erfahren können, dass Getreide zu den stärkereichen Lebensmitteln gehört und dass Stärke für unseren Körper nichts anderes ist als Zucker, den wir nur nicht süß schmecken, solange die Zuckermoleküle noch als Ketten zusammenhängen (siehe ▶ Kapitel *Was haben Kohlenhydrate mit Zucker zu tun?*).

Die Stärke befindet sich im Mehlkörper eines Getreidekorns. Ganz gleich ob Roggen, Dinkel, Weizen, Hafer, Hirse, Gerste, Reis oder Mais – alle haben im Inneren ihres Korns die Stärke.

Die Schale wiederum ist die Schutzschicht der Körner, in der sich der Hauptteil der Ballaststoffe, Mineralstoffe, einige Vitamine und auch die sekundären Pflanzenstoffe befinden. Wenn man im Handel nur diesen Teil der Körner haben möchte, fragt man nach Kleie.

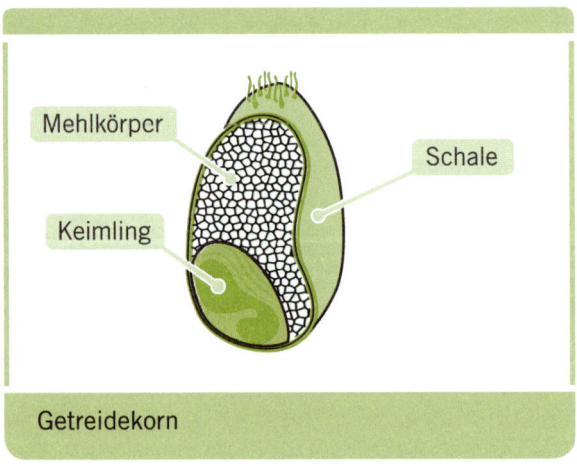

Mehlkörper

Schale

Keimling

Getreidekorn

Die Sache mit den Typen

Wenn Sie schon einmal im Supermarkt vor dem Mehlregal standen, dann kennen Sie die Zahlen: Weizenmehl Type 405, Type 1050 oder Dinkelmehl Type 630.

Diese Zahl hat weder etwas mit Männern noch mit dem Ausmahlungsgrad (grob oder fein) zu tun. Die Zahl sagt allein aus, wie viele Mineralstoffe in 100 g Mehl enthalten sind. Weizenmehl mit der Type 405 hat demnach 405 mg Mineralstoffe in 100 g Mehl, Weizen- oder Dinkelmehl Type 1050 demnach 1050 mg.

Auf einem Vollkornmehl können Sie vergebens nach der Typenzahl suchen, denn die Körner hierfür werden in der Mühle komplett so vermahlen, wie sie sind. Da es sich um Naturprodukte handelt, ist der Mineralstoffgehalt in Vollkornmehlen schwankend und hängt vom Mineralstoffgehalt im Boden ab.

WISSENSHÄPPCHEN

Im Keimling sitzt das Öl, Sie kennen es als Maiskeimöl oder Weizenkeimöl. Zu seiner Gewinnung werden die kleinen Keimlinge ausgepresst. Weil das Öl im Korn durch das antioxidativ wirkende Vitamin E geschützt ist, ist auch in den Ölen viel Vitamin E enthalten.

Für ein Vollkornprodukt wird das ganze Korn verarbeitet, beispielsweise geschrotet oder vermahlen. Um ein Weißmehl herzustellen, wird die durch die Mineralstoffe dunklere Außenschicht abgeschält. Ein Weißmehl besteht also nur aus dem Mehlkörper, ein Vollkornmehl aus dem Mehlkörper sowie der Schale und dem Keimling.

Um das Beste aus dem Korn zu bekommen, ist also das Vollkornprodukt sinnvoller – insbesondere auch wegen der enthaltenen Ballaststoffe: Bei den Backgetreiden hat Roggen-Vollkornmehl mit 13,4 g Ballaststoffen in 100 g die Nase vorn, dicht gefolgt von Weizen-Vollkornmehl mit 10,0 g und Dinkel-Vollkornmehl mit 8,3 g. Der Ballaststoffgehalt in Gerstenflocken beträgt 10,3 g, in Haferflocken 9,7 g und in Hirse 3,9 g.

Und in den letzten drei verstecken sich ganz besondere Ballaststoffe. Die geheimnisvoll klingenden Beta-Glukane haben nachweislich eine cholesterinsenkende Wirkung, insbesondere das Non-HDL-Cholesterin, das Sie schon im ▶ Kapitel *Unbemerkt ins Unglück?* kennenlernen konnten. Haferflocken am Morgen, statt Reis mal Hirse als Beilage oder aus Gerste ein Risotto – so lassen sich klassische Gerichte im Handumdrehen abwandeln.

Vieles spricht für Vollkornprodukte. Doch aufgepasst! Vollkornprodukte enthalten neben den Ballaststoffen aus der Schale auch jede Menge Stärke, also Kohlenhydrate, denn in ihnen ist auch der gesamte Mehlkörper mitverarbeitet.

So enthalten 100 g Weißmehlnudeln etwa 70 g Kohlenhydrate, 100 g Vollkornnudeln hingegen 60 g Kohlenhydrate. Anders als man vielleicht denken würde, ist der Unterschied, egal ob bei den Nudeln oder beim Brot, relativ klein. Wer mit weniger Brot trotzdem ballaststoffreich essen möchte, greift am besten zu mehr Gemüse, Obst und Nüssen – so wie die mediterranen Länder es auch ohne Vollkornprodukte schaffen.

Offensichtlich versteckt

Um zu erkennen, wie viel Zucker sich in manchen Lebensmitteln versteckt, sind Adleraugen notwendig. Auf verpackten Lebensmitteln gibt es zwei Hinweise, wie Sie die Menge und Art an offensichtlichem und verstecktem Zucker ausfindig machen können. Die finden Sie meist nicht vorn auf der Verpackung, denn die gilt ja der Bewerbung des Produktes und darf von den Herstellern nahezu frei mit emotional wirksamen, die Käufergruppen ansprechenden Bildern und Worten gestaltet werden. So bedeutet »weniger Zucker« zum Beispiel nicht, dass das Produkt wenig Zucker enthält, sondern einfach nur »weniger« als ein beliebiges Vergleichsprodukt.

Was bedeuten »zuckerfrei«, »zuckerarm« und »ohne Zuckerzusatz« auf Produkten?

Laut Health-Claims-Verordnung von 2006 gibt es für die folgenden Begriffe, die Sie auf Verpackungen finden können, eine klare Definition. Mit »Zucker« sind hierbei sowohl die Einfachzucker (z. B. Fruktose, Dextrose und Glukose) als auch die Zweifachzucker (z. B. Saccharose) gemeint (siehe ▸ Abbildung zu Beginn des ▸ Kapitels *Was haben KH mit Zucker zu tun?*).

»zuckerfrei«
max. 0,5 % der Inhaltsstoffe sind Zucker
»zuckerarm«
max. 5 % der Inhaltsstoffe sind Zucker
bei Säften und Softdrinks: max. 2,5 % der Inhaltsstoffe
»ohne Zuckerzusatz«
Nicht ohne Zucker, sondern: Es wurde bei der Verarbeitung kein Zucker zugesetzt
(Die Verordnung empfiehlt, den Hinweis »enthält von Natur aus Zucker« zu geben.)
»weniger Zucker« / »leicht« / »light«
mind. 30 % weniger Zucker als Vergleichsprodukt

WISSENSHÄPPCHEN

Aus Sicht der Lebensmittelhersteller ist Zucker ein toller Stoff: Er ist billig, schmeckt den meisten gut und macht häufig Lust auf mehr. Kritik an (zu) hohen Zuckergehalten wird mit dem Hinweis abgewehrt, dass ja alles auf dem Produkt steht. Stimmt! Es ist offensichtlich und doch gut versteckt.

Um alle Informationen zu verstehen, benötigt man nicht nur eine Prise, sondern eine gute Portion Wissen. Lassen Sie uns daher mal einen Blick in die Zutatenliste auf die Brennwerttabelle (manchmal auch Nährwerttabelle genannt) werfen. Beide sind meist hinten oder an der Seite des Produktes.

In der Zutatenliste sind die Inhaltsstoffe nach der enthaltenen Menge absteigend angeordnet. Ganz vorn stehen also die Zutaten, die am meisten im Produkt enthalten sind, ganz hinten die, deren Anteil am geringsten ist. Dabei ist Zucker leider nicht immer gleich erkennbar, denn er hat viele zum Teil sehr fantasievoll klingende Namen (siehe ▶ Kasten).

Ein bittersüßer Trick der Hersteller ist es, viele verschiedene Zucker in ein Lebensmittel zu tun. So taucht jeder einzelne Zucker eher in geringerer Menge im Produkt auf und in der Zutatenliste dementsprechend weiter hinten.

Der Blick in die Brennwerttabelle entlarvt den wahren Zuckergehalt, mit dem sich der Körper auseinandersetzen muss. In der Tabelle finden Sie die Angabe für Kohlenhydrate und direkt darunter den Abschnitt »davon Zucker«. Damit sind alle Einfach- und Zweifachzucker gemeint, wohingegen »Kohlenhydrate«

Zucker hat viele Namen!

Auf der Zutatenliste finden Sie Zucker nicht nur mit dem Wort Zucker deklariert, sondern mit all den verschiedenen Synonymen für die zahlreichen Zuckerarten:

Zucker, Kristallzucker, gezuckerte XYZ-Lebensmittel, Saccharose, Dextrose, Traubenzucker, Glukose, Glukosesirup, Fruchtzucker, Fruktose, Fruktosesirup, Glukose-Fruktose-Sirup, Fruktose-Glukose-Sirup, Stärkesirup, Karamellsirup, Raffinose, Oligofruktose, Maltose, Malzzucker, Malzextrakt, Gerstenmalzextrakt, Maltodextrin, Dextrin oder Weizendextrin.

Auch Stärke ist für unseren Körper Zucker, sie schmeckt zwar nicht süß, doch sie gehört in die Liste der versteckten Zucker: modifizierte Stärke, Maisstärke, Weizenstärke.

Zuckerreich sind auch Zutaten wie Honig, getrocknete Früchte, Traubensaftsüße, Dicksäfte (wie Apfeldicksaft oder Agavendicksaft), Fruchtsaftkonzentrate und Fruchtsaftpüree.

WISSENSHÄPPCHEN

diese sowie auch die Mehrfachzucker, also z. B. die Stärke umfasst. Ein Fruchtsaft etwa hat aufgrund seines hohen Gehaltes an Fruchtzucker einen hohen Wert in der Rubrik »davon Zucker«. Da Saft keine Stärke enthält, sind die Werte bei »Kohlenhydrate« und »davon Zucker« gleich.

Anders sieht es bei Nudeln aus: Nudeln werden aus Getreide hergestellt und haben daher einen hohen Stärkeanteil, Einfach- und Zweifachzucker kommen in Getreide aber wenig vor. Bei Nudeln unterscheidet sich der (niedrige) Wert für »davon Zucker« vom (hohen) Wert für »Kohlenhydrate«.

Ein großes Rätsel stellt für manchen meiner Workshop-Teilnehmenden die Betrachtung von Milch oder Naturjoghurt dar. Wie kann es sein, dass bei beiden, obwohl sie doch nicht gesüßt sind, ein Wert für »davon Zucker« steht? Sind sie vielleicht heimlich doch gesüßt? Nein, sind sie nicht. In der Milch ist immer Laktose, ein Zweifachzucker! Und weil Milch und Naturjoghurt keine Stärke enthalten, ist der Wert von »davon Zucker« und »Kohlenhydrate« gleich. Um zu erfahren, wie viel Zucker in einem Fruchtjoghurt ist, können Sie den Unterschied in der Kohlenhydrat-Zeile zwischen ihm und einem Naturjoghurt vergleichen.

So erkennen Sie, ob Sie zu viele Kohlenhydrate essen

Kohlenhydrate und auch Zucker sind nur bei einem Zuviel schädlich für unseren Körper und er zeigt uns mit dem ein oder anderen Signal, dass wir es in der letzten Mahlzeit, in den letzten Wochen, Monaten oder Jahren (etwas) übertrieben haben.

Ein Zuviel an Kohlenhydraten – ganz gleich ob Stärke oder Zucker – in der letzten Mahlzeit äußert sich beispielsweise darin, dass wir uns zunächst direkt nach der Mahlzeit für eine (kurze) Zeit sehr wach fühlen und dann ins »Suppenkoma« plumpsen und uns nach dem Mittagessen, manchmal aber auch schon nach dem Frühstück, eine tiefe Müdigkeit überfällt. Einige retten sich dann mit wach haltendem Kaffee oder auch Zigarettenrauchen. Doch woher kommt diese Müdigkeit? Neben einer zu großen Portion, die alle Energie aus dem Gehirn und den Muskeln abzuziehen scheint, zeigen auch die Lebensmittel selbst eine Wirkung: Zu viele Kohlenhydrate in einer Mahlzeit können der Übeltäter sein, denn nach dem hohen Blutzuckerspiegel – dem »Hallo-Wach-Gefühl« – sinkt er wieder. In der drohenden Unterzuckerung fühlen sich dann einige Menschen sehr erschöpft. Bei manchen wird diese Müdigkeit auch von Hunger begleitet. Kennen Sie die Situation, dass Sie ein bis zwei Stunden nach einer Scheibe Brot mit Marmelade, einer Portion Spaghetti mit Tomatensauce oder einem Reisgericht schon wieder etwas essen möchten? Dieses weitverbreitete und bei manchen leider alltägliche Phänomen hat in der Fachwelt sogar einen eigenen Begriff: Es wird reaktive Hypoglykämie genannt. Es ist die Unterzuckerung, die als Reaktion auf Mahlzeiten mit großem Kohlenhydratanteil folgt und die sich manchmal unterschwellig so unangenehm anfühlt, dass manche gleich wieder zum Essen greifen wollen und meist wieder zu etwas Kohlenhydrat- oder Zuckerreichem. Vielleicht ein Schokoriegel? Die Kohlenhydratfalle will wieder zuschnappen! Zu viele Kohlenhydrate sorgen über kurz oder lang auch für enger werdende Hosen, Hemden oder Blusen. Die Zauberei, mit der der Körper Kohlenhydrate in Bauchspeck verwandelt, haben Sie bereits im ▶ Kapitel *K(l)eine Zauberei: Wie aus Zucker Bacon wird* kennengelernt. Und manch einer – ganz gleich ob dick oder dünn – kann durch ein Zuviel an Kohlenhydraten auch Entzündungen, Zahnprobleme, schlechte Blutwerte oder anderes entwickeln.

Das alles muss nicht sein! Falls sich auch bei Ihnen nach dem Essen immer so eine Müdigkeit einstellt, lohnt es sich also zu fragen, woran das liegen könnte: Zu große Portion? Zu viel vom Falschen auf dem Teller?

Und wie gesagt: Es geht nicht darum, wenig zu essen! Es geht darum, das Richtige zu essen, damit Sie das bekommen, womit Sie körperlich wie geistig wach und fit bleiben können.

Süße Alternativen

Manche »gesunden« Riegel sind statt mit normalem Rüben- oder Rohrzucker mit Alternativen gesüßt. Und nicht nur diese, auch etwa Marmeladen, Brotaufstriche, Joghurt, Cerealien und Frühstücksflocken werden mit Zucker-Alternativen wie Agavendicksaft, Reissirup, Dattelsirup, Ahornsirup, Kokosblütenzucker oder -sirup und vielem anderen gezuckert. Doch Zucker ist Zucker. Für unseren Körper ist es eins, ob als Rohstoff Zuckerrübe, Zuckerrohr, Agave, Reis, Dattel, Ahornbaum oder Kokosblüte genommen wurde. Was Zucker enthält, wird im Körper wie Zucker behandelt.

Mit Ihrem geschulten Blick aus dem ▶ Kapitel *Offensichtlich versteckt* können Sie den genauen Zuckergehalt sofort erkennen. Falls Sie sich wundern, warum der Sirup aus einem Rohstoff weniger Zucker enthält als der gleiche Stoff in getrockneter Form: Im Sirup ist noch Wasser enthalten, sonst wäre er nicht flüssig. Aus ein und derselben Pflanze lässt sich immer eine trockene und eine flüssige Zuckervariante herstellen. Vertraut ist Ihnen das möglicherweise von der Zuckerrübe, die es als Zuckerrübensirup und als kristallierten Zucker in Form von Streuzucker (kleine Kristalle), Kandis (große Kristalle), Würfelzucker oder als Puderzucker gibt. Manchmal wird der weiße Zucker auch braun gefärbt. Dieser »braune Zucker« ist nicht zu verwechseln mit dem von Natur aus braunen Vollrohrzucker. Der Vollrohrzucker ist aufgrund seiner Mineralstoffe dunkler – das ist wie beim Vollkornmehl –, wohingegen der braune Zucker eine Art Make-up aufgelegt bekommen hat.

Aber alle Zucker unterscheiden sich im Geschmack – und genau das ist der Punkt, wenn Zucker wie ein Genussmittel eingesetzt wird. Beim Genuss geht es nicht um große Mengen, sondern um qualitative Unterschiede und da ist es wunderbar, auf dem Naturjoghurt mit gerösteten Walnüssen die feine Karamellnote aus dem Ahornsirup zu schmecken, mit einem Hauch Agavendicksaft das Aroma von tiefgekühlten Himbeeren wach zu kitzeln oder im Nusskuchen den guten Vollrohrzucker anstatt des weißen Zuckers zu verwenden.

Mit den verschiedenen Zuckern können Sie sich süße Eindrücke aus der ganzen Welt nach Hause holen: Ahornsirup kommt typischerweise aus Kanada, Agavendicksaft aus Mexiko, Kokosblütensirup häufig aus Sri Lanka und aus südamerikanischen Ländern, aus Italien und Ägypten stammen meist der Rohrzucker, Reissirup und Dattelsirup. Wer lokale Produkte vorzieht, greift zum Rübenzucker, der als dunkler Zuckerrübensirup oder auch als weißer Zucker erhältlich ist.

Manche meiner Patienten greifen zu Zucker-Alternativen wie Stevia, Xylit und Erythrit. Stevia wird aus einer Pflanze gewonnen, die ihren Ursprung in Südamerika hat. Sie hat viele gesundheitliche Vorteile, denn für die Verarbeitung im Körper wird kein Insulin benötigt. Das ist für alle, die den Insulinspiegel nicht strapazieren wollen, eine gute Lösung. Doch Stevia hat auch einen Nachteil, für manche sogar einen großen Nachteil: Stevia hinterlässt im Mund einen speziellen Geschmack. Er wird als kühlend, metallisch und manchmal auch als bitter beschrieben und ist nicht jedermanns Sache.

Xylit und Erythrit, die im Handel auch als »Birkenzucker« zu finden sind, haben mit Birken selten etwas zu tun. Sie werden meist in technisch aufwendigen Prozessen aus Harthölzern wie Buchen oder aus Maisstärke gewonnen. Möglicherweise erklärt das den hohen Preis.

Xylit und Erythrit sind chemisch betrachtet Zuckeralkohole, sie haben aber nichts mit dem zu tun, was wir unter Alkohol verstehen. Der Vorteil ist, dass beide Karies nicht fördern, kalorienfrei bzw. -ärmer sind und dass die Süßkraft von Xylit genauso hoch ist wie die von »echtem« Zucker und bei Erythrit nur 30 % darunter. Allerdings werden die beiden vom Körper nicht immer gut vertragen. Mit Erythrit haben die meisten noch weniger Schwierigkeiten, aber Xylit wird zu ungefähr einem Drittel im Dünndarm und zu zwei Dritteln im Dickdarm aufgenommen. Sie kennen den Hinweis auch von Kaugummis:»Kann bei übermäßigem Verzehr abführend wirken«. Das ist nicht nur bei Kaugummi so.

Nie wieder Zucker?
Was für ein (Kaiser-)Schmarrn!

Versuchen Sie mal in Österreich eine gute Köchin oder einen guten Koch zu finden, der Ihnen einen Kaiserschmarrn mit Xylit oder Erythrit zubereitet. Ich glaube, dafür müssen Sie weit und über viele Berge wandern. Und wenn Sie das gemacht haben, dann wollen Sie einen ordentlichen Kaiserschmarrn – und haben sich diesen auch redlich verdient. Ihre Muckis sind hungrig und wollen die verbrauchte Energie wieder aufgefüllt bekommen. Und mit Xylit oder Erythrit wird er Ihnen möglicherweise auch gar nicht so gut schmecken.

Ich habe mal in einem Backversuch kleine Mohn-Muffins gebacken und sie auf verschiedene Arten gesüßt: mit natürlich süß schmeckendem Roh-Rohrzucker (schmeckt genauso wie weißer Zucker), mit Xylit, Erythrit und mit Stevia. Diese Muffins habe ich dann verschiedenen Personen zum Verkosten gegeben, wobei keine/r meiner Versuchskandidat*innen wusste, was in den vier zum Vergleich stehenden Muffins war. Ich kürze die Geschichte und die sehr kritischen, vorwurfsvollen Reaktionen meiner freiwilligen Teilnehmer*innen stark ab – ich glaube, so bald darf ich bei den meisten mit einem solchen Experiment nicht noch einmal auftauchen.»Nun sind die schon so klein, dann müssen die doch auch wenigstens richtig schmecken, Heike!« Ich konnte nicht widersprechen. Doch wer die süßen Alternativen mag und auch verträgt, darf natürlich gern auch zu denen greifen. Mein Patient Herr Sommer schrieb mir kürzlich in einer Textnachricht, dass er den mit Erythrit gesüßten Kuchen»mega« fand und er für ihn wie ein normaler Schokokuchen schmecke. Geschmäcker sind unterschiedlich – keine Frage!

Zum guten Essen gehört Süßes dazu, aber eben gutes Süßes! Fachliche Rückendeckung gibt mir dabei die Weltgesundheitsorganisation, die maximal 50 g Zucker am Tag empfiehlt, unter bestimmten Bedingungen sogar unter 25 g, um nicht nur die Zahngesundheit von Kindern und Erwachsenen zu verbessern, sondern die Gesamtgesundheit. 25 g Zucker sind fünf bis sechs Teelöffel. Die Empfehlung gilt für »freien Zucker«, also den süß schmeckenden, im Gegensatz zur Stärke.

Wer insgesamt weniger Kohlenhydrate isst, wird sich mit dieser Menge erfahrungsgemäß nicht schwertun, denn der Heißhunger auf Süßes wird durch eiweißreichere Mahlzeiten mit mehr Gemüse sehr gedämpft (siehe ▶ Kapitel *Nicht zu viel, nicht zu wenig*). Ich selbst mache es nach dem Mittag an vielen Tagen so, dass ich zum Espresso oder Kaffee ein Stück Schokolade esse. Die Kombination aus bitterem Kaffee und süßer Schokolade – ich bevorzuge Nougat – ist für mich unbestechlich gut! Anders machen es einige meiner Patient*innen. Sie bauen sich in ihre Woche einen sogenannten Cheat-Day (englisch für Schummel-Tag) ein. Der Cheat-Day ist so etwas wie ein Schietwedder-Tag – an dem zieht man sich hier im Norden am besten zurück und macht es sich allein oder in guter Gesellschaft gemütlich. Der Unterschied ist, dass Schietwedder kommt, wann es will, und der Regenschirm meist nicht greifbar ist, die Cheat-Days wiederum werden von ihren Anhänger*innen meist am Wochenende eingeplant und zelebriert. An diesen Tagen essen sie alles, was sie wollen – und eben auch Süßes. Sie sparen sich sozusagen die empfohlenen 25 g am Tag auf und hauen an einem Tag dafür mehr weg.

Wenn dieser Weg bei der Umstellung auf weniger Zucker nicht so viel Kraft kostet, wie die tägliche Dosierung, ist das völlig in Ordnung. Gerade beim Gewinnen neuer Gewohnheiten kommt es darauf an, es sich so leicht wie möglich zu machen.

Weniger ist für mehr

Als Süßzunge ist es schwer vorstellbar, mit maximal 25 g Zucker zurechtzukommen: Die Marmelade, der Fruchtjoghurt, der süße Kaffee oder Tee, die Schokolade, das Eis … alles sieht man schwinden. So erging es auch den Teilnehmenden in einem eineinhalbjährigen Kurs, der vor einigen Jahren im Herbst begann und im übernächsten Jahr im Frühling aufhörte. Wir hatten also zweimal die Möglichkeit, die süße Advents- und Weihnachtszeit miteinander zu verbringen. Die Teilnehmer*innen arbeiteten bei einem Einzelhändler, der auch Süßwaren im Angebot hatte. Sie können sich vorstellen, dass diese Zeit einer dauerhaften Herausforderung glich, denn einerseits wollten die Teilnehmer*innen abnehmen, und sie wussten, dass große Zuckermengen dafür kontraproduktiv sind, andererseits lauerte die Verführung den lieben langen Arbeitstag ständig vor der Nase.

Wir haben diese Herausforderung im Kurs auf dreierlei Arten in Angriff genommen. Die erste Strategie haben wir aber sofort über Bord geworfen: keinerlei Weihnachtsschweinereien zu essen! Viele meiner Teilnehmenden waren Eltern und wussten aus der Kindererziehung, dass Verbote selten zum Erfolg führen. Ganz im Gegenteil sogar: Das Verbotene wird immer attraktiver und es will einfach nicht aus dem Kopf verschwinden! Viel sinnvoller sind gute Grenzen. Und die benötigen wir als Erwachsene ebenso.

Zuerst habe ich bei meinen Teilnehmer*innen für großes Erstaunen gesorgt, indem ich viele verschiedene typische Weihnachtsspezialitäten mitbrachte: Lebkuchen, Christstollen, Spekulatius, Zimtschokolade, Bitterschokolade mit und ohne Orangen-Aroma, Dominosteine (die kaufe ich mir immer schon im September und wenn ich dann bei den ersten kalten Tagen die Winterzeit einläute, werden sie geöffnet) und weitere Leckereien. Wir haben alles in verschieden große Stücke zerteilt und verkostet. Jede/r durfte sich ein Stück in der Größe seiner Wahl nehmen und die Köstlichkeiten der Reihe nach probieren. Dabei sollte jede/r seinen Eindruck von Geschmack, Textur, Süße, Würze, Zusammensetzung und anderes notieren. Mir ging es darum, dass die Unterschiede festgehalten wurden und die vorweihnachtlichen Verführungen nicht einfach nur den Stempel »Besser nicht. Finger weg!« erhalten. Denn der Stempel ist falsch, wenn die Lust auf etwas da ist. Es geht eher um die Menge und die Wahl des Liebsten.

Wir haben uns auch mit dem guten und dem schlechten Gewissen beim Essen der »süßen Sünden« auseinandergesetzt. Sie kennen das sicher auch: Irgendwann stellt sich beim Essen von Schokolade oder anderer Genussmittel das schlechte Gewissen ein – das kann nach dem ersten, zweiten oder nach dem zehnten Stück sein – und manchmal kommt es nicht einmal nach der ganzen Tafel (siehe ▶ Kapitel *Achten Sie auf Ihr gutes Gewissen!*). Aus ernährungspsychologischer Sicht ist das nicht weiter besorgniserregend, manchmal muss das einfach sein! Zu unterscheiden ist jedoch, ob die ganze Tafel auch am Ende noch ein Genussmittel war – oder ob sie sich still und heimlich zum Suchtmittel verwandelte. Wollen Sie oder müssen Sie die Schokolade essen? Und dann steht aus ernährungsmedizinischer Sicht die Frage im Raum: Wie häufig muss sich Ihr Körper mit einer so großen Menge an Zucker-Fett-Mischungen auseinandersetzen? Und wie gut kann er das? Letzteres beantworten vor allem der Stoffwechsel (die Blutwerte) und die Körperzusammensetzung.

In dem Kurs kamen wir im ersten Winter zu der Erkenntnis, dass Genuss viel Übung braucht (siehe ▶ Kapitel *Die Verführung lauert überall*). Wir haben bei den Treffen regelmäßig eine kleine Genuss-Übung gemacht und einige der Kursteilnehmenden teilten mir mit, dass sie immer besser genießen könnten – auch in den Pausen-Zeiten bei der Arbeit und in der Freizeit.

Die große Überraschung kam für uns alle im zweiten Winter. Die Advents- und Weihnachtszeit stand wieder vor der Tür und im Handel beginnt der Verkauf der Weihnachtsartikel ja schon früh im Herbst, sodass viele Wochen der Auseinandersetzung mit den winterlichen Gaumenfreuden folgen sollten: Soll ich? Ja?

Nein? Was? Wie viel? Wo? Wann? Mit wem? Allein? Oje, so viele Fragen, die jeder für sich selbst zu beantworten hatte. Anders als im Vorjahr gingen viele der Kursteilnehmer*innen ganz anders mit den Fragen um. Sie stellten sich ihnen bewusst und waren auch mit den Antworten viel gelassener. Auch eine ganze Packung war mal in Ordnung, denn dann wurde den Rest der Woche auf die Bremse getreten. Diese flexible Art, mit dem Essen umzugehen, ist auf Dauer wesentlich sinnvoller, als sich rigide alles zu verbieten (siehe ▶ *Verbote sind verboten!* Seite 323).

Eine Teilnehmerin, Frau Ullrich, konnte die Nougat-Taler, die ihr im ersten Winter noch wie ein Suchtmittel vorkamen, im zweiten Winter nicht mehr essen. Frau Ullrich lehnte sie ab, weil sie ihr einfach »viel zu süß« waren. Sie sagte, sie könne sich überhaupt nicht mehr vorstellen, wie sie die Dinger so heißherzig vergöttert hatte. Frau Ullrich verriet uns, dass sie inzwischen noch maximal einen Nougat-Taler essen könne und auch nur dann, wenn sie dazu einen bitteren, ungesüßten Kaffee trinke. Ha, das kam mir bekannt vor!

Was war da bei Frau Ullrich passiert? Innerhalb eines Jahres hat sich ihr Geschmacksempfinden geändert und dabei auch ihre Vorliebe für sehr Süßes gewandelt. In der Fachsprache reden wir von einer »gesunkenen akzeptierten Süßschwelle«. Die Süßschwelle zu reduzieren, ist ein echter Erfolg! Denn so lehnen wir geschmacklich schon viele stark gesüßte und damit zuckerreiche Lebensmittel ab. Das ist ein wahrer Gewinn, denn erstens verzichten wir auf nichts, was uns wirklich gut schmeckt, und zweitens kommt nichts mehr in Übermenge in den Körper, um dort Schaden anzurichten. Eine echte Win-win-Situation für Frau Ullrich und jeden, der das schafft!

Gutes Essen fängt beim Einkauf an: kohlenhydratreiche Lebensmittel

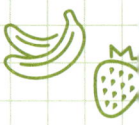

Bevor Sie gleich verschiedene Tipps zu den Lebensmitteln bekommen, möchte ich Ihnen einen Vorschlag für Ihren Weg durch den Supermarkt oder über den Wochenmarkt machen: Steuern Sie die Regale oder Marktstände, bei denen Sie die folgenden Lebensmittel finden, als Letztes an und packen Sie in Ihren Einkaufswagen oder -korb zunächst Gemüse und Obst, eiweißreiche Lebensmittel, Wasser (falls Sie kein Leitungswasser trinken), Nüsse und Öle. Dann haben Sie schon einmal deutlich vor Augen, dass Sie ausreichend zu essen haben und mit größter Wahrscheinlichkeit keinen Hunger leiden werden.

Zu den kohlenhydratreichen Lebensmitteln gehören auch die stärkehaltigen Getreideprodukte. Bei denen wählen Sie am besten die Vollkornvarianten. Egal ob Brot, Nudeln oder Reis. Falls Ihnen die partout nicht schmecken, dann wählen Sie Weißmehlprodukte, z. B. Laugenstange, Baguette, weiße Nudeln, weißen Basmati-Reis, und kombinieren Sie diese mit einer großen Portion Gemüse. So können Sie die in den weißen Getreideprodukten fehlenden Ballaststoffe aus dem Gemüse bekommen. Die Südeuropäer machen es auch so – und ergänzen gern auch eiweißreiche Lebensmittel. Als Beilage sind Kartoffeln im Vergleich zu Nudeln und Reis die kohlenhydratärmere Variante.

Obst kaufen Sie am besten zum Kauen und nicht zum Trinken. Greifen Sie zu frischem Obst anstelle der ballaststoffarmen und/oder zuckerreichen Obstsäfte. Auch tiefgekühltes Obst ist eine gute Wahl. Getrockneten Früchten hingegen wurde das Wasser entzogen, sodass der Zuckergehalt sich in ihnen konzentriert. Trockenfrüchte sind Süßigkeiten mit Mehrwert.

Achten Sie auf den offensichtlich versteckten Zucker in Frühstücksflocken, Cerealien, Müsli-Riegeln und Milchprodukten und all den anderen häufig mit Zusatzwerten und Gesundheitsversprechen ausgelobten Lebensmitteln. In allem, was süß schmeckt, steckt mit größter Wahrscheinlichkeit eine Menge Zucker. Auch in der Marmelade oder dem Honig.

Bei einigen Lebensmitteln wird durch Zugabe von Säuren der zuckersüße Geschmack gedämpft. Das ist beispielsweise in der Cola so, in der neben viel Zucker auch Phosphorsäure enthalten ist. Werfen Sie einfach Ihren geschulten Blick auf die Zutatenliste und die Brennwerttabelle.

Bei den Süßigkeiten und stärkereichen Snacks wählen Sie sich bitte nur das Liebste aus. Die Genussmittel unterscheiden sich von den Lebensmitteln ganz klar darin, dass wir von ihnen weniger brauchen. Denn Genuss hat nicht mit der Menge, sondern mit der Qualität zu tun. Wählen Sie daher das aus, was Ihnen am besten gefällt. Und wenn Sie eine angemessene Menge eher schaffen, indem Sie kleine Packungen kaufen, dann machen Sie es so! Ohne Wenn und Aber.

Kaffee so süß wie Cola?

In 500 ml Coca-Cola sind knapp über 50 g Zucker. 1 Zuckerwürfel entspricht 3 g, das heißt, in einer Cola sind etwa 17 Zuckerwürfel. Bereiten Sie sich doch mal einen großen 500-ml-Pott Kaffee oder Tee mit 17 Zuckerwürfeln zu. Das ist die Zuckermenge, die in jeder Cola und auch den anderen Softdrinks steckt. Und auch in Fruchtsäften und Smoothies.

WISSENSHÄPPCHEN

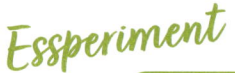

Essperiment

Kohlenhydratreiches

Beobachten 1

Es gibt hervorragende Alternativen zu den klassischen stärkereichen Gerichten wie Kartoffelpüree, Nudeln oder Reis. Probieren Sie doch mal Davids Rote-Bete- oder Karottenpüree (▸ Rezept siehe Seite 265), Zucchini-Nudeln (siehe Seite 266) statt Nudeln und Blumenkohl-Reis (siehe Seite 267) anstelle von Reis.

Beobachten 2

Essen Sie gern Brot? Dann probieren Sie doch einmal hochwertiges Brot. Sie erkennen es daran, dass es ganze Körner, Saaten oder auch Schrot enthält. Das erhalten Sie entweder bei guten noch handwerklich arbeitenden Bäckern, manchmal auch im Supermarkt oder Sie backen es selbst (siehe ▸ Rezept Barbaras Krimi-Brot)

Ausprobieren 1

Bereiten Sie sich eine Mahlzeit zu, die nur etwa 40 g Kohlenhydrate enthält, dafür jedoch viel Gemüse und Eiweiß – am besten so, wie der Gute Teller es beschreibt. Vergleichen Sie das Bauchgefühl nach dieser Mahlzeit mit dem Gefühl nach einer Mahlzeit, die als Hauptzutat sehr viele Kohlenhydrate, etwa aus einer großen Portion Nudeln oder Reis, enthält. Was fällt Ihnen auf? Wie lange sind Sie satt?

Ausprobieren 2

Sie können kohlenhydratreiche Anteile Ihrer Mahlzeiten aufwerten, indem Sie die Vollkornvarianten der Lebensmittel essen. Wählen Sie etwa statt Weißmehlbrot ein Vollkornbrot oder statt weißen Nudeln die Vollkornnudeln.

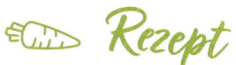 *Rezept*

Davids Püree aus Karotten und Roter Bete

Zutaten für 4 Personen

- 500 g Karotten
- 500 g Rote Bete
- 1 Zwiebel
- 6 EL mildes Olivenöl nativ extra
- 300 ml Gemüsebrühe
- 2 Stängel Petersilie (oder andere Kräuter)
- Salz und Pfeffer

Küchenutensilien

- 1 Schneidebrett
- 1 Gemüsemesser
- 1 Sparschäler
- 1 Messbecher
- 1 Esslöffel
- 2 kleine Töpfe
- 1 Rührlöffel
- 1 Pürierstab

Zubereitung

1. Die Karotten und die Rote Bete schälen und in walnussgroße Stücke schneiden.

2. Zwiebel schälen, fein würfeln und Gemüsebrühe vorbereiten.

3. Je 1 EL Öl in zwei Töpfen erhitzen und jeweils die Hälfte der Zwiebelwürfel darin glasig andünsten. In einem Topf die Karottenwürfel und in dem anderen die Rote-Bete-Würfel dazugeben, jeweils kurz mit anbraten.

4. 50 ml Gemüsebrühe in jeden Topf geben, aufkochen lassen und zugedeckt 15 Minuten bei mittlerer Temperatur garen. Ggf. von der übrigen Gemüsebrühe dazugeben.

5. Das gegarte Gemüse in den Töpfen fein pürieren. Mit Salz und Pfeffer würzen.

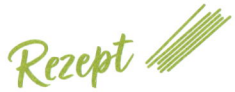 *Rezept*

Janinas Zucchini-Nudeln mit grünem Pesto und Garnelen

Zutaten für 4 Personen

- 3 Zucchini (500–700 g)
- 3 TL grünes Pesto
- 2 EL Frischkäse
- 100 ml Milch
- 180 g Black-Tiger-Garnelen (tiefgekühlt, am besten geschält)
- 3–4 Knoblauchzehen
- 2 Stängel glatte Petersilie
- 5 EL Olivenöl nativ extra
- etwas Salz
- eine kleine Chilischote

Küchenutensilien

- 1 Schale mit Sieb
- 1 Schüssel (zum Aufbewahren)
- 1 Schneidebrett
- 1 Gemüsemesser
- 1 Messbecher
- 1 kleine Schale
- 1 Esslöffel
- Küchenpapier
- 1 große Pfanne
- 1 Bratenwender
- 1 Spiralschneider (für Gemüsenudeln)

Zubereitung

1. Garnelen in einem Sieb im Kühlschrank mehrere Stunden auftauen lassen (oder alternativ: in lauwarmem Wasser, wenn es schneller gehen soll).

2. Die aufgetauten Garnelen mit Küchenpapier trocken tupfen (ungeschälte Garnelen vorher schälen).

3. Den Knoblauch schälen und in feine Scheiben schneiden.

4. Petersilienblätter von den Stängeln zupfen und grob hacken.

5. Die Chilischote in feine Ringe schneiden.

6. Die Zucchini mit dem Spiralschneider schneiden.

7. Das Öl in der Pfanne erhitzen und die Garnelen darin leicht anbraten. Dann den Knoblauch und die Chili-Ringe zugeben und für 1 Minute mitbraten. Danach die Zucchini-Nudeln für 2 bis 3 Minuten mitgaren.

8. Das Pesto, die Milch und den Frischkäse mit etwas Salz in einer kleinen Schale verrühren und unter die Zucchini-Nudeln heben.

9. Mit gehackter Petersilie bestreuen und gleich servieren.

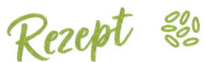

Saskias fruchtiges Curry mit Blumenkohlreis

Zutaten für 4 Personen:

fruchtiges Curry:

- 300 g Blumenkohl
- 400 g Mandarinen
- 1 rote Zwiebel
- 2 Knoblauchzehen
- 400 ml Kokosmilch (1 Dose)
- 400 g Kichererbsen (1 Dose)
- 400 g gehackte Tomaten (1 Dose)
- 2 EL Kokosöl
- 100 g Erdnüsse
- 200 g Tofu (natur/ geräuchert/mit Kräutern etc.)
- 2½ TL Garam-Masala-Gewürzmischung
- 4 TL Currypulver
- 2 TL Kreuzkümmel
- Salz, Pfeffer, Chili nach Geschmack

Küchenutensilien

- 1 Küchenwaage
- 2 Schneidebretter
- 1 kleines Küchenmesser
- 1 großes Küchenmesser
- 1 Sieb
- 1 Standmixer / 1 Reibe

- 2 Esslöffel
- 4 Teelöffel
- 2 große Pfannen
- 1 kleine Schüssel
- 1 große Schüssel

Blumenkohlreis:

- 600 g Blumenkohl
- 1 rote Zwiebel
- 1 Knoblauchzehe
- 2 TL Paprikapulver
- 2 EL Sojasauce
- frische Kräuter zum Garnieren (Minze, Koriander etc.)

Zubereitung

1. Eine Zwiebel und zwei Knoblauchzehen schälen und klein hacken. 300 g Blumenkohl in kleine Röschen teilen und kurz abwaschen. Die Mandarinen schälen und die Spalten jeweils halbieren. Den Tofu ebenfalls in kleine Würfel schneiden.

2. Anschließend Zwiebeln, Knoblauch und den Tofu mit einem EL Kokosöl goldbraun braten und dann mit gehackten Tomaten und Kokosmilch ablöschen. Die Kichererbsen werden im Sieb abgetropft und zusammen mit dem Blumenkohl ebenfalls in die Pfanne gegeben. Nun 10 Minuten köcheln lassen.

3. Danach alle Gewürze hinzugeben und die Mandarinenstücke unterheben. Mit frischen Kräutern der Wahl garnieren.

4. Zubereitung des Blumenkohlreis:

5. 600 g Blumenkohl in grobe Röschen schneiden und waschen. Diese Röschen dann im Mixer einzeln kurz pulsieren/zerkleinern, bis sie die Größe von Reis haben (auch mit einer Reibe möglich).

6. Die übrige Zwiebel und den Knoblauch ebenfalls schälen, zerkleinern und mit einem EL Kokosöl glasig braten. Den feinen Blumenkohlreis hinzugeben und mit den Gewürzen und der Sojasauce scharf anbraten.

Vom Stoffwechsel zum Ölwechsel

»From foe to friend?« – vom Feind zum Freund –, so überschrieb David S. Ludwig, der als Kinderarzt und Ernährungswissenschaftler an der renommierten Harvard Medical School arbeitet und forscht, einen Artikel, in dem er zusammen mit anderen anerkannten Ernährungsmediziner*innen die verschiedenen Perspektiven auf das Fett beschrieb. Bei Professor Ludwig durfte ich vor einigen Jahren hospitieren. Der Besuch hat mich nachhaltig beeindruckt, denn seine zum Teil sehr jungen Patient*innen waren bereits ernsthaft erkrankt, viele von ihnen waren so stark übergewichtig, dass er mich daran erinnern musste, dass ihre Herzen nicht größer und ihre Knochen nicht mehr seien als in jedem anderen Menschen. Ein Herz, das mittels seiner Schlagkraft so viel Körpermasse durchbluten soll, und ein Skelett, das Tag für Tag so viel Gewicht tragen muss? Diese Fragen beschäftigen mich seither. Die Patienten waren zweifelsohne an einer guten Adresse, ihr Arzt ist ein Mensch mit einem großen wissenschaftlichen Know-how und der festen Überzeugung, dass jeder etwas ändern kann, wenn die richtigen Empfehlungen ausgesprochen werden.

Fett. Der einstige Feind von gestern gewinnt zunehmend an Akzeptanz und ist bei einigen schon zum wahrhaften Herzensfreund geworden. Ölen wird schon länger eine positive Wirkung nachgesagt, doch Fett nicht. Dabei unterscheiden sich Fette und Öle erst mal nur in einem: ihrem Aggregatzustand. Per Definition ist Fett bei mitteleuropäischer Raumtemperatur (19 bis 21 °C) fest, Öle sind hingegen flüssig. Und nun schauen Sie möglicherweise gerade in Ihrer Küche nach dem Kokosöl (vielleicht sind Sie auch

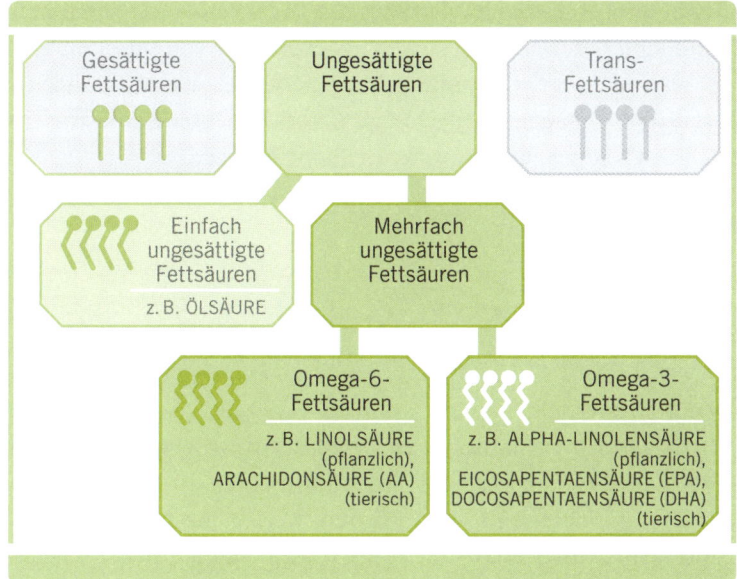

im Bad, denn Kokosöl ist ein hervorragendes Pflegeprodukt) und wundern sich. Das Kokosöl ist doch fest!

Das Kokosöl ist eine Ausnahme: Es darf sich Öl nennen, obwohl es streng genommen ein Fett ist. Ausnahmen bestätigen die Regel – Sie kennen das schon von der Kokosmilch (siehe ▶ Kapitel *Milch und Milch*)!

Ganz gleich, ob fest oder flüssig, Fett und Öle bestehen beide aus Fettsäuren – und um die wird wissenschaftlich ganz schön viel Wirbel gemacht, da ihre Wirkung im Körper so unterschiedlich ist. Das Hirn, das Nervensystem, die Haut und jede Zelle bis zum großen Zeh – alle brauchen Fette, das haben Sie ja auch schon im ▶ Kapitel *Jeder braucht andere Energiequellen* lesen können. Für einen ersten groben Überblick über die Fettsäuren werfen Sie doch mal einen Blick auf die Abbildung oben!

Einige Fettsäuren stechen besonders heraus, weil sie in unserem Stoffwechsel viele verschiedene Hormone mitbeeinflussen,

Entzündungen fördern oder hemmen, den Blutdruck regulieren. Dafür sind besonders die beiden essenziellen – von unserem Körper also nicht selbst produzierbaren, aber lebensnotwendigen – Fettsäuren Omega 3 und Omega 6 von Bedeutung, die wir im nächsten Kapitel genauer unter die Lupe nehmen.

Und nun schauen wir uns noch einmal den Guten Teller und die Gute Schüssel an.

Läuft ja wie geschmiert!

Herr Sommer, einer meiner jungen Patienten, hat mit Anfang 30 aufgrund rheumatischer Gelenkbeschwerden schon stark zu spüren bekommen, dass das, was er isst, einen direkten Einfluss darauf hat, wie er morgens aus dem Bett kommt, die Treppen runtergehen und auch seinen noch sehr kleinen Sohn wiegen

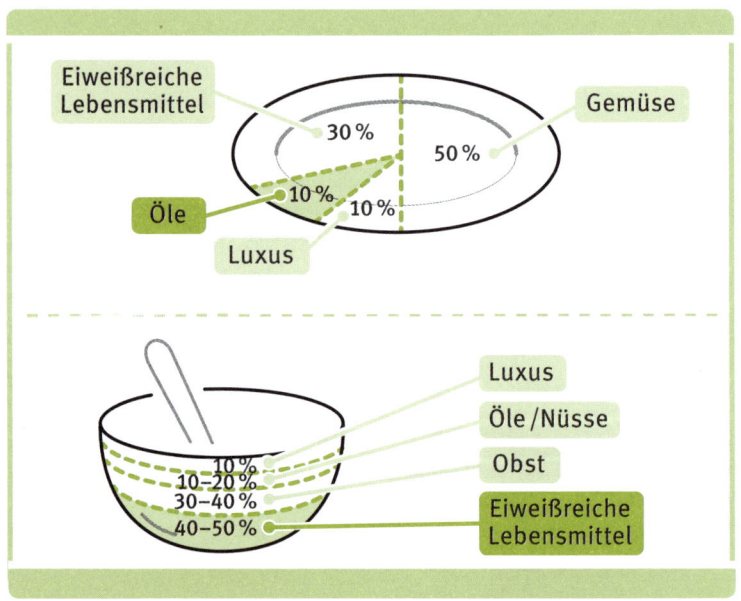

kann. Seine Gelenke im Fuß, die Knie und auch die Handgelenke und Ellenbogen können ihm ganz schön zu schaffen machen, sie sind eher steif und schmerzhaft. Wenn er weniger Stärke- und Zuckerreiches zu sich nimmt, merkt er den Unterschied unmittelbar. Er sagt, dann würde er sich auch körperlich wie der 30-Jährige fühlen, der er ist. In nicht so guten Essphasen fühlt er sich wesentlich älter. Dabei spielen auch die Fette und Öle eine wesentliche Rolle.

Die Wissenschaft lässt keinen Zweifel daran: Die essenziellen Fettsäuren – Omega-3-Fettsäuren und Omega-6-Fettsäuren – benötigt jeder im Essen! Da sie im Körper gegensätzliche Wirkungen haben, sollten wir sie aber besser nicht in einen Topf werfen, sondern hinter die Fettsäure-Kulissen schauen und genau unterscheiden, welche essenzielle Fettsäure wir wann und wie essen.

Durch die Omega-3-Fettsäuren werden im Körper Botenstoffe gebildet, die Entzündungen hemmen, den Blutdruck senken, das Blut verdünnen und die Blutgefäße erweitern. Die Omega-6-Fettsäuren sorgen mittels anderer Botenstoffe genau für das Gegenteil: Sie fördern Entzündungen, erhöhen den Blutdruck, verdicken das Blut und verengen Blutgefäße. Umso ausgeglichener die Aufnahme ist, desto besser, doch die Aufnahme von Omega-6-Fettsäuren liegt in den Industriestaaten etwa 15-mal über der von Omega-3-Fettsäuren – und dieses Missverhältnis ist mitverantwortlich für viele Zivilisationserkrankungen. Insbesondere für diejenigen, in deren Mittelpunkt eine Entzündung steht.

Fette und Öle essen auch bei Übergewicht – oder gerade deswegen?

In der Beratung bei Übergewicht wurde in den letzten Jahren vieles auf den Kopf gestellt, was vorher als DIE Lösung anerkannt war. Wenn früher behauptet wurde, dass Fett fett mache, dass man sich nur disziplinieren und fleißig Kalorien zählen müsse, so hat man damit jahrelang, besser: jahrzehntelang Menschen auf die falsche Fährte gelockt. Hinterlassen hat diese Ära eine Menge Damen und Herren, die heute noch den Feind im Fett sehen und sich mühsam jede Kalorie vom Mund absparen. Auch in meiner Praxis treffe ich auf Patient*innen, die erstaunlich wenig essen. Beim Abnehmen hilft ihnen dies leider nicht.

Es war ein Irrglaube, dass der Mensch angesammeltes Fett – insbesondere das gefährliche in der Bauchmitte – loslässt, wenn die Kalorienaufnahme unter der -abgabe liegt. Es ist viel wichtiger zu verstehen, dass der Stoffwechsel bei Menschen mit Übergewicht häufig anders verläuft, insbesondere dann, wenn bereits eine Insulinresistenz vorliegt. Denn der Körper hat von Anfang an mit den Kohlenhydraten umzugehen und macht aus diesen Fett. Fett, das sich unter der Haut, aber auch im Bauchraum einlagert – und auch im Blut seine Spuren hinterlässt. Denn aus dem Fett, das im Körper aus Kohlenhydraten entsteht, werden ungesunde Fettsäuren gebildet (z. B. Palmitinsäure), die eine Arteriosklerose fördern.

Je länger dieser Zustand unbemerkt und unbehandelt bleibt, desto mehr Fett wird aus all den täglichen Brotscheiben, Nudel-, Kartoffel- und Reisgerichten sowie aus den süßen und salzigen Snacks, aus den Softdrinks, Fruchtsäften und Smoothies gemacht. Sie sind doch fettarm, lautet die Erklärung und der Freifahrtschein für deren hohen Konsum. Läuft der Stoffwechsel rund, kann er mit allem umgehen – auch mit fett- oder kohlenhydratreichen Mahlzeiten. Ganz gleich ob dick oder dünn gilt aber: keine Angst vor Fett!

Denn Herz und Kreislauf haben kein Problem damit, wie eine internationale Studie mit über 100.000 Teilnehmer*innen in 18 Ländern kürzlich herausgefunden hat. Bei einer Langzeituntersuchung über sieben Jahre zeigte sich, dass die Menschen, die relativ viele Kohlenhydrate aßen, eine höhere Todesrate aufwiesen als die, die fettreich aßen. In der Folge sprachen sich die Wissenschaftler*innen dafür aus, in den offiziellen Empfehlungen lieber den Kohlenhydraten und nicht dem Fett eine Obergrenze zu verpassen.

Eines der Hauptkriterien für den Abbruch von Diäten ist Hunger! Kein Wunder, denn wer erträgt den schon gern? Um satt zu werden und es über einen längeren Zeitraum zu bleiben, ist es sinnvoll, seinen Magen zu beschäftigen, damit er Ruhe gibt. Und auch im Blutzuckerspiegel sollte kein Auf und Ab entstehen, damit nicht auf der Talfahrt in Richtung Unterzucker ein kleiner oder großer Hunger aufkommt. Eine eiweißreiche Mahlzeit mit viel Gemüse und guten Fetten bzw. Ölen macht satt und hält den Blutzuckerspiegel stabil. Hungerattacken gehören dann der Vergangenheit an!

Damit die Körper meiner Patient*innen aus den Ölen und Fetten die Fettsäuren erhalten, die positive Absichten haben, empfehle ich gezielt bestimmte fettreiche Lebensmittel: Mit bestimmten Ölen, Nüssen, fetthaltigem Fisch gepaart mit Gemüse lassen sich die Blutfettwerte und die gesamte Herz-Kreislauf-Gesundheit verbessern. Sie helfen gegen Entzündungen, Arteriosklerose sowie Thrombosen – es wäre schade, auf all das zu verzichten.

Statt auf Kalorienzählen oder fettreduzierte Diäten zu setzen, die beim langfristigen Pfundepurzelnlassen beide keine erfolgreichen Unterstützer sind, entscheiden wir uns lieber für eine gute Lebensmittelauswahl. Eine, die dem Hirn gutes Futter liefert, um sich zufrieden und satt zu fühlen, den Blutzuckerspiegel stabil hält, um Heißhunger zu vermeiden, und die Insulinmenge im Blut auf einem niedrigen Niveau hält, damit die Fettverbrennung besser läuft.

Im Gegensatz zu großen Entzündungen sind ein paar kleine Entzündungen im Körper nicht schädlich, sie können sogar nützlich sein. Kleine Entzündungen sorgen dafür, dass Körperstellen, an denen sich ungewollte Auffälligkeiten zeigen, durch eine verbesserte Durchblutung sofort mit den notwendigen Gegenmitteln versorgt werden. Durch die Entzündung wird die Stelle außerdem leicht erwärmt, wodurch die Heilung beschleunigt wird. Bei einer Fortbildung hörte ich vor einigen Jahren eine sehr anschauliche Analogie für die beiden Fettsäuren und ihre Wirkung auf Entzündungen: Die entzündungsfördernde Funktion von Omega-6-Fettsäuren verglich der Referent mit einem Feuer, die entzündungshemmende Wirkung der Omega-3-Fettsäuren mit Wasser.

Ein kleines Lagerfeuer sei nicht bedrohlich, sagte er, es sei sogar durchaus sinnvoll, denn es spendet Wärme, Licht und wir können Essen darin garen. Um es zu löschen, brauchen wir nur etwas Wasser. Wenn sich dieses Lagerfeuer jedoch unbeobachtet (in der Fachwelt sprechen wir von »silent inflammation«, zu Deutsch: leise Entzündung) ausbreitet und zum Waldbrand wird, ohne dass ausreichend Löschwasser zur Verfügung steht, dann ist der Schaden groß.

Mittlerweile lodert es in vielen Menschen ziemlich stark: Chronische Entzündungen sind Begleitumstand vieler Erkrankungen, die Dünne wie Dicke betreffen. Rheuma, Arthritis und Gicht gehören alle auf eine bestimmte Art zusammen und äußern sich in schmerzhaften Entzündungen in den Gelenken oder Weichteilen. Die Ursachen für diese Erkrankungen sind vielfältig, doch zum Löschen der Feuer werden Omega-3-Fettsäuren empfohlen, und das in wesentlich größeren Mengen, als der gesunde Körper für ein kleines Feuerchen hier und da braucht. Omega-6-Fettsäuren sollten nur zwei- bis maximal dreimal so viel verzehrt werden wie Omega-3-Fettsäuren.

Herr Jones kam mit schwer beschreibbaren, aber entzündungsähnlichen Schmerzen in den Beinen in die Ernährungsberatung, außerdem plagten ihn Müdigkeit und Abgeschlagenheit, manchmal sogar psychische Unausgeglichenheit, die ihn allesamt bei seiner Arbeit als Fotograf zunehmend behinderten. Für ihn war essen nur etwas, das irgendwie sein muss. Auf das Essen zu achten, war eher die Idee seiner Frau. Die erste Ernährungsumstellung hatten die beiden allein gemacht. Seither legte er sich viel mehr Gemüse auf den Teller, als er es gewohnt war. Viel frischer und wacher würde er sich seitdem fühlen, berichtete er mit lächelndem Blick in Richtung seiner Frau. Schritt 1 war also schon getan: Gemüsereich essen reguliert den Säure-Basen-Haushalt (siehe ▶ Kapitel *Nur nicht sauer werden!*). Die nächsten Schritte sollten folgen: Eiweißreicheres Essen kräftigte seinen Körper (siehe ▶ Kapitel *Eiweiß – der Erste unter den Nährstoffen*) und reduzierte seinen ständigen Süßhunger – und neben den Mineralstoffen (wie Magnesium) nahmen wir auch die Fettqualität ins Visier.

Gesunde Erwachsene benötigen mindestens 1,1 g Omega-3-Fettsäuren am Tag, das sind knappe 8 g in der Woche. Dieser Wert ist als Untergrenze zu verstehen, es darf gern auch mehr sein. Doch obwohl das erst mal nicht nach viel klingt, erreichen in meiner Praxis nur wenige Menschen diese Menge. Woran das liegt, liegt wiederum klar auf der Hand, oder besser, es schwimmt

Fischart	EPA-Gehalt (in mg/100 g)*	DHA-Gehalt (in mg/100 g)*	EPA/DHA-Gehalt (in mg/100 g)*
Thunfisch	1385	2082	3467
Lachs	749	1860	2609
Hering	740	1170	1910
Makrele	640	1138	1778

Omega-3-Fettsäuren in Fisch
* Die Werte unterliegen natürlichen Schwankungen

im kalten Wasser: Die fettreichen Kaltwasserfische sind reich an den beiden Omega-3-Fettsäuren namens Eicosapentaensäure (kurz: EPA) und Docosahexaensäure (kurz: DHA). Diese beiden Namen können Sie gern ganz schnell wieder vergessen, merken Sie sich aber bitte, dass EPA und DHA die beiden sind, die unsere Gesundheit am besten schützen und die wir am besten in unsere Gewebe einbauen können. Sie kommen vor allem in Kaltwasserfischen wie Thunfisch, Lachs, Hering und Makrele vor, EPA und DHA erhält man zudem auch aus dem Öl aus Krill (Krebstierart) oder Algen.

Aus den verschiedensten Gründen – manche mögen sie nicht, manche wollen sie nicht, manche wissen nicht, wie sie zubereitet werden – liegen Fische hierzulande zu selten auf dem Teller. Dabei könnte der wöchentliche Bedarf schon mit 200 g Hering (oder Matjes, so heißt der noch junge Hering vor dem ersten Laichen) und 150 g Lachs (am besten aus Wildfang) gedeckt werden.

In eine besondere Omega-Schieflage geraten viele, weil sich zu dem Zuwenig an Omega-3-Fettsäuren im Essen noch ein weiteres Problem gesellt: Einige essen zu viele Omega-6-fettsäurehaltige Lebensmittel, wie beispielsweise Sonnenblumenöl und Fettes vom Schwein. Sonnenblumenöl wird sehr häufig in industriell hergestellten Lebensmitteln oder auch in der Außerhaus-Küche eingesetzt, weil es günstig und geschmacklich unauffällig ist – zumindest das hochverarbeitete raffinierte Öl (mehr dazu können Sie im ▸ Kapitel *Zeigen Sie Geschmack!* erfahren). Und Schweinefleisch – auch die fetten Stücke – kommen in Deutschland eben einfach gern auf die Teller und in die Bäuche.

Damit kommt das Verhältnis von Omega-6- zu Omega-3-Fettsäuren aus dem Lot – bei leicht entzündlichen Körpern oder auch bei Personen mit gesundheitlichen Risiken in Herz und Kreislauf ist das nicht gut.

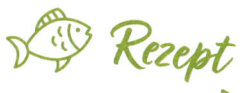

Schneller Matjes-Salat mit Roter Bete und Apfel

Zutaten für 3 Personen

- 400 g Matjes
- 500 g vorgegarte Rote Bete
- 2 kleine Äpfel
- 4 Lauchzwiebeln (oder 2 rote Zwiebeln)
- 2 EL Olivenöl
- 200 g Schmand
- 100 g Cornichons/ Gewürzgurken
- 2 TL Meerrettich

Küchenutensilien

- 1 Schneidebrett
- 1 Gemüsemesser
- 1 Schüssel
- 1 Esslöffel
- 1 Teelöffel
- 1 Schere

....

- etwas Schnittlauch
- Salz und Pfeffer

Zubereitung

1. Die Matjes trocken tupfen und in dünne Scheiben schneiden.

2. Den Apfel waschen und putzen. Den Apfel und die Rote Bete jeweils in haselnussgroße Würfel (oder kleiner) schneiden.

3. Die Cornichons in dünne Scheiben schneiden.

4. Die Lauchzwiebeln und den Schnittlauch mit einer Schere in sehr feine Ringe schneiden.

5. Alle Zutaten mit Olivenöl, Schmand und Meerrettichpaste miteinander verrühren.

6. Mit Salz und Pfeffer abschmecken.

Olivenöl ist reich an einfach ungesättigten Fettsäuren, die EPA und DHA in ihrer Wirkung wunderbar unterstützen. Ein Thunfisch-Steak in gutem Olivenöl angebraten – da springt nicht nur die Zunge vor Freude im Karree, da tanzen auch die Blutwerte Tango. Die einfach ungesättigten Fettsäuren im Olivenöl wirken auf uns ohne Unterlass positiv: Sie können die Triglyzeride und das VLDL-Cholesterin senken, das LDL-Cholesterin in Ruhe arbeiten lassen und das gute HDL-Cholesterin unterstützen. Das ist ein leckeres Vergnügen für Zunge und Herz – und sogar überschüssiges Leberfett wird reduziert – obwohl doch mehr Fett, also Olivenöl, gegessen wird. Ein Mechanismus, der Ihnen mittlerweile wahrscheinlich nicht mehr ganz unbekannt ist.

Wir tun gut daran, wenn wir das Sorgenkind Fett allmählich aus der Schmuddelecke herauskommen lassen – und selbst bei den gesättigten Fettsäuren eine gute Portion mehr Weitsicht an den Tag legen. Die gesättigten Fettsäuren, die in tierischen und pflanzlichen Lebensmitteln vorkommen, sind wohl am meisten von allen gebrandmarkt. Leider kommt die Aufklärung von offizieller Stelle kaum einen Schritt weiter, sodass in den Empfehlungen nicht im Geringsten unterschieden wird, welche gesättigten Fettsäuren in welchen Lebensmitteln zu finden sind. Dabei macht es einen großen Unterschied für unseren Körper, ob es sich um gesättigte Fettsäuren aus Milch und Milchprodukten, Fleisch oder Eiern handelt oder ob sie in hochverarbeiteten Lebensmitteln wie Wurstwaren, Kuchen, Keksen und Schokolade in unserem Körper landen – und in den letzten drei zudem in der Gesellschaft jeder Menge Zucker.

Diese Unterschiede müssen jedoch unbedingt gemacht werden, da wir sonst viele wertvolle Lebensmittel von unseren Tellern verbannen. Schauen wir uns im nächsten Kapitel also am besten mal an, welcher Öl-Mix für uns gut ist und welches Öl für was verwendet werden kann, damit es im Körper, in den Gelenken und auch im Blut wie geschmiert läuft.

Der Öl-Mix macht's!

Öl ist nicht gleich Öl. So wie man im Supermarkt verdattert vor dem Milch-Regal stehen kann, kann es einem/r aufmerksamen Einkäufer*in auch vor dem Öl-Regal ergehen. Über mehrere Meter reihen sich dort Olivenöl, Rapsöl, Sonnenblumenöl, Leinöl, die diversen Nussöle wie Walnussöl, Erdnussöl, Kokosöl und viele, viele mehr aneinander, abgepackt in Plastikflaschen oder in weißen, grünen und braunen Glasflaschen mit einfachen bis sehr aufwendig gestalteten Etiketten. Kein Wunder, dass so ein Öl-Regal viele Fragen aufwirft! In den Einkaufstrainings verharren wir daher immer etwas länger vor diesem Regal. Dass Öl gesund ist, wissen viele Teilnehmende. Aber alle? Welche gehören in den Einkaufskorb und welche lassen wir besser unberührt im Regal stehen? Wie erklären sich die Preisunterschiede und welches ist seinen Preis wert? Und vor allem, für was verwendet man welches Öl?

Wie für die Gesundheit ist es auch beim Kochen: Der Mix macht's! In den vorherigen Kapiteln konnten Sie lesen, dass es verschiedene Fettsäuren gibt, die im Körper unterschiedliche Wirkungen haben. Die gleichen Fettsäuren entscheiden darüber, was Sie damit zubereiten können – oder besser auch nicht.

In der Öl-Übersicht können Sie erkennen, dass die pflanzlichen Öle immer eine Mischung aus den verschiedenen Fettsäuren sind: In jedem kommen alle Fettsäuren vor.

Besonders reich an einfach ungesättigten Fettsäuren ist das Oliven-, Avocado- und Rapsöl, obgleich auch andere diese Fettsäuren enthalten. Einen großen Anteil der pflanzlichen Omega-3-Fettsäure namens Alpha-Linolensäure enthält das Leinöl, viel geringere Mengen von dieser enthalten Hanföl, Walnussöl und Rapsöl. Walnussöl ist zugleich auch reich an Omega-6-Fettsäuren, ebenso wie das Sonnenblumenöl, das Weizenkeimöl und mit etwas Abstand auch das Erdnussöl. Kokosfett ist mit Abstand am reichsten an gesättigten Fettsäuren, gefolgt von Butterschmalz/Ghee und Palmfett.

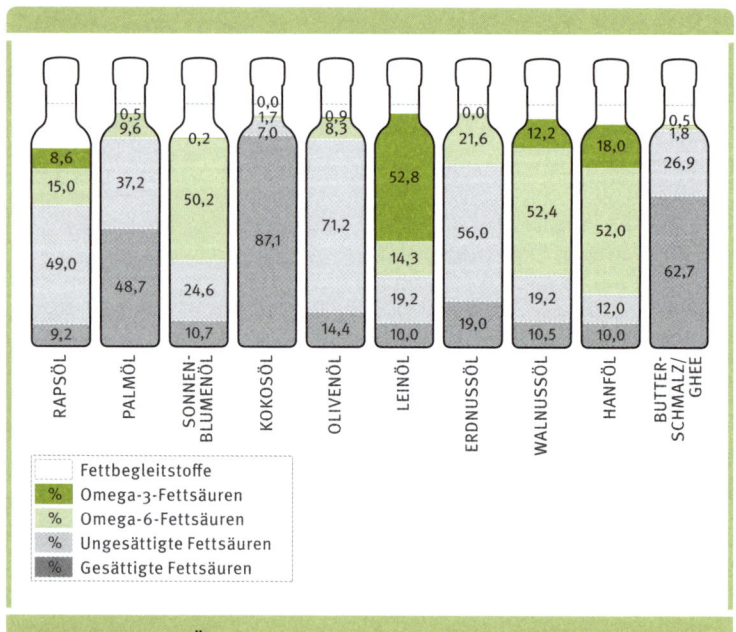

	Fettbegleitstoffe
%	Omega-3-Fettsäuren
%	Omega-6-Fettsäuren
%	Ungesättigte Fettsäuren
%	Gesättigte Fettsäuren

Fettsäuren in Ölen

Wenn es in der Küche heiß hergeht, dann eignen sich die letzten drei Fette ganz hervorragend: Sie ertragen die Hitze in der Pfanne oder im Topf, ohne dass sie Schaden nehmen. Das liegt an ihrem hohen Gehalt an gesättigten Fettsäuren. Herr Voß, der gern asiatisch kocht, greift dabei zum Kokosöl. Denn für Wok-Gerichte, in denen das Gemüse scharf – also kurz und sehr heiß – angebraten werden soll, ist es bestens geeignet. Falls Sie es geschmacklich nicht mögen, finden Sie im ▶ Kapitel *Zeigen Sie Geschmack!* einen Einkaufstipp.

Kalt und warm, aber nicht zu heiß, mögen es die einfach ungesättigten Fettsäuren. Olivenöl können Sie also durchaus zum Braten bei mittleren Temperaturen nehmen. Achten Sie dabei auf den sogenannten Rauchpunkt: Sobald das Olivenöl – wie auch jedes andere Öl – anfängt zu dampfen, ist es zu heiß geworden. Mit zunehmender Dauer und Hitze verändern sich die Fettsäuren zu so-

GeNÜSSElich snacken!

Unterwegs, bei der Arbeit oder auf dem Sofa – wenn einen der kleine Hunger überfällt, sind Nüsse die perfekte Lösung. Huuah! Die haben doch so viel Fett! Ja! Stimmt! Und das ist doch genau das, was wir wollen! Gute Fette, genauer gesagt, gute Fettsäuren will Ihr Körper!

In den Nüssen befinden sich außerdem auch Eiweiß und Ballaststoffe. Und alle zusammen sättigen so wunderbar, denn sie lassen Ihren Blutzuckerspiegel in Ruhe und erzeugen keine Zuckerwelle, die Sie in den nächsten Heißhunger treibt. Nüsse sind also der wesentlich bessere Snack als Gummibärchen oder Schokoriegel.

Aus der Übersicht können Sie entnehmen, dass jede Nuss einen anderen Orden verdient: Walnüsse erhalten den Omega-3-Fettsäuren-Orden – nicht nur, weil sie mit Abstand am meisten von ihr enthalten, sondern auch, weil sie in so einem guten Verhältnis zu den Omega-6-Fettsäuren stehen. Haselnüsse erhalten den Orden für ihre einfach ungesättigten Fettsäuren, Erdnüsse den für die vielen Ballaststoffe und Eiweiß. Die perfekte Nuss gibt es nicht.

Sofern Sie nicht eine Lieblingsnuss haben, snacken Sie doch einfach geNÜSSElich querbeet. Stellen Sie sich eine Mischung aus verschiedenen Nüssen zusammen und platzieren Sie diese genau dort, wo Sie Ihnen direkt ins Auge fällt.

genannten Trans-Fettsäuren, die für uns schädlich sind. Ein zu heiß gewordenes Öl sollte in einer Schale abkühlen und dann im Hausmüll entsorgt werden.

Das wieder in Mode gekommene Leinöl ist nur in der kalten Küche einsetzbar, denn die enthaltene Omega-3-Fettsäure (Alpha-Linolensäure) ist äußerst sensibel und mag Wärme ganz und gar nicht. Daher ist das Leinöl wie auch das Walnussöl und die anderen Öle mit hohem Gehalt an Omega-6-Fettsäure (Linolsäure) am besten für Dressings, Quark, Joghurt und Shakes geeignet.

Nach vielen Minuten am Öl-Regal bleibt dann im Einkaufstraining meist noch eine letzte Frage: Braucht man alle Öle zu Hause? Nein. Nicht jede Mahlzeit muss ein perfektes Verhältnis aller Fettsäuren aufweisen. Ich rate eher zu einem guten Mix der verschiedenen Öle und fettreichen Lebensmittel innerhalb eines Tages oder auch einer Woche. Und dafür braucht es keine 15 Öle in der Vorratskammer: zum Frühstück Leinöl zu den Nüssen im Müsli, am Mittag Olivenöl im Salatdressing oder beim Anbraten des Gemüses und abends Kokosöl in einer Suppe oder zum Anbraten eines Kaltwasserfischs. Mit anderen Worten: eines für die kalte Küche, eines für die kalte bis warme und eines für die warme bis heiße Küche.

| | | Gesättigte Fettsäuren | Einfach ungesättigte Fettsäuren | Mehrfach unge-sättigte Fettsäuren | | Ballaststoffe | Eiweiß |
				Omega-6-Fettsäuren	Omega-3-Fettsäuren		
WALNÜSSE		6,5	11,7	41,6	10,1	4,6	16,1
HASELNÜSSE		5,4	51,5	6,3	0,6	7,7	16,3
MANDELN		4,5	34,1	11,5	0,04	11,4	24,0
PISTAZIEN		6,3	35,2	7,5	0,2	10,6	20,8
ERDNÜSSE		9,1	22,6	13,8	0,5	11,7	29,8
CASHEWKERNE		9,3	29,1	8,6	0,08	3,1	21,0

Fettsäuregehalt verschiedener Nüsse (g pro 100 g Nüsse)

Gutes Team-Work

Der Erfolg guter Sportmannschaften liegt darin begründet, dass viele gute Spieler*innen mit unterschiedlichen Eigenschaften sich zu einem großen Ganzen zusammenfinden und sich gegenseitig ergänzen. Auch wenn es im Fußball einen guten Libero gibt, der als Absicherung hinter der Abwehr agiert, dann ist es für einen Sieg dennoch sinnvoll, dass die anderen Spieler*innen auch ihren Aufgaben nachkommen, dass sie im Mittelfeld die Richtung des Spiels bestimmen, dass die Flügelspieler*innen gute Flanken schlagen und die Stürmer*innen die Bälle im Tor der anderen unterbringen. Und selbst wenn es wie beim Tanzen oder Beachvolleyball nur um zwei Personen geht, ist das Zusammenspiel wichtig – vielleicht sogar am wichtigsten.

Beim Essen ist es genauso: Es geht nicht um ein einzelnes Lebensmittel, sondern um die verschiedenen Bestandteile einer ganzen Mahlzeit. Es gibt kein Lebensmittel, das für sich allein alles enthält, was wir für einen gesunden Körper benötigen – mit einer Ausnahme: die Muttermilch. Sie liefert dem Säugling alle Nährstoffe und ausreichend Energie, die die kleinen Zwerge in den ersten Monaten benötigen. Doch mit zunehmendem Alter steigt der Bedarf an verschiedenen Lebensmitteln und den unterschiedlichen Inhaltsstoffen. Daher sind Nudeln oder Fleisch allein nicht gut, Gemüse allein ist es aber ebenso wenig. Das wäre so, als wenn auf dem Feld alle Liberos, Stürmer*innen oder Mittelfeldspieler*innen wären. Ein gutes Team besteht aus verschiedenen Beteiligten – denn selbst wenn einer mal nicht so ganz bei der Sache ist, können die anderen das häufig noch ausgleichen.

In kleinen Teams, etwa beim Tanzen, fallen die Fähigkeiten der Einzelnen noch mehr auf. Dabei gibt es Tänzer*innen, die mit jedem gut tanzen können, andere Paare mögen sich hingegen einfach nicht. Sie mögen einzeln gar nicht so übel sein, doch gemeinsam glänzen sie nicht. Beim Essen gibt es das auch: Gemüse kann mit jedem gut tanzen. Gesättigte Fettsäuren, wie sie in Sahne,

Butter, Butterschmalz, Käse, Speck, Kokosöl und anderen Lebensmitteln vorkommen, tanzen mit Gemüse ganz entzückend und erfreuen die Herzen, nicht so gut kommt es allerdings an, wenn die Störenfriede namens Kohlenhydrate auch mittanzen wollen. Für die Herzen meiner Patienten ist daher die Empfehlung, lieber Sahne zum Lauchgemüse, Butter zu den Karotten, geriebenen Käse über das angebratene Gemüse, Speck zu den grünen Bohnen oder Kokosöl im Thai-Curry zu verwenden und dafür den kohlenhydratreichen Nudeln, Kartoffeln oder Reis eher eine Nebenrolle zu geben – es sei denn, sie haben vorher ausgiebig die Muskeln bewegt und haben sich den Luxus verdient (siehe ▶ Kapitel *Luxus muss man sich verdienen*).

Was der fette Fisch dem öligen Leinsamen voraus hat

Sie kennen nun den grandiosen Mehrwert der Omega-3-Fettsäuren. Diese sind einerseits in den fettreichen Kaltwasserfischen Lachs, Thunfisch, Makrele und Hering zu finden, andererseits aber auch im Leinsamen, besser noch in dem aus ihm gepressten Leinöl und in wesentlich geringer Menge im Hanföl.

Von den marinen Omega-3-Fettsäuren, so nennt man diejenigen, die in Fisch enthalten sind, hören einige auf die komplizierten Namen Eicosapentaensäure (EPA) und Docosahexaensäure (DHA), das haben Sie bereits im ▶ Kapitel *Läuft ja wie geschmiert!* gehört. Die pflanzliche Omega-3-Fettsäure, die in Lein- und Hanföl enthalten ist, nennt sich Alpha-Linolensäure. Sie wird im Körper vorrangig als Energielieferant genutzt.

Wenn Sie jedoch einen Blick auf die Abbildung auf Seite 271 werfen, werden Sie erkennen, dass aus Alpha-Linolensäure auch EPA und DHA gebildet werden können. Erst nachdem sie umgebaut wurde, gewinnt sie ihre volle gesundheitsförderliche Bedeutung in unserem Stoffwechsel. So ist DHA besonders wertvoll für Hirnstrukturen, gemeinsam sind EPA und DHA wichtig für die Gesunderhaltung der inneren Schicht der Blutbahnen und des Herzens und gemeinsam machen sie sich auch gegen Bluthochdruck und Entzündungen stark. Die pflanzliche Alpha-Linolensäure gibt da leider klein bei und kann diese Effekte nicht erreichen. Wer keinen Fisch mag oder essen möchte, kann aber stattdessen zum Algenöl greifen!

Fischkauf mit gutem Gewissen

Das Thema artgerechte Haltung von Landtieren ist uns vertraut. Auch für die Tiere im Wasser gibt es verschiedene Tierhaltungen und Fütterungsmethoden sowie einen unterschiedlichen Einsatz von Hilfsmitteln und Medikamenten. Nachhaltigkeit in der Fischerei bedeutet, dass nicht mehr aus den Meeren herausgeholt werden darf als nachwächst. Daher sind beim Fischkauf die Fischsorte, das Fanggebiet und die eingesetzten Fangmethoden entscheidend.

So gibt es zum Beispiel Firmen, die Thunfisch noch mit Pole & Line, also mit Rute und Leine, angeln, statt Ringwaden einzusetzen, bei denen leider auch viel Beifang auf der Strecke bleibt. Es gibt verschiedene Siegel für nachhaltigen Fischfang, etwa MSC, kurz für Marine Stewardship Council. Für einige Fische wie Lachse, Garnelen, Forellen und Muscheln gibt es auch eine Bio-Zertifizierung, in der wie bei Landtieren auch die Massentierhaltung vermieden und die Futterqualität reguliert wird und auch die Gabe von Medikamenten oder Antibiotika nur in Ausnahmefällen erlaubt ist.

Der World Wildlife Fund (WWF) informiert auf seiner Website umfassend über den Fischeinkauf mit gutem Gewissen.

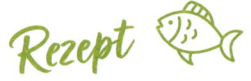

Thomas' schneller Thunfisch

Zutaten für 2 Personen

- 200–300 g Thunfisch-Medaillons, tiefgekühlt (MSC-Siegel)
- 2 EL Kokosöl
- 10 EL Sojasauce
- ½ Chilischote (Schärfe nach Belieben)
- 1 Knoblauchzehe
- Salz und Pfeffer

Küchenutensilien

- Teller (zum Auftauen des Thunfischs)
- 1 Schneidebrett
- 1 Gemüsemesser
- 1 flache Schüssel/Teller (zum Marinieren)
- 1 Pfanne
- 1 Bratenwender

Zubereitung

1. Die Thunfisch-Medaillons auftauen lassen.

2. Die Chilischoten längs aufschneiden und mithilfe eines Messers entkernen (Achtung! Die Finger sollten nun nicht mehr Nase, Mund oder Augen berühren).

3. Die Knoblauchzehe schälen und in sehr kleine Würfel schneiden.

4. Die aufgetauten Thunfisch-Medaillons in einer flachen Schüssel mit Sojasauce, Chili und Knoblauch marinieren.

5. In einer Pfanne das Kokosöl heiß werden lassen. Sobald es heiß ist, den Thunfisch aus der Marinade nehmen und im Kokosöl auf jeder Seite 15 bis 20 Sekunden (!) braten lassen. Dann kurz mit der Marinade ablöschen. Gleich servieren!

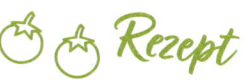

Lachs mit Tomaten-Spinat und Parmesan

Zutaten für 2 Personen

- 2 Stücke (à 120–150 g) Bio-Lachsfilet, tiefgekühlt
- 500 g Spinat, tiefgekühlt
- 1 mittelgroße Zwiebel
- 2–3 Knoblauchzehen
- 8 Cherrytomaten
- Salz und Pfeffer
- Muskatnuss, gerieben
- 8 EL Olivenöl
- ein kleines Stück Parmesan (ca. 30 g)

Küchenutensilien

- 1 Teller (zum Auftauen des Lachses)
- 1 Schüssel mit Sieb (zum Auftauen des Spinats)
- 1 Schneidebrett
- 1 Gemüsemesser
- 1 Käseraspel
- 1 mittelgroßer Topf
- 1 mittelgroße Pfanne
- 1 Esslöffel
- 1 Teelöffel
- 1 Rührlöffel
- 1 Bratenwender

Zubereitung

1. Lassen Sie die Lachsfilets und den Spinat auftauen (den Spinat am besten in einem Sieb über einer Schüssel).

2. Schälen Sie die Zwiebeln und den Knoblauch. Schneiden Sie die Zwiebeln in kleine Würfel und den Knoblauch in feine Scheiben.

3. Halbieren Sie die Cherrytomaten. Raspeln Sie den Parmesan.

4. Erwärmen Sie in einem Topf die Hälfte des Olivenöls auf mittlere Temperatur.

5. Geben Sie Zwiebeln, Knoblauch und die Tomatenhälften in das Öl und lassen Sie sie glasig werden.

6. Drücken Sie den Spinat in dem Sieb mit den Händen (oder Löffel) etwas aus, sodass Spinatwasser austritt.

7. Geben Sie den Spinat mit in den Topf und würzen ihn kräftig mit Salz, Pfeffer und etwas (!) Muskatnuss. Rühren Sie ihn immer mal wieder um und lassen Sie alles bei geringer Temperatur garen (bis der Lachs durch ist).

8. In der Zwischenzeit erwärmen Sie in einer Pfanne die andere Hälfte des Öls.

9. Würzen Sie die Lachsfilets von beiden Seiten mit Salz und Pfeffer und geben es in das mittelwarme Olivenöl. Etwa 4 bis 5 Minuten von beiden Seiten garen.

10. Zum Schluss die Temperatur für den Lachs noch einmal kurz erhöhen.

11. Zügig den Lachs mit dem Spinat servieren. Parmesanhobel über den Spinat geben.

Zeigen Sie Geschmack!

Lassen Sie uns einmal – zumindest gedanklich – gemeinsam Öle einkaufen gehen. Wir gehen in einen normalen, aber gut sortierten Supermarkt, der viele verschiedene Öle im Angebot hat. Wir finden dort die preisgünstigen, häufig in Plastikflaschen verpackten Öle meistens unten im Regal. Die teureren Öle, meist in dunklen Glasflaschen abgefüllt, befinden sich darüber – auf Greif- und Augenhöhe sind die teuersten.

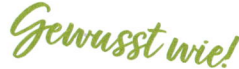

Aufbewahrung von guten Ölen

Um ein natives Öl vor dem Ranzigwerden zu schützen, empfiehlt es sich, es zu Hause nicht in der prallen Sonne in Fensternähe, in der Wärme neben dem Herd oder mit geöffnetem Deckel aufzubewahren.

Am liebsten mögen es native Öle dunkel und relativ kühl im Vorratsschrank, im Falle von Lein-, Hanf- und Walnussöl oder anderen Ölen mit vielen sehr empfindlichen Omega-3-Fettsäuren ist sogar ein noch kühleres Plätzchen im Kühlschrank am besten.

Um zu verstehen, worin die Unterschiede zwischen den Ölen liegen, die die unterschiedlichen Verpackungen und Preise, aber auch deren Gesundheitswert erklären, vergleichen wir am besten mal zwei Öle, beispielsweise zwei Sonnenblumenöle.

Ein Sonnenblumenöl, das schonend hergestellt wurde, wird in dunkle Flaschen abgefüllt und trägt auch den Zusatz »nativ« auf dem Etikett. Dafür werden die Sonnenblumenkerne gepresst und das entstehende Sonnenblumenöl anschließend durch Filter laufen gelassen, um alle Schalenreste zu beseitigen. Da vor, während und auch nach dem Pressen keine unnötige Wärme eingesetzt wird, erhält das Öl die Auszeichnung »nativ«. Das Wort »kaltgepresst«, das Sie ebenfalls auf Etiketten finden, ist nicht die ganze Wahrheit, da beim Pressen immer etwa 40 °C Wärme entsteht. Bei »nativem Öl« wurde nicht nur das Pressen selbst, sondern auch die Zeit davor und danach (etwa beim Abfüllen in Flaschen) berücksichtigt.

Die nativen Öle – ganz gleich, ob es ein Sonnenblumenöl oder ein anderes ist – enthalten die wertvollen Inhaltsstoffe in ihrer natürlichen Struktur inklusive der wärme-, licht- und sauerstoffempfindlichen Vitamine. Um all die wertvollen und zugleich auch empfindlichen Inhaltsstoffe während des Transports, der

Lagerung und auch bei uns zu Hause bestmöglich zu erhalten, sind die dunklen Flaschen entscheidend, denn sie schützen vor Licht.

Die sogenannten raffinierten Öle, die häufig in Plastikflaschen, irreführenderweise aber manchmal auch in Hochwertigkeit vortäuschenden Glasflaschen abgefüllt werden, werden anders hergestellt. Auf ihnen ist der Begriff »nativ« nicht zu finden. Für diese Öle werden Sonnenblumenkerne unter Einsatz von hohen Temperaturen gepresst, denn das erhöht die Ausbeute. Um das gesamte Öl aus den Sonnenblumenkernen herauszubekommen, wird zudem das Lösungsmittel n-Hexan dazugegeben. Das daraus entstehende Rohöl ist dann erst einmal nicht zum Verzehr geeignet. Das Lösungsmittel wird bei Temperaturen von etwa 140 °C verdampft – und mit ihm zischen leider auch die Vitamine ab. Doch damit nicht genug, das Rohöl wird noch weiter gereinigt, das heißt raffiniert, indem es entschleimt, entfärbt, entsäuert, desodoriert und winterisiert wird.

Für das Entschleimen wird Phosphorsäure eingesetzt, die wertvolles Lecithin aus dem Öl löst. Für das Entsäuern werden Alkalilaugen verwendet, die die freien Fettsäuren entfernen. Mit Bleicherde oder Kohle werden Farbstoffe entfernt – leider! Denn die Farbstoffe gehören zu den wertvollen sekundären Pflanzenstoffen, die Ihnen schon im ▶ Kapitel *Nicht nur sekundär wichtig* vorgestellt wurden. Durch das Desodorieren werden wertvolle Geruchs- und Geschmacksstoffe – auch die gehören zu den sekundären Pflanzenstoffen – zerstört. Das Desodorieren findet mit Wasserdampf bei bis zu 270° statt. Von Kaltpressung kann nun wirklich keine Rede mehr sein! Beim Winterisieren schließlich kühlt man die Öle auf etwa 5 °C herunter, um natürliche wachsartige Stoffe herauszufiltern. So wird verhindert, dass das Öl später ausflockt, was Sie vielleicht schon einmal gesehen haben, wenn Sie gutes, natives Öl im Kühlschrank aufbewahrt haben.

Bei der industriellen Raffination entstehen Öle, die lange haltbar sind, aber auch frei von gutem Geschmack und Farbe. Das fällt beim Einkauf schon im Regal auf: Alle Öle in Plastikflaschen haben fast die gleiche Farbe. Wenn Sie jedoch einmal verschiedene native Öle nebeneinanderstellen, erkennen Sie sofort, dass alle unterschiedlich sind. Das liegt an den unterschiedlichen Olivensorten, aus denen sie gepresst werden. Manche sind gelblich, manche hellgrün, manche dunkelgrün und dazwischen finden Sie alle Farbnuancen.

Um die Unterschiede in der Farbe und auch im Geschmack deutlich zu machen, biete ich im Rahmen von Kochevents gern auch eine Ölverkostung an. Die Gesichter der Teilnehmenden sprechen Bände: Einige kennen die Unterschiede schon von ihrem letzten Urlaub in Italien, Spanien, Tunesien oder Griechenland, andere staunen mit großen Augen. Nicht jeder mag jedes Öl. Die italienischen Öle werden von denen favorisiert, die einen intensiven, fast scharfen Geschmack mögen – die Schärfe wird auf den Glasflaschen häufig als »fruchtig« bezeichnet –, die Öle aus Tunesien schmecken dagegen häufig viel milder.

Bei unseren Einkaufstrainings stoßen manche Teilnehmer*innen auch auf die große Auswahl an Bio-Ölen. Bei ihrer Herstellung ist die oben beschriebene Raffination nicht erlaubt. Sie dürfen jedoch – wenn auch bei geringerer Temperatur als bei konventionellen – desodoriert werden. Dabei verlieren auch die

Bio-Öle ihre Geschmacksstoffe – wer also den typischen Geschmack von Kokosöl nicht mag, kann zum neutral schmeckenden Bio-Kokosöl greifen. Auch Bio-Bratöle sind desodoriert und geschmacksneutral – ideal für das heiße Anbraten von Schnitzeln oder beim Backen von Kuchen. Eine Teilnehmerin, die unter anderem von erhöhten Cholesterinwerten betroffen war und deren Mann einige Monate zuvor einen Herzinfarkt erlitten hatte, war besonders interessiert an den Olivenölen. Sie wusste von deren Mehrwert und wollte beim Einkauf alles richtig machen. Der Griff zum Olivenöl nativ extra war für sie klar, weil sie den Geschmack so liebte. Zusätzlich sollte es Bio-Qualität haben, denn sie wusste, dass Bio-Bauern keine Pflanzenschutzmittel auf die Oliven austragen. Sehr schlau!

Milchfette – besser als ihr Ruf!

Mögen Sie es gern geschmackvoll? Dann werden Sie nicht nur gern zu Ölen greifen, sondern auch zu den Milchprodukten mit dem natürlichen, vollfetten Geschmack. Ganz gleich, ob es eine Vollmilch mit 3,5 % Fett oder der aus ihr hergestellte Vollmilchjoghurt ist, greifen Sie zu! Gleiches gilt auch für Quark und Käse, aber auch Sahne, Schmand, Crème fraîche, Butter und all die anderen milchfetten Leckereien. Es spricht nichts dagegen, wenn Sie sie vertragen und mögen!

Schon als ich vor etwa 15 Jahren die Heilpraktiker-Schule besuchte, wurde ich mit dem schlechten Ruf der Kuhmilch konfrontiert. Die meisten meiner Mitschüler*innen und auch die Dozenten waren sich einig: Kuhmilch sei für so allerlei Erkrankungen in der Gesellschaft verantwortlich. Ich staunte und wollte wissen, wie sie denn darauf kämen. Wo sind die Studien, die das belegen? Ich selbst fand Milch damals auch nicht sehr berauschend, denn ich hatte vom Arzt etwa fünf Jahre zuvor eine Laktoseintoleranz diagnostiziert bekommen und verzichtete ganz auf Milch (heute ist das anders, ich vertrage sie wieder gut!). Dennoch verstand ich meine Mitschüler*innen nicht: Warum sollte Milch prinzipiell für alle schlecht sein?

Auch heute treffe ich immer wieder auf Menschen, die Milch mit Argwohn betrachten. Und noch immer fehlt die wissenschaftliche Datenlage, um ihre Vorurteile zu bestätigen. Sicher gibt es Menschen, die Milch nicht vertragen oder auch nicht trinken wollen. Das Gute ist, keiner muss sie trinken – insbesondere dann nicht, wenn im Essen auch andere Quellen für Calcium vorkommen. Doch es spricht nichts gegen Milch, wenn man sie mag. Aus der Wissenschaft ist zudem bekannt, dass Milchprodukte einen schützenden Effekt für Herz, Kreislauf und auch Diabetes Typ 2 haben – und zwar nicht unbedingt nur die fettarmen, sondern auch die fetthaltigen Milchprodukte.

Falls Sie befürchten, durch Butter, Sahne, Käse und Co. einen Kalorienüberschuss zu erhalten, denken Sie ans schlaue Kombinieren! Sie haben im ▶ Kapitel *Die Energiedichte* gesehen, dass sich Kalorienbomben mit einer guten Menge an Gemüse oder Obst entschärfen lassen – und Sie kennen es ja auch vom Guten Teller.

Geschmackvolle Öle, gepaart mit Gemüse und eiweißreichen sowie kohlenhydratreichen Lebensmitteln, sind nicht nur ein Garant dafür, den Magen zu beschäftigen und sich satt zu fühlen, sondern auch dafür, jede Menge gutes, nährstoffreiches, gesunderhaltendes und auch leckeres Essen zu genießen.

Gewusst wie!

Schon am Morgen mal rumquarken

Um satt, mit viel Eiweiß, guten Fetten und Obst in den Tag zu starten, ist ein leicht gesüßtes Quark-Frühstück top! Sie können nach Belieben auch anderes Obst oder andere Nüsse nehmen.

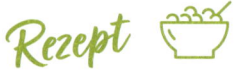 *Rezept*

Power-Quark

Zutaten für 1 Person

- 200 g Tiefkühl-Himbeeren
- 200 g Quark 20 % F. i. Tr.
- 2–3 EL Wasser
- 1 EL Leinsamen
- 1 TL Leinöl
- 1 TL Honig
- 20 g Mandelblättchen

Küchenutensilien

- Pürierstab + hohes Gefäß
- 1 Teelöffel
- 1 Esslöffel
- 1 Frühstücksschale
- ggf. 1 Pfanne

Zubereitung

1. Die Himbeeren (über Nacht) in dem hohen Gefäß auftauen.

2. Früchte pürieren und mit dem Honig süßen.

3. Den Quark mit dem Wasser, Leinöl und Leinsamen verrühren.

4. Den Quark in die Frühstücksschale und das Himbeerpüree daraufgeben.

5. Die Mandelblättchen darüberstreuen (sie schmecken noch besser, wenn sie vorher in einer Pfanne ohne Öl bei mittlerer Temperatur geröstet werden, bis sie duften!)

Gutes Essen fängt beim Einkauf an: Öle und Fette

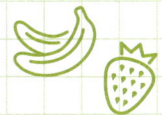

Mit Fetten und Ölen können Sie sich fit & fröhlich futtern. Beim Einkauf finden wir die fettreichen Lebensmittel, die uns körperlich und mental gesund halten, satt machen und die zudem einen guten Geschmack ins Essen bringen, in den verschiedenen Abteilungen eines Supermarktes.

In der Öl-Abteilung ist kein Halten, meist ist das Angebot sehr groß. Es gibt viele Spezialitäten-Öle, die auf geschmackvolle Weise vielen Gerichten den perfekten Feinschliff geben, wie zum Beispiel Öl aus gerösteten Walnüssen, Kürbiskernen oder Sesam. Aus gesundheitlicher Sicht sind vor allem das Olivenöl und das Rapsöl hervorzuheben – wählen Sie von den beiden am besten das, was Ihnen besser schmeckt. Ergänzend und um auch mal etwas heiß anzubraten, sind Kokosöl und auch Butterschmalz die beste Wahl – auch das teurere Avocado-Öl verträgt Hitze.

Möchten Sie noch mehr? Für kalte Gerichte wie Joghurt, Quark, Shakes oder Salatdressings ist das Leinöl – im Salat auch ideal mit Olivenöl gemischt – eine gute Wahl. Mit diesen Ölen treffen Sie auch eine gute Auswahl, um an all die verschiedenen Fettsäuren für Ihren Körper zu kommen. Um Geschmack zu zeigen, sind die nativen Öle die beste Wahl, denn durch den Verzicht von zusätzlicher Wärme beim Pressen bleiben die Geruchs- und Geschmacksstoffe erhalten. Bei Bio-Ölen können Sie sich sicher sein, dass die Rohstoffe nicht pestizidbehandelt wurden.

Beim Fisch sind die fettreichen Kaltwasserfische die beste Wahl, um die wertvollen Omega-3-Fettsäuren zu erhalten. Lachs, Makrele, Thunfisch und Hering sind in frischer und tiefgekühlter Variante eine gute Wahl. Auch geräuchert oder aus dem Glas/Konserve eignen sie sich gut dafür, im Alltag eine schnelle Mahlzeit aufzuwerten. Mit gutem Gewissen kann man Fisch kaufen, der das MSC- oder das Bio-Siegel trägt, denn diese Fische stammen aus nachhaltiger Fischerei. Nüsse haben sehr unterschiedliche Zusammensetzungen an Fetten, besser: Fettsäuren. Daher lohnt es sich, eine eigene Mischung zusammenzustellen. Die naturbelassenen Nüsse sind stets eine gute Wahl. Auch die im Ofen gerösteten Nüsse empfehlen sich, die im Öl gerösteten sind die zweitbeste Entscheidung. Zum Zubereiten von Saucen und Shakes oder auch als geschmackvolle Butteralternative in Kuchen und Gebäck sind die Nussmuse hervorragend. Wählen Sie die Nussmuse, die ausschließlich Nüsse und keinen versteckten Zucker enthalten. Sie finden die Hinweise auf der Zutatenliste.

Nüsse sind ideale Snacks – für einen guten Zeitvertreib auch gern die in der Schale zum Knacken. Auch Oliven oder Käsewürfel sind gute Snacks für den kleinen Hunger am Abend oder zwischendurch.

Bei der Milch und den Milchprodukten wählen Sie, je nach dem, was Ihnen besser schmeckt, die fettarme oder normalfette Variante. Doch achten Sie auf den versteckten Zucker: Bevorzugen Sie die ungesüßten Naturvarianten – und süßen Sie sich diese falls nötig lieber selbst. In Fruchtjoghurts und Co. versteckt sich meist sehr viel Zucker.

Und selbst in der Gemüseabteilung gibt's ein Früchtchen, das wertvolles Fett enthält: die Avocado! Sie verzaubert mit ihrem weichen Fruchtfleisch viele Speisen. Leider hat sie eine sehr schlechte Öko-Bilanz und ist meist schon um die halbe Welt geflogen, bevor sie auf Ihrem Tisch landet, sodass sie eher zu einem gelegentlichen Genuss werden sollte.

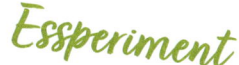

Öle und Fette

Beobachten 1

Es spricht nichts gegen guten Geschmack. Bereiten Sie sich mal eine Portion einfaches Gemüse im Topf oder in der Pfanne zu und werten Sie es mit guter Butter oder gutem Öl, beispielsweise Olivenöl nativ extra, auf. Vergleichen Sie den Unterschied mit Gemüse, das ohne Fett oder Öl zubereitet wurde. Welches schmeckt Ihnen besser?

Beobachten 2

Besuchen Sie eine Ölverkostung. Oder, wenn diese bei Ihnen in der Nähe nicht angeboten werden, machen Sie eine bei sich zu Hause: Vergleichen Sie ein konventionelles/raffiniertes Öl mit einem oder mehreren nativen Ölen der gleichen Sorte (z. B. Raps, Sonnenblume, Olive). Welche Unterschiede stellen Sie in Farbe, Geruch und Geschmack fest? Erkennen Sie auch, wie verschieden die Fließeigenschaften sind?

Ausprobieren 1

Gute Fette und Öle gehören zu guten Mahlzeiten dazu. Verwenden Sie mit bestem Gewissen in jeder Mahlzeit hochwertiges Fett in Form von (nativen) Ölen, Nüssen, Nussmusen, Milchprodukten oder fettreichen Kaltwasserfischen.

Ausprobieren 2

Ist es auch bei Ihnen an der Zeit für einen Ölwechsel?

Wählen Sie für die kalte bis warme Küche Oliven- oder Rapsöl, für die heiße Küche Kokosöl oder Butterschmalz und für die kalte Küche Lein- oder Hanföl.

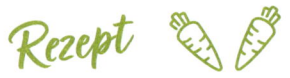

Rezept

Vanille-Karotten mit Butter

Zutaten für 2 Personen

- 6 Karotten (ca. 600 g)
- 40 g Butter
- 1 Vanilleschote (alternativ: 1–2 TL Vanillepulver)
- 1 Msp. Muskat, Salz

Küchenutensilien

- 1 Sparschäler
- 1 Gemüsemesser
- 1 Schneidebrett
- 1 Topf
- 1 Rührlöffel

Zubereitung

1. Karotten schälen und schräg in ca. ½ cm breite Scheiben schneiden.

2. Vanilleschote längs halbieren und das Mark mit einem Messer herauskratzen. Die Schote aufbewahren.

3. Butter in einem Topf erhitzen und Karotten zusammen mit Muskat sowie Vanilleschote und -mark bei geringer Hitze für 15 Minuten abgedeckt dünsten. Gelegentlich umrühren. Mit ½ TL Salz würzen.

Meine Empfehlung: Ich esse sehr gern ein Steak dazu. Ich lasse es 10 Minuten in der Küche die Zimmertemperatur annehmen, massiere dann auf jeder Seite Olivenöl in das Fleisch ein und brate es auf jeder Seite in einer sehr heißen Pfanne für etwa 2 bis 3 Minuten. Danach wickle ich jedes Stück einzeln in Alufolie ein und warte, bis die Karotten gar sind. In der Fleischpfanne lasse ich kurz noch einmal etwas Olivenöl oder Butter warm werden und wende das Fleisch darin, erst jetzt würze ich es mit Salz und Pfeffer.

WISSEN ALLEIN REICHT NICHT. WIE ESSEN WIR?

Essen mit Taktgefühl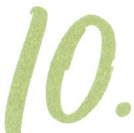

»Ein guter Tag fängt morgens an.« Als ich diesen Satz las, war mir klar, dass das sicher die Worte eines Frühaufstehers, einer Lerche, sind. Ich bin auch so eine Lerche, meine beste Freundin jedoch ist eine echte Eule. Mit Erstaunen erfahre ich regelmäßig, was sie am Abend noch so alles auf die Beine gestellt hat. Mein Kopf und auch mein Körper wollen am Abend nur eines: alle Systeme runterfahren. Und eben auch das Verdauungssystem.

Ich esse abends gern noch etwas zum Ausklang des Tages, doch meine wichtigste und liebste Mahlzeit ist das Frühstück – obgleich es, wenn ich die Wahl habe, sicher kein frühes Frühstück ist. Im ▸ Kapitel *Ich bin satt, wie schön is dat!* konnten Sie vieles über die Themen Hunger und Sättigung lesen. Diese körpereigenen Gefühle sind das wesentliche Signal, um mit dem Essen zu beginnen oder es zu beenden – und nicht die Uhrzeit.

Nichts mehr essen nach einer bestimmten Uhrzeit, sagen wir 18.00 Uhr, mag für den einen oder anderen tatsächlich gut sein. Aber nicht für jeden. Und es ist auch nicht das Allheilmittel, um auf Dauer das Gewicht niedrig zu halten oder gar zu reduzieren. Wichtiger ist, was und wie viel gegessen wird (siehe ▸ Kapitel *Die Energiedichte*).

In meine Praxis kommen regelmäßig Patienten, deren Arbeit sie so in ihren Bann zieht, dass das Essen im Lauf des Tages schlichtweg vergessen wird. Der Stress und die dabei ausgeschütteten Hormone (z. B. Cortisol) unterdrücken das Hungergefühl. Doch sobald sie auf dem Weg nach Hause sind, kommt er in Mach-1-Geschwindigkeit – nicht zu bändigender Hunger, besser: Heißhunger! Er macht sie nahezu willenlos, steuert alles, sogar das Auto zur nächsten Frittenbude. Oder sie landen vorm Kühlschrank, wenn der Weg nach Hause noch gemeistert wurde.

Welchem Körper ist das zu verdenken? Er wird den ganzen Tag vernachlässigt, soll aber Leistung bringen. Dafür hat er einen Bedarf an Energie und natürlich auch an verschiedensten Vitaminen und Mineralstoffen, die ihm durch das Nicht-Essen verwehrt bleiben. Wenn es dann endlich so weit ist, hängt der Blutzucker wahrscheinlich schon tief im Keller und wird erst mal wahllos mit irgendeinem Essen beruhigt. Dieses Vorgehen rächt sich mit großer Wahrscheinlichkeit mit Unwohlsein in Magen und Darm, etwa in Gestalt von Sodbrennen oder Verdauungsbeschwerden, mit Unausgeglichenheit und Missstimmung, Gewichtszunahme, Kraftlosigkeit und noch so dem ein oder anderen mehr. Doch was ist die Lösung?

Wenn wir uns diesen Tagesablauf noch einmal anschauen, dann finden wir schnell eine der wesentlichen Ursachen für den Heißhunger: Die letzte Mahlzeit ist zu lange her! Unser Körper kann zwar längere Hungerphasen überleben und beim Intervallfasten macht man sich einen günstigen Nebeneffekt zum Vorteil, dazu kommen wir gleich. Doch es spricht nichts gegen regelmäßige Mahlzeiten – insbesondere dann, wenn Sie auf lange Essenspausen oder unregelmäßiges Essen mit unangenehmem Heißhunger reagieren.

Um Heißhunger zu vermeiden, trainiere ich mit vielen meiner Klient*innen und Patient*innen neue Gewohnheiten. Die erste und oft die einfachste ist, regelmäßig zu essen. Mit der im vorangegangenen Kapitel beschriebenen Lebensmittelkombination sind Magen und Darm für einige Stunden beschäftigt, sodass immer wieder Energie und (essenzielle) Nährstoffe vom Darm ins Blut gelangen und sodann dem restlichen Körper zur Verfügung stehen. Nach etwa vier bis sechs Stunden ist meist alles aus dem Magen heraus, der Darm hat dann vieles schon verdaut und der Körper braucht einen Energienachschub. Dann ist es an der Zeit, sich für die nächste Mahlzeit bereit zu machen (siehe ▶ Abbildung).

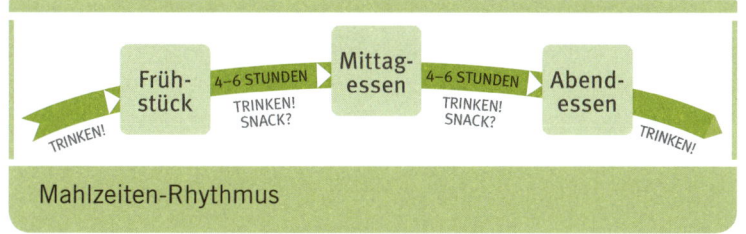

Früh-
stück | 4-6 STUNDEN
TRINKEN!
SNACK? | Mittag-
essen | 4-6 STUNDEN
TRINKEN!
SNACK? | Abend-
essen

TRINKEN!

TRINKEN!

Mahlzeiten-Rhythmus

Ein Tag mit regelmäßigen Mahlzeiten läuft ganz anders ab als einer ohne solche geplanten Auszeiten. Und so lassen mich die Patienten wie Herr Straubert mit Begeisterung und einem gewissen Erstaunen wissen, dass an erfolgreichen Trainingstagen nicht nur der Heimweg, sondern auch der Abend zu Hause ganz anders abläuft: Es wird Sport gemacht, gekocht, genossen und besser geschlafen. Welch Gewinn!

In den Ernährungsberatungen besprechen wir natürlich auch Tagesabläufe, in denen wegen Meetings, Kund*innenbesuchen oder anderer Gründe dieser Rhythmus nicht eingehalten werden kann. An diesen Tagen gibt es die Möglichkeit, mit sinnvollen Snacks (siehe ▶ *Snackification* auf Seite 211) zu überbrücken. Bei einer Skype-Session mit Herrn Straubert wurde das sehr deutlich: Er war gerade für ein paar Wochen beruflich in Detroit, als wir uns zur Beratung trafen, und aufgrund der Zeitverschiebung fiel das Gespräch in seine Mittagspause. Er fragte, ob er nebenbei essen dürfe, da nach dem Gespräch die nächsten Meetings auf ihn warteten. Na klar – wer könnte das besser nachvollziehen als ich. Und so holte er aus seiner Schublade einige dünne italienische Salamis hervor. Er war sehr stolz, dass er nicht zum Sweets-&-Snacks-Automaten ging. Ich gab ihm recht! Noch besser wäre es natürlich gewesen, wenn er auch noch Gemüse-Sticks hervorgezaubert hätte. Das hat er sich als Aufgabe für das nächste Mal gesetzt.

Häufig zeigt sich, dass bei längeren Esspausen Zwischendurch-Snacks wirkungsvoller sind, als nichts zu essen, da man so vermeiden kann, einen Heißhunger zu provozieren.

Wenn wir uns also an den Satz »Ein guter Tag fängt morgens an« vom Anfang dieses Kapitels erinnern, dann ist er nur gering zu verändern und er erhält so seine Richtigkeit: »Ein guter Tag fängt mit der ersten Mahlzeit an.« Diese Mahlzeit muss nicht frühmorgens sein, sondern dann, wenn sich der erste Hunger einstellt. Und wenn Sie dann die Lebensmittel in der Menge und Art so zusammenstellen (siehe ▶ Guter Teller), dass Sie mit größter Wahrscheinlichkeit lange Zeit satt bleiben, dann beginnt in der Tat ein guter (Ess-)Tag. Sie können sich so gestärkt und gut versorgt um Ihre täglichen Aufgaben kümmern und müssen sich nicht immer vom kleinen Hunger zwischendurch belästigen lassen.

Während lange Zeit irrsinnigerweise empfohlen wurde, dass Frühstücken »sein muss«, darf ich heute mit Wohlwollen beobachten, dass einige Menschen etwa im Rahmen des Intervallfastens, aber auch einfach, weil sie morgens noch keinen Hunger haben, bewusst das Frühstück weglassen. Oder entsprechend, am anderen Ende des Tages, das Abendessen. Sie werden im ▶ Kapitel *Kaiser, König, Bettelmann?* noch mehr darüber lesen können.

Die bedingungslose Aufforderung zum Frühstücken war deswegen irrsinnig, weil es für manche Menschen eine Qual war oder immer noch ist, morgens zu essen. Sie gehören wahrscheinlich zu den Eulen, deren Körper am Morgen eher noch mit dem Wachwerden beschäftigt ist – der Verdauungstrakt ist für das Verarbeiten von Essen noch nicht bereit.

In den Essprotokollen sehe ich dann so etwas wie »1 Scheibe Brot mit Marmelade und Kaffee«, »1 Schüssel Crunchy mit Milch«, »Smoothie auf dem Weg zur Arbeit«. Kleine Mahlzeiten mit dem Zuckerschub, der das Wachwerden zumindest etwas beschleunigt und den weiteren Tagesablauf zumindest kurzfristig erleichtert. Leider gewöhnt sich der Körper an alles, also auch an diese süßen Speisen, die den nächsten Süßhunger nach sich ziehen – Sie kennen die Kohlenhydratfalle (aus dem ▶ Kapitel *Was haben Kohlenhydrate mit Zucker zu tun?*) ja schon.

Sinnvoller wäre es, erst dann zu essen, wenn der erste Hunger sich bemerkbar macht, und dann Lebensmittel zu wählen, die

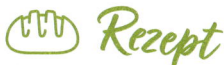
Brot-Frühstück ohne Wenn und Aber

Herzhaft

- 1 Scheibe Vollkornbrot
- 100 g Hüttenkäse (mind. 20 % Fett i. Tr.)
- 1 Scheibe Putenbrustaufschnitt
- 2 Eier
- 1 Handvoll Gemüse (150 g)
- etwas Kräutersalz und/oder frische Kräuter

Süß

- 1 Scheibe Vollkornbrot
- 100 g Quark 20 % F. i. Tr.
- 1 TL Marmelade
- 2 Eier
- 1 Handvoll Gemüse (150 g)
- etwas Kräutersalz und/oder frische Kräuter

Zubereitung

1. Die Eier kochen, abschrecken und schälen (5 bis 6 Minuten: weich, 8 bis 9 Minuten: hart).

2. Die Scheibe Vollkornbrot entweder mit etwas Quark und Marmelade belegen oder mit etwas körnigem Frischkäse bestreichen und eine Scheibe Putenbrust darauflegen.

3. Den restlichen Quark bzw. körnigen Frischkäse mit etwas Kräutersalz und/oder frischen Kräutern zum Dip für das Gemüse verrühren.

4. Das Gemüse in Scheiben oder kleine Stücke schneiden.

eher zu einer angenehmen, lang anhaltenden Sättigung führen statt in die nächste Zuckerlust – und das bedeutet häufig, sich ein eigenes kleines Frühstück vorzubereiten und einzupacken, um es dann in der Arbeitspause zu essen, denn ich habe bisher noch von sehr wenigen Kantinen gehört, in denen sich etwas Sinnvolles und langfristig Sättigendes findet.

Nehmen Sie sich mal Zeit für die Mahlzeit!

Stellen Sie sich einmal vor, dass Sie in einem großen Unternehmen arbeiten, in dem sehr komplexe Arbeitsabläufe stattfinden. Ihre Aufgabe ist es, die Warenlieferungen so zu gestalten, dass der ganze Betrieb am Laufen bleibt. Ohne Sie läuft auf Dauer eigentlich nichts. Die Kolleg*innen können noch einige Wochen ohne Ihr Zutun arbeiten, doch der Erfolg des Unternehmens lässt Tag für Tag nach. Um das zu vermeiden, müssen Sie präzise vorgehen: Dem Unternehmen werden nämlich einerseits auch immer mal wieder Waren geliefert, die nicht vonnöten oder sogar gefährlich sind und die von Ihnen frühzeitig als solche erkannt und nicht angenommen werden sollten. Andererseits wünschen die Kolleg*innen, dass Sie die Warenlieferungen bitte so durchführen, dass die vorgeschaltete Abteilung ihre Arbeit schon erledigt hat und die Waren in einem Zustand weitergeleitet werden, in dem sie gleich weitermachen können. Was würden Sie sich wiederum von den Lieferant*innen wünschen, damit Ihre Arbeit erleichtert wird?

Ich nehme an, Sie würden Ihren Lieferanten mitteilen, in welcher Form Sie die Ware wünschen: kleine überschaubare Pakete, die Ihnen die Weiterverarbeitung erleichtern und die so zur Zufriedenheit aller Kolleg*innen beitragen – und in der Folge zu einer guten Stimmung im Unternehmen.

Das Unternehmen ist Ihr Körper, in dem Sie der Verdauungstrakt, genauer gesagt der Darm, und Ihre Kolleg*innen in all den anderen Organen und Geweben wie der Leber und dem Muskelgewebe tätig sind, die vom Darm aus versorgt werden. Die Warenlieferungen sind das Essen, von dem die Leistung des Körpers zum sehr großen Teil abhängt. Verständlich, dass daher ein Essen, was gut portioniert in nicht zu großen Brocken in Magen und Darm ankommt, favorisiert wird. Und wissen Sie, was der Lieferant, also Ihr Mund, dafür braucht? Zeit! Zeit zum Kauen! Mit dem Kauen fängt die Verdauung an. Und vom Kauen ist auch abhängig, wie sehr vor allem der Magen und danach auch der Darm arbeiten muss. Der Magen arbeitet in erster Linie mit Magensäure, die manchmal ätzenderweise den Weg nach oben sucht, beispielsweise wenn er für seine Tätigkeit keine Ruhe und Entspannung bekommt. Stress und Zeitdruck erschweren seine Arbeit. Dann gibt er mitunter schon mal einen Speisebrocken zu früh weiter und der Darm hat das Nachsehen und muss verstärkt arbeiten.

Wenn die Brocken, die vom Mund in den Magen gelangen, zu groß sind und der Magen demnach länger braucht, um das Essen so vorzubereiten, dass der Darm es gern zum Weiterverarbeiten in Empfang nimmt, dann braucht er lang – und es kann sich das Gefühl breitmachen, man hätte einen Stein verschluckt.

Die Arbeit des Unternehmens beginnt also beim Kauen – ganz gleich, ob Sie kleine oder große Mahlzeiten zu sich nehmen. Sich daran zu erinnern, wird aber umso wichtiger, wenn Sie Stress haben. Denn Stress ist oft ein Grund dafür, das Kauen zu vernachlässigen, und die Folge sind Magen- oder Darmprobleme, etwa Blähungen oder ein unangenehmer Blähbauch. Und auch die Situation und die Umgebung spielen eine Rolle: Laute und kalte Räume mit viel Ablenkung können dazu führen, dass das Essen nicht gut für den Magen vorbereitet wird. Daher ist es eine der wichtigsten Maßnahmen, sich für die Mahlzeiten Zeit und auch Ruhe zu nehmen.

Essperiment

Langsam essen!

Um langsamer zu essen, bieten sich verschiedene Wege und Strategien an. Suchen Sie sich eine für Sie passende heraus:

- Sie essen vor allem zu schnell, wenn andere dabei sind: Orientieren Sie sich zu Tisch an der Person, die am langsamsten isst, und beenden Sie Ihre Mahlzeit erst nach ihr.

- Die Orientierung an anderen gefällt Ihnen nicht? Dann legen Sie nach jedem oder jedem zweiten Bissen Messer und Gabel auf den Tisch. Erst wenn Sie fertig gekaut haben, nehmen Sie das Besteck wieder auf. (Im Fall von Burgern oder anderem Fingerfood legen Sie den Burger bzw. das Essen wieder auf den Teller.)

- Beschreiben Sie sich selbst oder einem interessierten Esspartner den Geschmack des Essens. Welche Geschmäcker (süß, salzig, sauer, bitter oder umami) nehmen Sie wahr? Wie stark ist der jeweilige Geschmack: sehr süß, leicht salzig, angenehm bitter?

- Schauen Sie auf die Uhr: Für eine Tellerportion dürfen Sie sich 15 Minuten einplanen. Denken Sie daran, dass erst nach etwa 20 Minuten das Sättigungsgefühl eintritt (siehe ▶ Kapitel *Essen Sie sich richtig satt?*). Vielleicht besorgen Sie oder machen Sie sich in der verbleibenden Zeit noch einen Espresso, Kaffee oder Tee?

Der kleine Hunger zwischendurch

Essenspausen sind für Magen und Darm der meisten Menschen eine Wohltat. Die beiden können sich mal nur um sich kümmern, sich erholen und auch mal richtig sauber machen und durchschrubben. Vom sogenannten Housekeeper-Effekt haben Sie schon im ▶ Kapitel *Nicht nur Liebe geht durch den Magen!* lesen können und erfahren, dass das Magenknurren nicht unbedingt ein Zeichen für den Wunsch Ihres Körpers nach neuem Essen sein muss. Alle vier bis sechs Stunden ist für viele Menschen ein guter Rhythmus. Das einzuhalten, klappt ohne großen Aufwand, wenn der Magen mit dem Essen beschäftigt ist und keine Lust hat, wieder neue Aufgaben zu bekommen. Und was den Magen länger füllt, haben Sie in den ▶ Kapiteln *Essen Sie sich richtig satt!* und *Die Energiedichte* schon erfahren.

Mahlzeiten, in denen Nudeln, Reis oder Kartoffeln den Hauptanteil auf dem Teller ausmachen, machen in den allermeisten Fällen schnell wieder Hunger – es sei denn, Sie sind mit aufregenden Dingen abgelenkt oder sehr verliebt. Oder Sie sind gestresst, sodass etwa das Hormon Cortisol in Ihren Arterien das Hungergefühl unterdrückt und die Devise »Keine Zeit für nichts – auch nicht für Essen!« ausgibt.

Wenn der Tagesablauf einen Mahlzeiten-Rhythmus von vier bis sechs Stunden nicht zulässt, müssen Sonderlösungen her. So war es bei Herrn Wolf: Mittags gegen 12.30 Uhr aß er in der Kantine und machte sich nach getaner Arbeit gegen 17.00 Uhr auf den Heimweg. Bis er zu Hause ankam, war es meist so kurz vor 18.00 Uhr, seine Frau war noch bei der Arbeit. Oftmals hat er dann mit dem Kochen angefangen, doch bis seine Frau nach Hause kam, schlug die Uhr schon 19.30. Puh, bis auf den Kaffee am Nachmittag in der Firma hatte er seit 13.00 Uhr, seit dem Ende seiner Mittagsmahlzeit, nichts gegessen. In der Regel war sein Magen um 18 Uhr leer, er verspürte ein riesiges Loch in seiner Körpermitte und die Lust, es einfach mit irgendetwas zu stopfen, war ebenso groß wie das Loch selbst. Beim Kochen machten sich nun all die appetitanregenden Düfte breit und er nahm aus dem Kühlschrank natürlich nur das, was ihn ansprach. Augen und Nase haben dann das Ruder übernommen und den Körper tun lassen, was zu tun war: Essen! Jetzt! Viel! Und wenn seine Frau dann da war, gab's noch mal einen Nachschlag in variierendem Umfang.

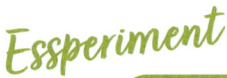
Essperiment

Mit Taktgefühl essen (4–6 Stunden Pause)

Probieren Sie doch mal einen Tagesablauf aus, bei dem Sie einen unangenehmen Heißhunger vermeiden.

Machen Sie sich im ersten Schritt klar, wann Sie am darauffolgenden Tag werden essen können.

Falls Sie alle vier bis sechs Stunden essen können, wählen Sie Mahlzeiten nach dem Guten-Teller-Modell und finden Sie heraus, ob Sie damit vier bis sechs Stunden satt bleiben.

Bitte bedenken Sie, dass Hunger und Sättigung nicht nur vom Essen, sondern auch von Stress und anderen Gefühlen beeinflusst werden. Falls Sie mit dem Zeitfenster nicht zurechtkommen, notieren Sie sich bitte, welche Gefühle an dem Tag vorherrschten und ob diese etwas mit Ihrem Hunger bzw. Nicht-Hunger zu tun haben könnten.

Falls Sie größere Esspausen als sechs Stunden einplanen müssen, greifen Sie zu einer Zwischenmahlzeit (Ideen finden Sie unter ▶ *Snackification* auf Seite 211).

Machen Sie dieses Essperiment mehrere Tage, besser noch Wochen. Einen guten Mahlzeiten-Rhythmus kann jeder lernen.

Die wichtigste Voraussetzung dafür sind Geduld und die vier Punkte, von denen Sie ausführlicher auf Seite 78 lesen können: regelmäßig, ausreichend, langsam und bewusst essen.

Dieser Heißhunger war nicht den kohlenhydratreichen Nudel-, Reis- und Co.-Gerichten geschuldet, sondern der langen Zeit, die seit der letzten Mahlzeit verstrichen war. Eine sehr sättigende Mahlzeit schafft es schon mal, den Magen sechs Stunden zu beschäftigen – und in der Regel kann er sich so eine Gute-Teller-Mahlzeit in der Kantine zusammenstellen. Wenn dann aber die Entspannung des Feierabends gepaart mit den verführerischen Anblicken und Düften dazukommt, ist der Körper einfach rundum bereit für Essen, viel Essen, zu viel Essen. Herr Wolf fühlte sich damit nicht wohl. Zu verstehen, wie der Magen funktioniert, hat ihm dabei geholfen, selbst auf eine hervorragende Lösung zu kommen: Die Dauer zwischen den beiden Hauptmahlzeiten muss überbrückt werden. Er ist Ingenieur und sehr erfahren darin, stabile und sichere Lösungen zu finden. Und genau das war auch hier gefragt: Wie würde er es schaffen, den Blutzuckerspiegel stabil zu halten und dem Körper die Sicherheit zu geben, nicht zu verhungern? Es brauchte eine Zwischenmahlzeit. Eine, die den Magen vorübergehend beschäftigt und den Blutzuckerspiegel nicht in eine Berg- und Talfahrt stößt. Sie, liebe Leserinnen und Leser, wissen wahrscheinlich genau wie Herr Wolf, worauf es bei den Snacks wie bei den Hauptmahlzeiten ankommt: eine gute Mischung aus Eiweißen, Fetten und Ballaststoffen, sprich Käsewürfel und Gemüse. Auf andere Ideen kamen wir unter dem Titel ▶ *Snackification* zu sprechen (Seite 211).

Vermuten Sie, dass Ihnen das nicht reichen würde und dass Sie Ihre Schokolade am Nachmittag unbedingt brauchen? Na gut, essen Sie sie – es spricht nichts oder sagen wir kaum etwas dagegen. Nichts spricht dagegen, wenn es für Sie zu einer unabdingbaren Voraussetzung für einen gelungenen Nachmittag gehört, ein Stück Schokolade zu essen – möglicherweise sehr gepflegt mit einem energetisierenden Kaffee oder Tee. Doch bitte denken Sie daran, dass der Zucker in der Schokolade – insbesondere bei größerer Menge – den Blutzuckerspiegel gehörig in Bewegung bringt. Sie sind dann, solange der Blutzuckerspiegel auf dem Berg ist, möglicherweise frohen Mutes, bester Laune und gestärkt. Doch die Talfahrt und das Sinken des Blutzuckerspiegels kündigen sich an (siehe ▶ Kapitel *Unbemerkt ins Unglück?*), häufig gepaart mit einem großen Hungergefühl. Was dann passiert, erklärt sich fast von selbst: Es wird mit großer Wahrscheinlichkeit gegessen – zu doof, falls Sie dann noch nicht zu Hause sind, um sich etwas

Gutes zuzubereiten, sondern auf dem Beifahrersitz neben Ihnen noch mehr Schokolade wartet. Deren Tage, Stunden, nein, Minuten sind wahrscheinlich gezählt.

Kaiser, König, Bettelmann?
Oder doch lieber ohne Frühstück?

Weisheiten entwickeln sich in der Zeit, in die sie passen. So war der Wohlstandsbauch in den Zeiten des Wirtschaftswunders in Deutschland auch Ausdruck dafür, Elend und Armut hinter sich gelassen zu haben und wieder ausreichend zu essen. Menschen mit dicken Bäuchen ging es also gut. Heute ist diese Weisheit überholt, ist es doch inzwischen allgemein bekannt, dass der dicke Bauch weder der Gesundheit zuträglich ist noch etwas mit Wohlstand zu tun hat.

Eine weitere Weisheit entspringt einer Zeit, in der sie passte: morgens kaiserlich zu frühstücken, mittags königlich und abends eher spärlich – also wie ein Bettelmann – zu essen. Es ist eine Bauern-Weisheit, die heute noch immer sehr viel Sinn ergibt, wenn morgens körperlich gearbeitet wird und es kaum Möglichkeiten gibt, einen kurzfristig auftretenden Hunger mal eben schnell zu stillen. Die reichhaltige Mittagsmahlzeit ist dann notwendig, um die verbrauchten Energiereserven vom Vormittag wieder aufzufüllen und kraftvoll in die zweite Tageshälfte zu starten.

In der Ernährungsberatung habe ich Menschen kennengelernt, die zwar keine Landwirte sind, deren Tagesablauf jedoch ähnlich ist. Zu ihnen gehören Monteure, die körperlich anstrengend arbeiten, in Maschinenräumen, in denen selbstverständlich kein Essen zu finden ist, oder Physiotherapeutinnen, die körperlich mit den Patient*innen arbeiten und deren enge Termintaktung kaum Raum für Zwischenmahlzeiten lässt.

In diesen Fällen ist es durchaus ratsam, das Frühstück kaiserlich zu gestalten. Und das gilt auch für jene, denen das Frühstück die liebste Mahlzeit am Tag ist. Aber jeden Menschen mit einem großen Frühstück zu malträtieren und zu behaupten, dass dies wichtig sei, um in Schule oder Beruf konzentriert zu sein, diese Weisheit ist ganz sicher überholt. In der Tat gibt es Menschen, denen es guttut, morgens Schmalhans-Kost zu wählen oder sogar nur einen Tee oder Kaffee zu trinken. Der erste Hunger, der das natürliche körperliche Signal für den Beginn einer Mahlzeit ist, kommt bestimmt irgendwann, nur eben später. Möglicherweise ist es dann aber schon halb neun, halb zehn oder sogar schon Mittagszeit. Das Intervallfasten befreit von dem Zwang zu frühstücken. Am bekanntesten ist vermutlich die 16:8-Variante. Für diese Methode wird entweder innerhalb der 8 Stunden von mittags bis abends, z. B. 12.00–20.00 Uhr, oder von morgens bis nachmittags, z. B. 7.00–15.00 Uhr, gegessen. Erkennen Sie etwas? Wer die erste Methode wählt, lässt heutzutage das Frühstück aus. Gestern pfui, heute hui!

Fasten bedeutet, dass nichts Kalorisches verzehrt wird, das Trinken von Wasser, Tee und Kaffee ist erlaubt. Das Fasten ist uns Menschen und unserem Stoffwechsel nicht unbekannt: In früheren Zeiten herrschte immer mal wieder ein Überschuss an Essen, wenn die Jagd erfolgreich war, abgelöst von Phasen des Mangels und echten Hungers, in denen nichts zu essen greifbar war.

Wir können also theoretisch gut damit umgehen, denn für die Energieversorgung in Hungerphasen hat der Körper in Organen (z. B. in der Leber) und Geweben (z. B. im Fettgewebe) Reserven. Und wenn die Hungerphasen zu lang werden, startet der Körper die nächsten Stufen der Lebensrettung: Er reduziert den Grundumsatz und baut nach mehreren Tagen auch Muskelmasse ab. Letzteres ist beim klassischen Fasten mit wochenlangem Verzicht auf Essen eines der Kernprobleme, denn der Verlust der Muskelmasse führt zum befürchteten Jojo-Effekt derjenigen, die das Fasten als Weg zum Gewichtreduzieren wählen (siehe ▶ Kapitel *Wer abnehmen will, muss essen!*). Das ist beim Intervallfasten anders, denn die Intervalle, in denen gefastet wird, sind kürzer und haben, wie Sie gleich lesen können, tatsächlich gesundheitliche Vorteile.

Zu beachten ist allerdings, dass der Körper sowohl bei der 16:8-Methode als auch bei den anderen Varianten des Intervallfastens seinen Bedarf an (essenziellen) Nährstoffen nicht verändert. Daher ist es sehr empfehlenswert, während der acht Stunden nicht irgendetwas zu essen, sondern seinen Körper mit allem Notwendigen zu versorgen: Er braucht Eiweiße, Fette, Mineralstoffe, Vitamine, Ballaststoffe und Wasser – und auch gegen eine angemessene Menge Kohlenhydrate hat er nichts.

Während der 16-stündigen Esspause passiert ganz unbemerkt etwas sehr Vorteilhaftes: Es kommt zur Selbstreinigung auf Zellebene (Autophagie), in der vermehrt »Zellmüll« abgebaut wird. Zudem sind positive Veränderungen im Fett- und Kohlenhydratstoffwechsel festzustellen, sodass es sowohl beim Wunsch der Fettreduktion als auch bei erhöhten Cholesterin- und Triglyzeridwerten, nichtalkoholischer Fettleber, Typ-2-Diabetes und auch metabolischem Syndrom zu Verbesserungen kommt.

Als ich vor einiger Zeit einen Kurs zum Intervallfasten anbot, war das Interesse groß, vermutlich waren die meisten Teilnehmer*innen durch die Medien auf das Thema aufmerksam geworden: Die Schlagzeilen lauten dort »Stunden zählen statt Kalorien«, »Besser essen – einfach fasten – länger leben« oder »Morgen darf ich essen, was ich will!«. Dass wir andere Strategien brauchen als Kalorienzählen, um das Gewicht zu halten oder abzunehmen, haben Sie im ▶ Kapitel *Ich bin satt, wie schön is dat!* lesen können. In meinem Kurs stand aber noch eine andere Sache im Mittelpunkt: Der Körper hat auch beim Fasten ein Recht darauf, alle für ihn notwendigen Stoffe zu bekommen. Das wurde insbesondere dadurch deutlich, dass einige im Kurs gut zurechtkamen und tatsächlich Gewicht verloren, es anderen hingegen nicht so gut erging. Der Unterschied lag natürlich darin, was sie in den Essphasen zu sich nahmen.

Die eine Gruppe griff auf hochwertige Lebensmittel zurück, achtete auf ausreichend Eiweiß (so wird die Gefahr reduziert, wertvolle Muskelmasse zu verlieren) und Gemüse sowie hochwertige Öle, und wenig Süßigkeiten, die anderen gingen weniger wählerisch vor. Das Nicht-Essen für 16 Stunden war für sie körperlich nicht angenehm, der Stress im Alltag wurde weiterhin mit Schokolade kompensiert, die Organisation des Essens innerhalb der Familie bereitete Schwierigkeiten und für diejenigen, die sich z. B. für die Mahlzeiten am Morgen und Mittag entschieden hatten, waren spontane Treffen mit Freunden zum Essen nicht möglich. Wer auf diese Verabredungen und auf die Geselligkeit nicht verzichten wollte, kam aus dem Rhythmus und hatte häufig Schwierigkeiten, wieder zurückzufinden.

Ein wichtiger Teil des Erfolgsrezepts derjenigen, die mit dem Intervallfasten gut zurechtkamen, war also, dass der Rhythmus des Essens mit dem restlichen Sozial- und Familienleben zusammenpasste. Und unbemerkt passiert noch etwas, das dem Körperglück auf die Sprünge hilft: Wenn der Körper zwölf oder mehr Stunden keinen Energienachschub bekommt, fängt er an, aus dem vorhandenen Material in den Zellen, Zellschrott sozusagen, neue Energie zu gewinnen. Dafür nimmt er den Zellschrott auseinander und baut sich daraus wertvolle Stoffe. Das ist so, wie den Dachboden, den Keller oder die Garage aufzuräumen: Auch dort liegt viel Wertvolles herum, das noch eine hervorragende Verwendung haben könnte, wenn sich nur mal jemand darum kümmern würde. Wer dazu keine Lust oder Zeit hat oder den Sinn darin nicht sieht, kauft Neues. Und so machen wir es auch, wenn wir ständig Essen nachschieben, ohne erst mal das aufzubrauchen, was da ist.

Ich weiß nicht, wie es Ihnen geht, aber den Anfang des Aufräumens empfinde ich meist als beschwerlich, doch dann fühlt es sich mit der Zeit immer besser, immer freier an. Das Entrümpeln macht tatsächlich Spaß – und so geht es unserem Körper auch! Der Entrümpelungsprozess in den Körperzellen, die »Autophagie« (griechisch auto für selbst und phagie für Essen) hat heilende Kräfte für das Behandeln oder Vorbeugen von Übergewicht, Diabetes, Bluthochdruck, Herzinfarkt und andere kardiovaskuläre Erkrankungen sowie Entzündungen. Das ist unter anderem daran zu erkennen, dass weniger Insulin, Zucker, Cholesterin, Triglyzeride und Entzündungsmarker im Blut zu finden sind, die Insulinresistenz verbessert wird und das Bauchfett schmilzt. Es gibt also auch ein Körperglück durch den Verzicht! Die Vorteile sind berauschend. Bei vielen verschwindet früher oder später der ständige Hunger und manche sind sogar wacher und scharfsinniger oder erleben trotz Verzicht auf eine Mahlzeit eine größere Sattheit oder Glücksgefühle. Doch für all diejenigen, die sich aus den verschiedensten Gründen nicht mit dem Intervallfasten anfreunden können, gibt's hier die Entwarnung: Intervallfasten ist ein guter, aber nicht der einzige Weg, um sich Gutes zu tun. Auch wer dreimal täglich isst, kann selbstverständlich seine Gesundheit erhalten oder verbessern. Eine Strategie, um die Zellen möglichst fit und gesund zu halten, ist, erst gar nicht so viel Schrott einzulagern – ganz so wie in Dachboden, Keller und Garage.

Nach allem, was ich in der Praxis erfahre und in wissenschaftlichen Arbeiten lese, scheint es vielen besser zu gehen, wenn die Abendmahlzeit nicht zu spät stattfindet und kleiner ausfällt als die anderen beiden. Am besten ist die Menge, die Ihnen ein gutes Bauchgefühl verschafft. Andere lassen die Abendmahlzeit auch ganz ausfallen und trinken am Abend nur noch einen gemütlichen Tee, um abzuschalten.

Und wer hat nun recht? Alle? Keiner? Für einige ist das Prinzip Kaiser-König-Bettelmann in der Tat eine gute Idee, für andere das Intervallfasten. Und dann sind da noch die landläufig bekannten Essmuster aus Frankreich und Südeuropa: Dort wird die größte und längste Mahlzeit am Abend zelebriert – und dennoch sind das keine Länder, in denen das Übergewicht größer ist als in Deutschland. Vielleicht liegt das an der Qualität des Essens, denn in diesen Ländern ist den Menschen das Essen ja bekanntermaßen mehr Geld wert. Oder es liegt daran, dass den Menschen das gemeinsame Essen mehr Zeit wert ist …

Und wat nu? Das Beste ist und bleibt wohl, auf den Bauch zu hören und den eigenen Takt zu finden!

Das Glück der Genießer*innen

11.

Jedes Lebensmittel kann auch ein Genussmittel sein. Antipasti mit einem guten Olivenöl, das genau den Geschmack trifft, eine aromatische Kürbissuppe, ein saftiges und auf den Punkt gebratenes Steak, in Butter gedünsteter Lauch, das frisch gebackene und noch duftende Brot mit Frischkäse und Kresse, der rahmige Joghurt, die ursprünglich schmeckende, frische Milch, der leicht säuerliche und zugleich saftig-spritzige Apfel, die perfekte Nudel, die nichts als etwas Öl und Knoblauch zur Begleitung braucht, das auf der Zunge zergehende Lachsfilet.

Es gibt so viele gute Lebensmittel, die es allesamt verdient haben, in vollem Umfang von uns genossen zu werden. Und auch die Genussmittel Alkohol und Zucker gibt es in allen Varianten, von denen einige es eher als andere verdient haben, die vorderen Plätze in der Feinkost-Meisterschaft zu erringen: Ein vollmundiger Rotwein stellt den billigen Fusel in die Ecke, ein frisch gezapftes Bier oder ein kräftiger Kaffee sind nichts im Vergleich zu fader Plörre, zart schmelzende Schokolade ist nicht zu vergleichen mit ihrer stark zuckrigen, brüchigen Schwester und auch ein verlockender, wohlduftender Kuchen schlägt den industriell gefertigten meist um genussvolle Längen.

Wer genießen möchte, braucht nicht viel – nur gut muss es sein. Und was gut ist, entscheiden allein Sie! Jeder braucht für das Glück und die Zufriedenheit mit dem Essen etwas anderes, doch dass Essen Leib und Seele zusammenhält – oder sie im Fall von Erkrankungen nach vorübergehender Trennung wieder zusammenführen kann –, wissen die meisten.

Ich würde behaupten, dass die Zufriedenheit und die Steigerung der eigenen Lebensqualität die wichtigsten Gründe dafür sind, dass jemand – ganz gleich ob gesund oder nicht – sich auf Dauer für eine Ernährungsweise begeistern kann. Und sie dann auch für eine sehr lange Zeit, möglicherweise sogar ein Leben lang umsetzt.

Als ich mich persönlich entschied, den Kohlenhydraten in meinem Leben nicht mehr die Hauptrolle zu überlassen, habe ich mich bald viel besser und ausgeglichener gefühlt. Dass ich sie aber nicht verbannt habe, hat mich zum genussvollen Menschen gemacht. Verbote gibt es für mich nicht, denn sie ergeben auch keinen Sinn, wie Sie im nächsten Kapitel lesen werden können.

Ich erinnere mich noch sehr gut an eine Situation, in der wir zu viert in einem Café in der Züricher Bahnhofstraße saßen. Meine Freundin Maren war aus dem Norden in die schöne Schweiz gezogen und an diesem Nachmittag wollten wir uns nach einiger Zeit mal wieder ausgiebig über all die Geschehnisse der letzten Monate austauschen. Das Café, das wir ausgesucht hatten, ist bekannt für seine hervorragenden Kuchenspezialitäten. Im Untergeschoss suchte sich jede*r von uns vieren das Lieblingsstück aus, den Kaffee dazu wählten wir im Obergeschoss am Tisch. Da ich nicht nur für Mohnkuchen, sondern auch für Schokolade eine Leidenschaft habe, wählte ich unten eine Torte aus drei verschiedenen Schokoladen, oben einen doppelten Espresso und ein Wasser – das mache ich meist so – und schließlich auch einen Earl-Grey-Tee mit warmer Milch.

Mein Schokoladen-Dreierlei war nicht nur optisch ein Traum, sondern auch der Duft hat mich für einen Moment überwältigt. Ich war absolut bereit, mich nicht nur dem Gespräch, sondern auch der Torte hinzugeben. Ich wählte dafür mit Bedacht jeden einzelnen Bissen aus, spürte, wie die Schokolade schmolz, legte die Kuchengabel, während wir sprachen, immer wieder ab und verlängerte die Genusszeit auf ein Maß, das für unseren Tischnachbarn geradezu unerträglich war. Ein fremder Mann fragte mich im schönsten Schweizerdeutsch, ob es mir denn nicht schmecken würde! Selbst in meiner Erinnerung ist mir diese Frage noch immer ein Rätsel. Ich ließ ihn wissen, dass die Torte ganz vorzüglich sei und ich mir einfach Zeit lassen wolle. Das beruhigte ihn sichtlich.

Jahre später las ich von Johann Wolfgang von Goethe ein Zitat, das diesen Nachmittag im Café erstaunlich gut beschreibt. Noch heute habe ich, wenn ich beruflich in Zürich bin und die Bahnhofstraße entlanggehe, nicht nur diese Schokoladen-Explosion auf der Zunge, sondern auch die wunderbare gemeinsame Zeit und unsere Gespräche im Sinn. Die Eindrücke sind bis heute geblieben.

Kein Genuss ist vorübergehend, denn der Eindruck, den er zurücklässt, ist bleibend.
Johann Wolfgang von Goethe

Genießen ist Instinkt –, aber auch Erfahrungssache. Was andere, wie ich täglich in meinen Kursen und in meinem Freundeskreis beobachte, schon ganz selbstverständlich machen, habe ich erst mit Ende 20 gelernt. In dieser Zeit reiste ich beruflich von oben nach unten und von rechts nach links durch den deutschen Sprachraum, oft gemeinsam mit meiner Kollegin Barbara. Auf einer unserer Reisen hielt sie beim Frühstück inne und fragte mich, warum eigentlich nicht jedes Hotel so einen tollen Joghurt anbiete. Ich wusste damals keine Antwort und ehrlich gesagt hat sich das bis heute nicht geändert. Einen guten, cremig gerührten Joghurt anzubieten, ist ja eigentlich kein Zauberwerk. Ich fing damals an, die Unterschiede in den einfachen Dingen zu erkennen. Und auch heute bestimmen sie noch meine Hotelwahl: Die Qualität von Joghurt und Quark – für mich zwei wichtige Bestandteile eines guten Frühstücks – sind für mich zwei Gründe, um immer wieder in denselben Hotels zu Gast zu sein.

Denn Joghurt und Quark sind zwar auch aus ernährungsphysiologischer Sicht wertvoll, doch so richtig fröhlich stimmen sie mich erst, wenn auch ihre geschmackliche Qualität top ist. Und dass es nicht nur mir so geht, merke ich immer wieder in Workshops und Kochevents: Wir brauchen nicht viele Lebensmittel, sondern die richtigen und guten, um uns mit dem Essen und durch das Essen glücklich zu fühlen.

Als ich kürzlich meiner Freundin Cordula mein Leid darüber klagte, dass ich vor einem vollen Kleiderschrank stehe und die Hälfte gar nicht brauche, sagte sie nur: Im Kleiderschrank muss nicht viel hängen, sondern nur die Dinge, die uns fröhlich stimmen und mit denen wir uns wohlfühlen. Hey! Das ist ja genau das, was ich für den Kühlschrank empfehle: die richtige Menge in der richtigen Qualität für den richtigen Zweck. Ganz egal ob Kleiderschrank oder Kühlschrank!

Spielregeln für das Genießen

Essen kann jeder, denn es gehört zu unseren Grundbedürfnissen. Ohne Essen wären wir nicht existent. Doch wer Lust auf Genießen hat, kann es lernen. Ich habe Ihnen schon im letzten Kapitel verraten, dass ich das Glück hatte (und habe), in meinem Leben Genießer*innen kennengelernt zu haben, von denen ich mir einiges abgeguckt habe. Wenn Sie sich ein bisschen umschauen, finden auch Sie in Ihrem Familien- oder Freundeskreis mit Sicherheit einige Vorbilder in Sachen Genuss. Und schließlich gibt es noch so ein paar Spielregeln, die zum Lernen hilfreich sind.

Letztlich ist es mit dem Genießen wie mit dem Lernen einer Sprache oder dem Einstudieren einer Tanz-Choreografie. Zu Beginn holpert es im Training oft noch ein wenig, doch wer sich Vokabel für Vokabel an ganze Sätze traut oder eine Schrittfolge nach der nächsten einübt und kombiniert, kann auf einmal die Reise ins Ausland viel mehr genießen oder scheut auch das Tanzparkett nicht. Und eine Einladung zu Kaffee und Kuchen, Brunch oder Wein kann so ein wahrer Genuss mit einem absolut reinen Gewissen werden.

Die folgenden Spielregeln sind alle wichtig und sie ergänzen sich in der einen oder anderen Weise. Am besten ist natürlich, Sie probieren es gleich mal aus!

Verbote sind verboten

Wer gut essen möchte, sollte Verbote jeglicher Art gut verklebt in einen Briefumschlag legen – falls es viele Verbote sind, nutzen Sie einen Karton – und ohne Angabe Ihrer Adresse ausreichend frankiert versenden, sodass weder Briefumschlag noch Karton jemals den Weg zu Ihnen zurückfinden.

Verbote beim Essen erzeugen meist genau das Gegenteil: Das verbotene Lebensmittel wird so elendig attraktiv, dass es in unserer Gedankenwelt einen viel zu großen Raum einnimmt. Und dann, wenn der Druck zu groß wird, fallen wir darüber her, als wenn's kein Morgen gäbe – schlechtes Gewissen inklusive.

Kein Lebensmittel auf dieser Welt ist so schlimm oder gefährlich, dass es nicht gegessen werden dürfte. Selbstverständlich kann man immer über die Menge und die Häufigkeit reden. Doch bitte tun Sie sich selbst den Gefallen und essen Sie! Essen Sie so lange und so viel davon, wie Sie ein gutes Gewissen haben. Nehmen Sie Ihre eigene Körperintelligenz und das Bauchgefühl als Maßstab.

Manchmal sind diese ein bisschen verstummt, was insbesondere dann der Fall ist, wenn die Verbote vehement, bestimmend, laut und mächtig von einflussreichen Stellen geäußert wurden.

Dann kann es einige Zeit dauern, bis Sie Ihrem eigenen Gewissen wieder vertrauen (siehe ▶ Kapitel *Achten Sie auf Ihr gutes Gewissen!*), denn es ist genauso wie das Bauchgefühl ein hilfreicher Ratgeber.

WISSENSHÄPPCHEN

1 Genuss ist erlaubt! Jeder darf sich etwas gönnen – nicht nur den fein gerührten Naturjoghurt mit 3,5 oder 3,7 % Fett, sondern auch Schokolade. Und das gilt auch für diejenigen, die mit ihrem Gewicht hadern.

Bitte denken Sie daran: Wer langfristig sein Gewicht halten

oder reduzieren möchte und dabei flexibel statt dogmatisch ist, ist langfristig erfolgreicher. Zu strenge Vorsätze helfen kaum dabei, auf Dauer eine neue Essweise anzunehmen (siehe ▸ *Verbote sind verboten* auf Seite 323) – im Gegenteil!

2 Weniger ist mehr! Genießen Sie genau das, worauf Sie Lust haben. Machen Sie keine Kompromisse, weil Sie wissen, dass es gerade viel gesünder wäre, einen Apfel statt Weingummi oder Zartbitterschokolade statt Nougat zu essen.

Kennen Sie das Phänomen, dass erst aus größter Vernunft der Apfel gegessen wird und dann – weil die Lust noch nicht befriedigt wurde – doch noch die Weingummis hinterher? Lernen Sie herauszufinden, was Ihnen gerade das Liebste wäre. Das kann natürlich auch ein Apfel sein! Insbesondere dann, wenn Sie Lust auf etwas Knackig-Frisches, Leicht-säuerlich-Süßes haben und Sie spüren, wie sich der Saft im ganzen Mundraum verteilt und Ihre feinen Geschmacksknospen zum Jubeln bringt!

3 Genießen geht nicht nebenbei Schaffen Sie sich eine Atmosphäre, die Ihnen Ruhe und Konzentration auf Ihr Liebstes ermöglicht. Bei uns in Hamburg gibt es seit jeher die Franzbrötchen. Das ist ein mit Butter, Zucker und Zimt gebackenes Gebäck. Es gibt natürlich qualitativ große Unterschiede – meine Liebsten bekomme ich bei einer der großen Bio-Bäckereien in meinem Viertel.

Die Franzbrötchen werden gern mal auf dem Weg zur Arbeit im Auto, im Bus oder in der U-Bahn nebenbei verschlungen. Genuss? Fehlanzeige! Sofern einem nicht das Können obliegt, sich allein mittels seiner gedanklichen Kräfte in andere meditative Sphären zu bringen, ist die Situation einfach nicht genussvoll: viele Menschen, viele Stimmen, viele Eindrücke, Lärm und möglicherweise ist man auch noch in Zeitnot. Ein Franzbrötchen, das in so einer Situation gegessen wird, ist ein ganz anderes als das, das am sonntäglichen Frühstück mit Ruhe, Zeit und vielleicht mit lieben Menschen um sich herum genossen werden kann.

Wenn wir in größerer Runde frühstücken, kaufen wir meist verschiedene Brötchen: aus Weizen oder Dinkel, mit oder ohne Rosinen. Jeder hat so seine eigenen Vorlieben – auf meines mache ich mir sogar gern noch ein bisschen extra Butter, die anderen essen es pur oder sogar mit Marmelade. Und obwohl wir sie so lieben, bleibt immer noch etwas übrig, denn meist machen die ersten Bissen die größte Freude. Und wenn der nächste Bissen nicht mehr besser wird, wird aufgehört (siehe ▶ Kapitel *Achten Sie auf Ihr gutes Gewissen!*).

4 Genuss braucht Zeit »Husch, husch, jetzt genieß doch mal schnell!« – diese Aufforderung wirkt schon beim Lesen absurd. Um zu genießen, braucht man die Zeit, sich einer Sache gänzlich hinzugeben. Das ist beim Buchlesen nicht anders als beim Musikhören oder eben beim Essen.

Wenn Sie im (Arbeits-)Alltag merken, dass eine regelmäßige »Genuss-Auszeit« Ihnen guttun würde, um neue Energie zu schöpfen, ist sie einen Kalendereintrag wert!

5 Genießen braucht alle Sinne Um Essen voll und ganz zu genießen, sollten Aussehen, Geruch und Geschmack für Sie optimal sein und genau Ihren Vorstellungen entsprechen. Essen Sie nicht irgendeinen Kuchen, essen Sie DEN Kuchen. Trinken Sie auch nicht irgendeinen Wein, sondern DEN Wein, der Ihnen so richtig gut schmeckt. Ich erinnere mich noch gut daran, wie ich als Berufsanfängerin mal mit einem Mentor zum Essen verabredet war. Er ließ sich einen Wein empfehlen, da er neugierig auf Neues war. Als dieser serviert wurde, passten zwar Aussehen und Duft, doch mein Mentor ließ ihn nach einem probierten Schluck zurückgehen. Die Situation habe ich erstaunt beobachtet. Der zweite empfohlene Wein entsprach auch nicht den Vorstellungen und mir wurde die Situation unangenehm, allen anderen Beteiligten aber anscheinend nicht. Heute sehe ich die Situation anders und bin auch beim Wein wählerischer als früher. Genuss braucht Erfahrung und keine Kompromisse. Und in dem Restaurant hat sich bestimmt jemand anderes über den offenen Wein gefreut! Trainieren Sie das Genießen jeden Tag. Das ist kein Freibrief zur Völlerei, denn für das richtige Genießen bedarf es in der Regel keiner großen Mengen, sondern eher der Erlaubnis, Aufmerksamkeit, Zeit und aller Sinne. Je häufiger Sie sich im Genuss üben, desto besser werden Sie und desto leichter fällt es Ihnen, sich auf den Genuss zu konzentrieren. Dann erkennen Sie auch immer leichter den Übergang vom guten zum schlechten Gewissen – ein Wissen, das Ihnen genau sagt, wann Sie genug haben.

Achten Sie auf Ihr gutes Gewissen!

Genießen? Ja! Aber wie viel? Darauf gibt es leider keine Antwort, die Ihnen jemand von außen geben kann. An manchen Tagen braucht man mehr, an anderen weniger. Die richtige Menge ist eher davon abhängig, was das Bauchgefühl Ihnen mitteilt. Und das Gewissen.

Es gehört ein gute Prise Feingefühl dazu, um die richtige Menge nicht von außen, sondern von innen heraus zu wissen. Wenn ich in den Essprotokollen in die Spalte schaue, in denen meine Klient*innen und Patient*innen die Gefühle vor und nach dem Essen notieren, und es steht dort »Ich fühle mich pudelwohl«, nachdem zwei Stücke Kuchen gegessen wurden, ist alles gut. Wenn ich dann auf meine Fragen, was das für ein Kuchen war und was ihn so besonders gemacht hat, eine Freude ausstrahlende Antwort bekomme, dann war es genau die richtige Entscheidung.

Wenn allerdings im Gegensatz dazu ein zögerliches und unglückliches »Das zweite Stück hätte eigentlich nicht mehr sein müssen« die Antwort ist, dann ist es angebracht, die Situation noch einmal Revue passieren zu lassen. Was genau war die Triebfeder weiterzuessen, obwohl das Bauchgefühl eigentlich schon deutlich signalisiert hatte, dass das erste Stück ausreichend war? In meiner Praxis höre ich ganz unterschiedliche Motivationen: »Die anderen Gäste haben auch ein zweites Stück genommen!«, »Es war noch so viel da. Ich musste einfach weiteressen!«, »Ich wollte nicht unhöflich sein!«, »Eigentlich verbiete ich mir Kuchen, aber bei dieser Gelegenheit konnte ich mich einfach nicht zurückhalten«. Diese Antworten sind alle menschlich. Doch sie haben einen bitteren Beigeschmack: Es war nicht die Freude am Essen, die zum genussvollen zweiten Stück verführte, denn die Betroffenen haben ein schlechtes Gewissen entwickelt. Schade! Kuchen sollte doch eigentlich etwas Schönes sein.

Es ist nicht kompliziert zu verstehen, was da passiert ist. In der folgenden Abbildung sehen Sie auf der senkrechten Achse die Freude am Geschmack, an der horizontalen die Menge, die gegessen wird.

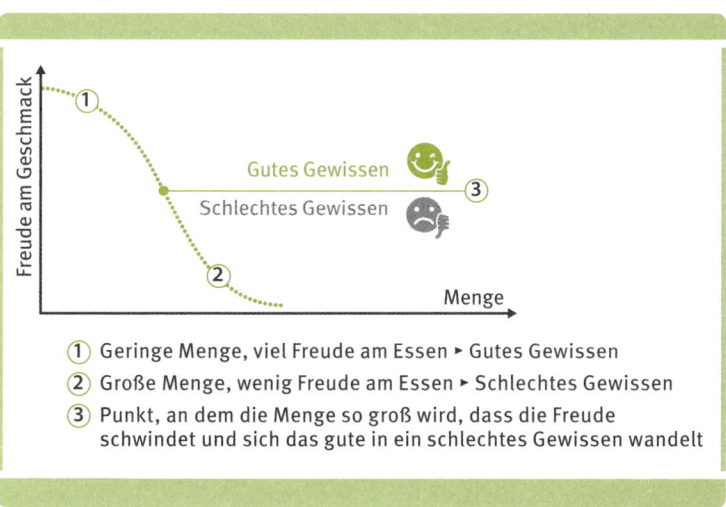

① Geringe Menge, viel Freude am Essen ▸ Gutes Gewissen
② Große Menge, wenig Freude am Essen ▸ Schlechtes Gewissen
③ Punkt, an dem die Menge so groß wird, dass die Freude schwindet und sich das gute in ein schlechtes Gewissen wandelt

Beim ersten Stück oder Glas ist die Freude meist am größten. Das ist das erste Stück Schokolade oder Kuchen, die erste Scheibe Brot, das erste Stück Fleisch beim Grillen, das erste Schälchen Obstsalat, das erste Glas Wein.

Mit jedem weiteren Stück, Scheibe, Schälchen oder Glas reduziert sich die Freude, die Zufriedenheit sinkt. Irgendwann kommt der Punkt, an dem wir vom guten ins schlechte Gewissen abrutschen. Dieser Punkt ist der entscheidende, denn ab dem Zeitpunkt haben wir zu viel gegessen oder getrunken. Mit jeder weiteren Scheibe, jedem weiteren Stück, Schälchen oder Glas sinkt die Freude immer stärker und das schlechte Gewissen steigt. Und das muss nicht sein – zumindest nicht, wenn wir uns wohlfühlen wollen mit dem, was wir essen und trinken.

Die gute Botschaft ist: Wir müssen heute nicht mehr auf Vorrat essen. Die Zeiten haben sich geändert, Hungersnöte kennen wir in der westlichen Welt glücklicherweise nicht mehr. Stattdessen gibt es so viel Essen, dass es an der Zeit ist, mit diesen großen Mengen und den ständigen Angeboten zurechtzukommen. Eine natürliche Grenze für die Essensmenge ist erreicht, wenn sich mit dem nächsten Bissen oder Schluck das Gewissen von einem positiven in ein negatives wandelt. Genug ist genug!

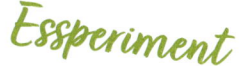

Genuss

Beobachten 1

Nehmen Sie sich ein Blatt Papier, einen Stift und Ihre liebste Süßigkeit. Zeichnen Sie eine Tabelle mit zwei Spalten, überschreiben Sie die linke Spalte mit »Stück Nr.«, die mittlere mit »Zufriedenheit« und die rechte mit »Gewissen«. Essen Sie das erste Stück, am besten lassen Sie es lang auf der Zunge. Nachdem Sie es hinuntergeschluckt haben, bewerten Sie es in der mittleren Spalte mit einer Zahl zwischen 1 und 10, wobei 1 für eine geringe und 10 für die größte Zufriedenheit steht. In der rechten Spalte machen Sie ein + für ein gutes und ein - für ein schlechtes Gewissen. Essen Sie Stück für Stück weiter und beobachten Sie, wann Sie vom guten Gewissen in das schlechte wechseln, wann das nächste Stück keine Verbesserung mehr ist.

Beobachten 2

Das, worauf wir gerade Lust haben, kann sich von Tag zu Tag und sogar innerhalb eines Tages mehrfach ändern. Hinterfragen Sie beim nächsten routinemäßigen Biss in die Schokolade, den Apfel, die Currywurst oder die Scheibe Brot, ob Sie darauf wirklich Lust haben oder ob es möglicherweise etwas ganz anderes wäre, das Ihnen besser gefallen würde.

Ausprobieren 1

Genuss gehört dazu. Erlauben Sie sich, jeden Tag mit gutem Gewissen zu genießen – auch Schokolade und andere Leckereien.

Ausprobieren 2

Genuss benötigt Ruhe. Bauen Sie sich in den Alltag kleine Ruhe-Inseln ein, in denen Sie sich voll und ganz Ihrem Genuss hingeben können.

Getränke	Tee aus Kräutern Eine beruhigende Wirkung haben: Melisse, Baldrian, Hopfen, Lavendel, Lindenblüten, Passionsblume, Johanniskraut, Kamille, und viele mehr.	Alkohol fördert häufig das Einschlafen, aber behindert das Durchschlafen. Schlecht einschlafen lässt viele das Koffein aus Kaffee, Tee oder Soft-/ Energy-Drinks.
Lebensmittel	Erwärmtes, zubereitetes Gemüse ist leichter verdaulich. Nüsse enthalten Tryptophan, aus dem das Serotonin und das Schlafhormon Melatonin gebildet wird. Eiweißreiche Mahlzeiten haben eine beruhigende Wirkung und können die Einschlafphase verkürzen.	Rohkost sowie zucker- und stärkereiche Lebensmittel können zu unruhigem Schlaf führen. Sehr große, fettreiche Speisen am Abend liegen lang und schwer im Magen.
Sättigungs-/ Hungergefühl	2 bis 4 Stunden vor dem Schlaf die letzte Mahlzeit essen.	Hungrig ins Bett gehen sorgt für unruhigen Schlaf.
Sport	In Ruhe den Abend ausklingen lassen, zum Beispiel mit einem Spaziergang.	Sport am Abend kann den Stoffwechsel zu stark anregen.

Yes, I can!

12.

Haben Sie dieses Buch gelesen, weil Sie etwas an Ihrem Ess- und Ernährungsstil ändern möchten? Möglicherweise haben Sie dann auch schon einen guten Plan im Kopf. Ich lerne in meiner Praxis täglich Menschen kennen, denen es, wie sich zeigt, einfach nur an Informationen gemangelt hat – und deswegen auch an wichtigen Nährstoffen. Doch sobald sie das Wissen haben, machen sie sich munter ans Werk und kommen bald auch an die anderen wichtigen Dinge.

Bei Frau Corsen war es so. Sie kam zu mir mit genau zwei Anliegen: Einmal wollte sie ihre Ernährung anpassen, da sie gemerkt hatte, dass sie den Fruchtzucker nicht mehr so gut vertrug wie früher, und außerdem wollte sie eine der Begleiterscheinungen der Wechseljahre, das Zunehmen, rechtzeitig angehen. Da Frau Corsen wusste, dass Sport in den Wechseljahren einen großen Einfluss darauf hat, in welche Richtung sich das Gewicht entwickelt, konsultierte sie auch einen Personal Trainer. Dieser half ihr dabei, für sie passende und auch im stressigen Alltag – sie war nicht nur selbstständig, sondern pflegte auch ihren erkrankten Mann und sorgte für den bewegungsfreudigen Hund – umsetzbare Übungen zu finden. Sie konnte für sich klar definieren, in welchem Umfang Sport und Bewegung realistisch waren. Wenn sie mit ihrer großen Motivation, etwas ändern zu wollen, noch mehr davon in ihrer Woche untergebracht hätte, wäre ihr nicht mehr ausreichend Zeit für Arbeit, Familie und Hund geblieben.

Das Thema der schlechten Akzeptanz von Fruchtzucker war schnell behoben – das Wissen, dass auch die Menge und die Geschwindigkeit, mit der der Fruchtzucker im Darm ankommt, für die Verträglichkeit entscheidend ist (siehe ▸ Kapitel *Zucker-*

Tsunamis), reichte ihr schon fast. Die Empfehlung, nicht auf Obst zu verzichten, sondern es lieber mit Quark und Nüssen zu kombinieren, leuchtete ihr sofort ein. Und gegen die schleichende Gewichtszunahme war es wichtig, dem Eiweiß und dem Gemüse in ihren Mahlzeiten einen größeren Stellenwert zu geben. Das Essen und die Zubereitung durften in ihrem fordernden Alltag keinen großen zeitlichen Aufwand bedeuten. Für schnelle Mahlzeiten griff sie daher auch mal zu Tiefkühlware und ich besprach mit ihr, wie sie ihre üblichen Gerichte aufwerten könnte. Auch beim Essengehen mit ihrem Mann bestellte sie beim Italiener statt Pizza fortan Gemüseaufläufe oder Fisch mit Gemüse. Selbst ihren geliebten Fruchtjoghurt mischte sie nun mit Quark, sodass sie zwar noch den Geschmack hatte, doch lang nicht mehr so süß – und durch den Quark noch ein paar wertvolle Eiweiße bekam.

Frau Corsen war zweifelsohne eine Frau der Tat – und mit Erfolg: Ihr Körper sprach unheimlich schnell auf die Veränderungen an. Bei der Messung der Körperzusammensetzung fanden wir heraus, dass sie innerhalb weniger Wochen einiges an viszeralem Bauchfett – also das im Bauchinnenraum – verloren hatte, ohne Muskelmasse einzubüßen. Für den Personal Trainer wie für mich war leicht erkennbar, dass Frau Corsen für ihren Erfolg den mächtigsten Joker im Ärmel hatte: Sie glaubte fest daran, dass sie selbst etwas ändern kann! Yes, I can!

Diese Überzeugung ist eine wichtige Voraussetzung, um aus sich selbst das neue Ich zu machen. Damit ist – um Missverständnisse zu vermeiden – nicht das perfekte Ich gemeint. Das neue Ich steht für Entwicklungen in die richtige Richtung. Und das bedeutet aus meiner Perspektive nicht, möglichst dünn zu sein. Das neue Ich ist das Ich, das sich gesünder, vitaler, attraktiver und stärker fühlt und dessen Lebensqualität dafür nicht durch extreme Diäten oder Ähnliches auf der Strecke bleibt.

Anders als Frau Corsen haben viele Klient*innen und Patient*innen für den Weg zu ihrem neuen Ich aber eine sehr viel mehr Kraft erfordernde Vorstellung davon, wie sie zu ihrem Ziel kommen wollen. Alles soll anders werden, heißt es dann. Alles?

Das ist viel zu viel. Bitte denken Sie daran, es geht nicht um Perfektionismus. Um den Weg zum neuen Ich zu einem erfolgreichen Vorhaben erwachen zu lassen, planen wir besser in machbaren Schritten, als uns mit zu großen Vorhaben zu verausgaben. Wir dürfen es uns auch leicht machen – vielleicht müssen wir es sogar!?

Liebe Leser*innnen, in den folgenden Kapiteln geht es nun darum, wie die verschiedenen Informationen aus diesem Buch im täglichen Leben umgesetzt werden können. Lesen Sie gern weiter, wenn Sie erfahren möchten, was erfolgversprechend ist – und welche Fettnäpfchen Sie genauso wie Herr Besseresser und Frau Nimmersatt frohen Mutes umgehen können.

Machen Sie es sich leicht!
(Kleine Schritte, großes Glück)

Haben Sie sich schon einmal auf einen neuen, unbekannten Weg gemacht? Vielleicht, weil Sie im Urlaub mal ein neues Reiseziel ausgesucht haben oder weil Ihr gewohnter Weg zur Arbeit, zum Fitness-Studio oder zum Supermarkt gesperrt war. Manchmal ist das gar nicht so einfach.

Unsere bekannten Wege – zu denen auch sämtliche Gewohnheiten gehören – sind in unserem Hirn sehr gut ausgebaut. Wer sich auf den Weg zu einem neuen Ziel macht, ganz gleich, ob es ein Reiseziel oder auch ein neues Verhalten ist, tapert im eigenen Hirn erst mal auf sehr wackeligen, unwegsamen Trampelpfaden durch den Nebel.

Auf den neuen Wegen sind wir sehr vorsichtig, denn wir kennen uns nicht aus und die Situation ist unübersichtlich. Auf den Autobahnen in unserem Hirn kennen wir uns hingegen gut aus, wir sind sie schon zigmal entlanggefahren, nein, -gerauscht. Wir fühlen uns auf ihnen wohl, eben weil alles so vertraut ist. Selbst wenn wir wissen, dass uns die Autobahn nicht an den Ort bringt, den wir erreichen wollen, neigen wir dazu, sie zu nutzen. Wir kommen in vertrauter Gegend schneller voran. Der unbekannte neue Pfad führt uns – das können wir uns vielleicht vorstellen – zwar an den richtigen Ort, aber es ist anstrengend und unsicher. Um diesen noch unbekannten Weg für uns begehbar zu machen, hat die Sozialpsychologin Wendy Wood auf einen bedeutenden Unterschied hingewiesen. Die Entscheidung selbst, etwas für sich, das eigene Wohlbefinden und die Gesundheit tun zu wollen, wird häufig schon als großer Kraftakt wahrgenommen und auch so gefeiert. Doch die Entscheidung ist nur der Beginn. Wer glaubt, mit der gleichen (großen) Willenskraft, die für die Entscheidung selbst aufgebracht wurde, sämtliche Schritte in Richtung Ziel gehen zu können, der scheitert meist. Denn Gesundheitsziele sind in der Regel nur langfristig erreichbar, wobei nicht jeder einzelne Schritt unsere Energiereserven leeren darf. Die Entscheidung, sich selbst, seinem Körper und seiner Gesundheit Gutes zu tun, ist daher auch etwas ganz anderes als beispielsweise die Entscheidung, seinen Schwarm nach einem Date zu fragen. Dafür muss (im besten Fall) nur einmal Kraft aufgewendet werden. Doch für die Stabilisierung oder Verbesserung der Gesundheit sind Gewohnheiten entscheidend, die sich jeden Tag im Leben wieder abspielen. Die einmalige Entscheidung, heute mal einen Gemüseauflauf zu essen oder mal ein Glas Wasser mehr als gewöhnlich zu trinken, reicht leider noch nicht für ein ständiges Wohlbefinden.

Um Gewohnheiten lebendig werden zu lassen und es als »normal« zu empfinden, mehr Wasser zu trinken oder gemüsereiche Gerichte zu essen, braucht es gut geplante und umsetzbare Schritte, die sich dann in kleinen Aktionen leicht – und nicht als eine Aneinanderreihung von Kraftakten – ins Leben einfügen.

Wer beispielsweise mehr trinken möchte, muss nicht nur den Willen haben, das Ziel zu erreichen. Es muss auch das Wasser besorgt, das Glas bereitgestellt (und das nicht nur am Schreibtisch, sondern auch in Meetings, im Auto, unterwegs, beim Essen, beim Sport und an allen anderen Orten), das Glas gefüllt und zum Glas gegriffen werden. Und sobald es leer ist, muss es wieder aufgefüllt werden. Und schließlich, wenn die Flasche sich allmählich leert, muss für neues Wasser gesorgt werden und das Spiel geht von vorn los.

Sie ahnen es: So marginal einem das Ziel »mehr und regelmäßig trinken« erscheinen mag, es erfordert Organisation, Mit- und Vorausdenken und letztlich auch das eigene Tun, also das Trinken selbst. Machen Sie es sich daher am besten leicht und wählen Sie ein erreichbares Ziel!

In meinen Beratungen erlebe ich mich immer wieder als Spaßbremse für meine Klient*innen oder Patient*innen, wenn ich das Tempo der Vorhaben zwei Gänge runterschalte. Es ist menschlich nachvollziehbar, dass es Spaß macht, große Pläne zu schmieden und das neue Ich schon mit seiner vollen Fantasie schalten und walten zu lassen. In der Fantasie sind die Entscheidung und das Ziel so betörend, dass manches Mal der Weg vergessen wird.

In meiner Funktion als Spaßbremse, die zum Erfolg beitragen möchte, bespreche ich dann die einzelnen Wegschritte, sodass meine Klienten und Patienten, statt mit Pauken und Trompeten zu scheitern, eher mit lauten Fanfaren für die kleinen, regelmäßigen und dauerhaft gemachten Schritte empfangen werden. Denn selbst ein kleines Ziel, das erreicht wird, ist mehr wert als ein großes, das unerreicht bleibt!

Kommen wir noch einmal zurück zum Trampelpfad: Um den richtigen Ort, in unserem Fall einer namens »Wohlfühlen«, »Kraft«, »Entspannung« oder »Gesundheit«, zu erreichen, stellt sich uns die Aufgabe, den Trampelpfad durch stetiges Begehen (durch unsere Gewohnheiten) irgendwann so gut erkundet zu haben, dass wir uns darauf genauso vertraut fühlen und genauso zügig vorankommen wie auf der Autobahn. Regelmäßig ausreichend trinken? Kein Problem mehr! Wir machen also den Trampelpfad zu einer neuen Autobahn. Und dann haben wir die Wahl, welche der beiden Autobahnen wir nutzen wollen: die in die richtige Richtung oder die andere.

Vornehmen! Planen! Machen! Durchhalten!

Hoch motiviert kam Frau Zati zu mir in die Praxis. Dieses Mal sollte alles klappen. Sie ist eine beruflich sehr erfolgreiche und kluge Frau – und sie möchte auch endlich erfolgreich die Kilos wieder loswerden, die sich in den letzten Jahren angeschlichen haben und die auch für ihre Knie eine zunehmende Belastung sind.

Nachdem sie in einigen Treffen die Informationen bekommen hatte, die sie haben wollte, ist sie frohen Mutes und sofort auf der Überholspur durchgestartet. Sie wüsste, so war ihre Haltung, dass sie sich nur zu disziplinieren bräuchte, und dann klappte es schon. Meine Bremsversuche hatten sie unbeeindruckt gelassen. Sie setzte ganz auf die Selbstdisziplin, aber leider ging Frau Zatis Strategie nicht auf. Ihr anforderungsreiches Leben lief wie gewohnt weiter: Die Mitarbeitenden brauchten sie als Führungskraft und die vielen Flugreisen – unter anderem auch durch unterschiedliche Zeitzonen – führten zu einem Durcheinander an Tageszeiten und Mahlzeiten. So ein Alltag allein ist schon anstrengend genug – und mit ihren selbst gesteckten Erwartungen und den zusätzlichen Herausforderungen war es endgültig zu viel des Guten. Nach dieser negativen Erfahrung konsultierte sie mich erneut und war nun bereit für kleinere Schritte.

Und mit diesen darf sie laut Prof. Wendy Woods auch noch eine ganz andere Belohnung und Erleichterung erwarten: Durch die Regelmäßigkeit, mit der kleine Schritte tagein, tagaus im Leben ihren Platz finden, werden sie vom Hirn als besonders wichtig eingestuft. Das Hirn beginnt, statt ständig neu darüber nachzudenken, einfach mit der Handlung. Es ist wie eine Abkürzung im Gehirn, die allgemeine Erleichterung verschafft. So wird für den einen oder anderen das ehemals noch aufwendige Mehr-Trinken oder Mehr-Gemüseessen zu einer Selbstverständlichkeit, die ganz natürlich zu einem gehört.

Zwischen dem Vornehmen und der Absicht, sich Gutes zu tun, und dem »Machen« muss ein guter Plan her. An diesem können

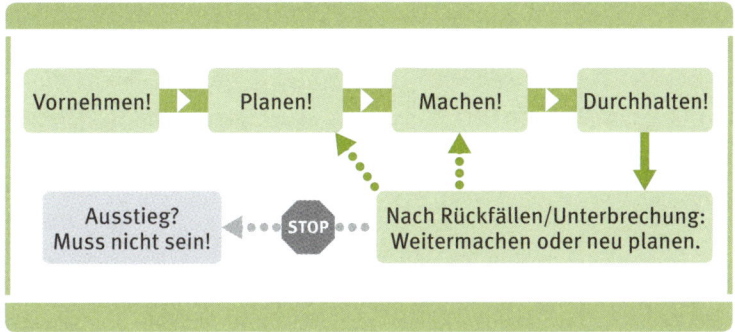

Sie sich immer wieder orientieren, selbst wenn Sie vom Weg abgekommen sind.

Ein Plan ist gut, wenn er für Sie und Ihre ganz persönlichen Rahmenbedingungen realisierbar ist.

Lassen Sie uns gleich mal exemplarisch mit Herrn Besseresser das Ziel ins Auge fassen, mehr Gemüse zu essen, und für Frau Nimmersatt, mehr Eiweiß in den Alltag einzuplanen.

Herr Besseresser isst mittags eine Handvoll Gemüse, morgens und abends isst er keines. Er arbeitet in einem großen Unternehmen mit Kantine, lebt allein und da er nicht gern kocht, ist die Küche nicht sein Lieblingsort. Zu Hause bereitet er sich immer kalte Mahlzeiten zu. Er hat sich über die letzten Jahre einen Bauch angefuttert, den er wieder loswerden möchte.

Frau Nimmersatt hingegen kocht gern, nur schnell muss es gehen, denn sie ist zeitlich immer sehr eingespannt. Sie arbeitet von zu Hause und ist viel unterwegs auf Kundenbesuchen. Sie lebt zusammen mit ihrem Mann und zwei Söhnen. Alle vier essen alles, nur gute Qualität muss es haben. Sie ist genervt von ihrem ständigen kleinen Hunger zwischendurch und möchte das ändern.

Mit den Plänen, die Sie auf den folgenden Seiten finden, sind Herr Besseresser und Frau Nimmersatt bestens vorbereitet und sie können loslegen. Die benötigten Lebensmittel sind zu Hause und wollen jetzt »nur« noch zubereitet, aufgetischt und gegessen werden. Für Herrn Besseresser ist der Griff zum Gemüse und das

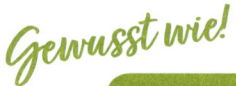

Ein guter Plan: mehr Gemüse essen

Ein guter Plan basiert auf Fragen und auf Antworten! Und so klein die Schritte sich zunächst anhören mögen, an jedem kann das Vorhaben scheitern. Im Sinne von Prof. Wendy Wood ist es erfolgversprechend, wenn jede Aktion nur eine kleine und überwindbare Hürde darstellt.

Frage	Antwort
1 – Was ist ein realistisches Ziel?	Mittags: In der Kantine ½ Handvoll mehr auffüllen (lassen) oder einen Beilagensalat zum Hauptgericht wählen. ▶ *Damit ist eine Steigerung um 100 % erreicht!* Abends: ½ Handvoll, zum Beispiel 1 Tomate oder 1 Stück Gurke ▶ *Von einer Handvoll auf zwei Handvoll Gemüse.*
2 – Wie kommt das Gemüse nach Hause?	Einkaufsliste schreiben! Wenn Herr Besseresser einmal wöchentlich einkaufen geht, gehören 7 Tomaten oder etwa 1–2 Gurken extra in den Einkaufskorb. ▶ *Besser essen fängt beim Einkauf an. Erst wenn das Essen zu Hause ist, kann es auch gegessen werden.*
3 – Wie kommt das Gemüse auf den Teller?	Zum Aufschneiden des Gemüses benötigen Sie 1 Schneidebrett, 1 Messer und etwa 30 Sekunden Zeit.
4 – Wie kommt das Gemüse in den Körper?	Das Gemüse muss lecker sein! Würzen Sie es gern mit Pfeffer, etwas Salz oder anderen Gewürzen.

	▶ Dieser Punkt ist für Herrn Besseresser der entscheidende, denn er macht nun eine extra Handlung, die er zuvor beim Brotschmieren (ohne Gemüse) nicht gemacht hat.
5 – Wann ist es eine neue Gewohnheit?	Wenn Herr Besseresser es als ganz normal erachtet, dass mittags und abends jeweils ½ Handvoll Gemüse extra auf seinem Teller liegt – und beim Einkauf das Gemüse »ganz von allein« in seinem Korb landet. ▶ Lassen Sie sich für jedes Vorhaben etwa einen Monat Zeit.

Für Herrn Besseresser ist so ein gelungener Start gemacht. Um sich seinen Wunsch zu erfüllen, kann er nun mit dem ersten Erfolg weitermachen und zum zweiten Ziel übergehen – natürlich eines, das auch machbar für ihn ist.

Aufschneiden der entscheidende Punkt, für Frau Nimmersatt die akzeptable Menge auf ihrem Teller, sodass sie nicht schon vom Anblick überfordert ist. Wenn die beiden die ersten (vier) Wochen ihren Plan gut umgesetzt haben, dürfen sie nicht nur sehr zufrieden mit sich sein, sondern sich auch bewusst machen, dass sie mit diesen neuen Gewohnheiten vielen Menschen etwas voraushaben, die sich viel größere Ziele gesetzt haben und an ihnen gescheitert sind.

Und selbst wenn man mal mit den gut gemachten Plänen beim Durchhalten aus dem Takt gekommen ist: Keine Sorge, das passiert so gut wie jedem! Die Frage ist nur: Wie geht's weiter?

Das ganze Vorhaben über Bord zu werfen, wäre eine Möglichkeit. Doch es ist nicht die beste! Besser ist es, den eigenen Plan zu hinterfragen. Vielleicht ist er doch nicht so gut wie zunächst gedacht. Möglicherweise berücksichtigt er nämlich nicht alle Rahmenbedingungen, auf die man im Alltag so trifft, oder er war

Gewusst wie!

Ein guter Plan: mehr Eiweiß essen!

Frage	Antwort
1 – Was ist ein realistisches Ziel?	In jeder Mahlzeit eiweißreiche Lebensmittel zu essen, wobei die Menge variieren kann. ▶ *Die Menge sollte so groß sein, dass im Magen auch noch ausreichend Platz für Gemüse bleibt.*
2 – Wie kommen die eiweißreichen Lebensmittel nach Hause?	Frau Nimmersatt geht für ihre Familie sowieso einkaufen. Eine Einkaufsliste hilft ihr jedoch dabei, auch für sich ausreichend eiweißreiche Lebensmittel zu kaufen. Für eine Woche benötigt sie für sich Folgendes zu Hause:

Frühstück: Mo–Fr:
3 x Quark mit Nüssen
2 x Aufschnitt und Joghurt mit Nüssen

Frühstück: Sa/So:
2 x 2 Eier (für Rührei) und Käse

▶ *Besser essen fängt beim Einkauf an. Diese Lebensmittel benötigt Frau Nimmersatt für sich selbst, denn bisher hatte sie die zwar gekauft, sich dann aber meist an den anderen Lebensmitteln satt gegessen.*

Mittags: Mo–Fr:
2 x 2–3 Eier für Omelett (daheim) oder Lunchbox (unterwegs)
2 x Linsen oder Bohnen (für eine Suppe daheim) oder Salat (unterwegs)
1 x geräucherter Lachs (zum gebratenen Gemüse, daheim oder Lunchbox)

Mittags: Sa/So:
Snacks wie Käsekuchen (der eiweißreichste Kuchen!) oder Nüsse (Erdnüsse)

Abends: Mo–Do:
3 x Forelle, Hering, Makrele, Hüttenkäse, Käse und/oder Kerne/Saaten (zu Brot und großem Salat)
1 x Kräuterquark (zum gebratenen Gemüse)

Abends: Fr–So:
1 x Hühnchenschenkel oder ein asiatisches Gericht mit Tofu
1 x Rindersteak
1 x Fisch

3 – Wie kommen die eiweißreichen Lebensmittel auf den Teller?	Die Zubereitung macht Frau Nimmersatt und ihrer Familie keine Probleme, Equipment und Know-how sind vorhanden. Für das Abendessen sind die eiweißreichen Lebensmittel ohne Aufwand neben den gewohnten Zutaten zuzubereiten. Mittags isst sie zu Gemüse und Brot nun auch eiweißreiche Lebensmittel.
4 – Wie kommen die eiweißreichen Lebensmittel in den Körper?	Sie will sich auch beim Anschauen der Mahlzeit nicht überfordert fühlen. Daher dürfen die eiweißreichen Lebensmittel für Frau Nimmersatt nur eine Nebenrolle spielen, die Hauptrolle spielt nach wie vor das geliebte Gemüse.
5 – Wann ist es eine neue Gewohnheit?	Wenn Frau Nimmersatt beim Denken an eine Mahlzeit immer auch die eiweißreichen Lebensmittel im Sinn hat oder sie ihr beim Anblick einer Mahlzeit fehlen, sodass sie zu Hause an den Kühlschrank oder unterwegs in den Supermarkt geht und noch etwas Eiweißreiches wählt.

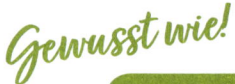

Üben! Üben! Üben! Und locker bleiben!

Das Einüben von neuen Essgewohnheiten hat es in sich: Ungewohntes einkaufen, Ungewohntes zubereiten, Ungewohntes auftischen, Ungewohntes essen oder trinken. Das sind Aufgaben, die geübt werden wollen. So wie eine Vokabel an die nächste gereiht einen Satz bildet oder Tanzschritt für Tanzschritt eine ganze Choreografie. Das, was den Sprachkünstler*innen und den Tänzer*innen hilft, hilft auch beim Essen: Üben, üben, üben! Und locker bleiben!

Wenn Sie zwischendurch mal zweifeln, zweifeln Sie nicht an Ihrem Vorhaben. Es geht um den passenden Plan, der so gut ist, dass Sie ohne große Hürden Ihre Gewohnheiten ändern. Dafür ist manchmal – genau wie beim Sprachenlernen oder Tanzen – die Unterstützung durch andere hilfreich. Im Freundes-, Kolleg*innen- oder Familienkreis können Sie ebenso Lösungen finden wie im World Wide Web oder durch professionelle Berater*innen.

schlichtweg doch zu fordernd. In diesen Fällen muss ein neuer Plan her!

Wenn der Plan jedoch stimmig war und das Vorhaben nur aufgrund von Urlaub, Festtagen, Einladungen, Partys oder anderen Abweichungen im Alltag (vorübergehend) nicht umgesetzt wurde, dann ist der Neustart angesagt. Sie können sich dann Ihren alten Plan wieder vor Augen führen und wieder in Richtung gutes Essen durchstarten.

Letztlich sind für einige meiner Patienten in diesen Fällen sogenannte »Wenn … dann …«-Listen hilfreich. Die könnten dann so lauten: »Wenn ich in den Urlaub fahre (und alles esse, was mir guttut), dann starte ich am Morgen nach dem Urlaub wieder mit meinem gewohnten Power-Frühstück.« Oder: »Wenn ich am Sonntag zwei Stück Kuchen esse, dann gehe ich dafür am Abend noch für 30 Minuten schwimmen, spazieren oder ins Fitness-Studio!« Für einige sind die »Dann-Konditionen« der Start, wieder mit dem alten Plan weiterzumachen. Das Ziel ist nicht, perfekt zu sein. Das Ziel ist, immer wieder die richtigen Entscheidungen zu treffen.

Locker bleiben ist auch die erste Wahl, wenn Sie im Urlaub oder auf Partys sind oder sich andere schöne Gelegenheiten in Ihrem Alltag auftun.

Party-Time ist Party-Time! Genießen Sie diese Momente mit allem, was Ihnen guttut! Cola, Chips, Kuchen – alles kein Problem, denn Urlaub, Party & Co. sind völlig in Ordnung. Und sie sind umso schöner, je mehr Sie sie mit gutem Bauchgefühl genießen.

Schluss

Wofür essen wir? Für unser Leben! Für ein genussvolles Leben, denn Essen ist zweifellos eine der Quellen für Lebensfreude! Es gibt kaum ein Fest, zu dem nicht auch gegessen wird. Und diese Feste wollen gefeiert werden – am besten voller Lebenskraft! Und auch die erhalten wir aus unserem Essen. Auch unsere Gesundheit hängt von dem ab, was wir uns im wahrsten Sinne des Wortes einverleiben. Dass ich eine gute Esserin sei, wurde mir schon vor Jahrzehnten gesagt. Heute sage ich, ich esse für mein Leben gern – und zwar Essen, das Genuss und auch Gesundheit verbindet. Ist es nicht faszinierend, dass man mit dem, was auf der Zunge Spaß macht, auch den Rest des Körpers zum Jubeln bringen kann?

Dabei erscheinen Ihnen mit großer Sicherheit gerade andere kulinarische Highlights vor dem inneren Auge als mir. Nicht jede·r hat den gleichen Geschmack – und auch nicht jeder Körper braucht das Gleiche. Sie haben in diesem Buch erfahren, welche wichtigen Weichen Ihre inneren Werte stellen und dass es bei Schieflagen im Stoffwechsel gute, vielversprechende und wohlschmeckende Lösungen gibt.

Aus der Wissenschaft ist schon vieles bekannt. Manches davon ist Grundlagenforschung oder reine Biologie und als Wissen allgemein verbreitet. Anderes sind neue Erkenntnisse – beides haben Sie in diesem Buch kennengelernt.

Das, was wir essen und trinken, macht etwas mit uns. Ganz gleich, ob es sich um das wichtige Wasser als Grundlage von allem oder um farbenfrohes Gemüse, ein herzhaftes Steak, ein Omelett oder eine scharfe Linsensuppe handelt: All diese Lebensmittel wirken auf und in uns, in die eine oder andere Richtung – wobei es ein Falsch nicht gibt. Der Schlüssel zu dem, was auf dem Teller landet, ist häufig, wie wir essen. Das wissen Sie nach dem Lesen dieses Buches.

Anstelle von Verboten geht es bei unserer Wahl viel mehr darum, die für den Moment richtige Entscheidung zu treffen. Das ist mal der Döner und mal der Gemüseauflauf, das ist mal die Fischpfanne und mal ein Sahnekuchen.

Eine gute Mischung aller Lebensmittel ist eine, bei der Ihr Gehirn im Kopf und Ihr zweites Gehirn im Bauch mit gutem Gefühl zustimmen und Sie letztlich auch für sich sagen können: Essen gut, alles gut.

Dank

An diesem Buch sind viele Menschen beteiligt, denen ich von Herzen meinen Dank aussprechen möchte.

Dem Mann an meiner Seite, Dr. Dr. Thomas Fabritius, möchte ich herzlich dafür danken, dass er nicht nur unsere kostbare gemeinsame Zeit in den letzten Monaten geduldig mit der Entstehung dieses Buches geteilt hat, sondern auch zu der einen oder anderen Geschichte beitrug und mich mit gutem Essen, Wein und Kaffee während des Schreibens im Urlaub und in meiner zweiten Heimat, dem Chiemgau, verwöhnt hat.

Geprägt wurden viele Geschichten in diesem Buch auch von meinem Vater, Werner Niemeier, einem Mann, dem ich dankbar bin, dass er mir seit eh und je den Rücken stärkt, unentwegt Vertrauen schenkt und in mir den Glauben verankert hat, dass Ziele erreichbar sind.

Ich danke auch den vielen Menschen in meinem privaten und auch beruflichen Leben, durch die sich viele Erfahrungen, Eindrücke und Essgeschichten entwickelt haben, die nicht nur dieses Buch, sondern auch mein Leben immer wieder bereichern.

Wertvoller wurde mein Leben insbesondere durch das Genießen, zu dem man Erfahrung braucht. Musik zu genießen, hat mir mein leider verstorbener Freund Rolf beigebracht. Die Einfachheit eines guten Joghurts zu erkennen, erfuhr ich durch meine Kollegin und Freundin Barbara. Wandernd neue und unbekannte Wege genussvoll zu erobern, lerne ich Jahr um Jahr mit meiner Freundin Heidi. Und dass es elementare Unterschiede beim Wein gibt, zeigte mir eindrucksvoll mein Mentor Prof. Dr. Nicolai Worm. Danke!

Meinem essenZ-Team, bestehend aus den Nachwuchs-Ökotrophologinnen Frederike Enders, Saskia Neumeier, Janina Kaiser und Sina Reiter sowie der Sportwissenschaftlerin und Technik-Fee Cordula Marten, möchte ich danken, weil sie nicht nur die Freude mit mir geteilt haben, dieses Buch schreiben zu dürfen, sondern auch gemeinsame Entwicklung möglich machen.

Gleicher Dank gehört auch der Grafik-Designerin Edi Berentzen, elftraud, mit der die Gestaltung von *dit un dat* – und vielem auch in diesem Buch – immer wieder große Freude macht. Meiner Kollegin Dr. Imke Reese aus München möchte ich danken, dass Sie Ihr Fachwissen im Bereich der Nahrungsmittel-Unverträglichkeiten mit mir teilte.

Und schließlich gilt mein größter Dank dem Verlag Kiepenheuer & Witsch, der mir insbesondere durch David Rupp, Martin Breitfeld, Claudia Barczewski, Eva Betzwieser und vielen anderen einen so herzlichen und zugewandten Einstieg in das Leben einer Buch-Autorin ermöglichte. Das mir entgegengebrachte Vertrauen und auch die Fröhlichkeit, mit der diese Seiten entstehen durften, weiß ich sehr zu schätzen. In meiner Doktorarbeit schrieb ich »*The best is yet come!*« – das Beste kommt noch. Zu diesem Besten trägt dieses Erstlingswerk für mich bei.

Danke allen Beteiligten von Herzen!

Quellen

1 Essen oder Ernähren ... oder vielleicht beides?

Dato et al. 2016 The impact of nutrients on the aging rate: A complex interaction of demographic, environmental and genetic factors. https://www.ncbi.nlm.nih.gov/pubmed/26876763

Fernández-Elías 2015 Relationship between muscle water and glycogen recovery after prolonged exercise in the heat in humans. https://www.ncbi.nlm.nih.gov/pubmed/25911631

Berg 2002 Körperliche Aktivität und Übergewicht – was können Sport und Bewegung leisten. Aktuel Ernaehr Med 2003; 28: 292299

Benito et al. 2015 Change in weight and body composition in obese subjects following a hypocaloric diet plus different training programs or physical activity recommendations. J Appl Physiol 118: 1006–1013

Gardner et al. 2007 Comparison of the Atkins, Zone, Ornish, and LEARN Diets for Change in Weight and Related Risk Factors Among Overweight Premenopausal Women the A TO Z Weight Loss Study: A Randomized Trial. JAMA, Vol. 297, No. 9

Volek et al. 2009 Carbohydrate Restriction has a More Favorable Impact on the Metabolic Syndrome than a Low Fat Diet. Lipids (2009) 44: 297–309

2 Die inneren Werte zählen

Ouyang et al. 2009 Fructose Consumption as a Risk Factor for Non-alcoholic Fatty Liver Disease. J Hepatol. 2008 June; 48 (6): 993–999

Stanhope et al. 2009 Consuming fructose-sweetend, not glucose-sweetend, beverages increases visceral adiposity and lipids and decreases insulin sensitivity in overweight / obese humans. J. Clin. Invest. 119:1322–1334 (2009)

Livesey and Taylor 2008 Fructose consumption and consequences for glycation, plasma triacylglycerol, and body weight: meta-analyses and meta-regression models of intervention studies. Am J Clin Nutr 2008; 88: 1419–37

Rizza 2010 Pathogenesis of Fasting and Postprandial Hyperglycemia in Type 2 Diabetes: Implications for Therapy. DIABETES, VOL. 59

International Diabetes Foundation (IDF) 2019 https://www.idf.org/e-library/guidelines.html

Ströhle und Worm 2012 Metabolisches Syndrom Pathophysiologische Grundlagen und rationale Empfehlungen zur Ernährungstherapie. Deutsche Apotheker Zeitung 2012; 1: 50

Feinman et al. 2015 Dietary carbohydrate restriction as the first approach in diabetes management: Critical review and evidence base. Nutrition 2015; 31: 1–13

Lechner et al. 2019 Lifestyle factors and high-risk atherosclerosis: Pathways and mechanisms beyond traditional risk factors. European Journal of Preventive Cardiology 2020; 4: 394–406

Editorial, Atherosclerosis 2018

Puri et al. 2016 Non-HDL Cholesterol and Triglycerides Implications for Coronary Atheroma Progression and Clinical Events. Thromb Vasc Biol. 2016; 36: 2220–2228

Younossi et al. 2018 Global burden of NAFLD and NASH: trends, predictions, risk factors and prevention. Nat Rev Gastroenterol Hepatol 15: 11–20

Kuhn JP, Meffert P, Heske C et al. 2017 Prevalence of Fatty Liver Disease and Hepatic Iron Overload in a Northeastern German Population by Using Quantitative MR Imaging. Radiology 2017; 284 (3): 706–716 in: Worm 2018 Ernährungstherapie der nichtalkoholischen Fettleber. Ernährung & Medizin 2018; 33: 111–118

Ströhle und Stein 2015 Nicht-alkoholische Fettlebererkrankung. Deutscher Apotheker Verlag

Nuttall 2015 Body Mass Index Obesity, BMI, and Health: A Critical Review. Nutrition Today Vol. 50 (3): 117–128

Despres 2012 Body Fat Distribution and Risk of Cardiovascular Disease. An Update. Circulation 2012; 126: 1301–1313

Wildman et al. 2008 The obese without cardiometabolic risk factor clustering and the normal weight with cardiometabolic risk factor clusteri ng: prevalence and correlates of 2 phenotypes among the US population (NHANES 1999–2004). Arch Intern Med; 168: 1617–24.

Cusi 2012 Role of Obesity and Lipotoxicity in the Development of Nonalcoholic Steatohepatitis: Pathophysiology and Clinical Implications. GASTROENTEROLOGY 2012; 142: 711–725

Byrne and Targher 2015 NAFLD: A multisystem disease. Journal of Hepatology 2015, Vol. 62 (1): 47–64

Wattacheril and Sanyal 2016 Lean NAFLD: An Underrecognized Outlier. Curr Hepatol Rep. 15 (2): 134–139

Thomas et al. 2012 The Missing Risk: MRI and MRS Phenotyping of abdominal adiposity and Ectopic Fat. Obesity 2012; 20: 76–87

Reljic et al. 2019 Bioelektrische Impedanzanalyse (BIA). Ernährungsumschau, 2019; 8

Carson et al. 2014 Dietary Interventions and Quality of Life: A Systematic Review of the Literature. J Nutr Educ Behav. 2014; 46 (2): 90–101

3 Ich bin satt, wie schön is dat!

Bundesministerium für Ernährung und Landwirtschaft; Deutschland wie es isst. Ernährungsbericht 2019

Hall und Most 2005 Dietary adherence in well-controlled feeding studies. J Am Diet Assoc.; 105: 1285–1288; zitiert in Martin et al. 2011 Change in food cravings, food preferences, and appetite during a low-carbohydrate and low-fat diet

Foroni et al. 2016 Food color is in the eye of the beholder: the role of human trichromatic vision in food evaluation. Scientific Reports 6; Article number 37034

Worm 2015 Flexi-Carb, Riva Verlag

Zanchi et al. 2017 The impact of gut hormones on the neural circuit of appetite and satiety: A systematic review. Neuroscience and Biobehavioral Reviews 80: 457–475

Suzuki et al. 2010 The role of gut hormones and the hypothalamus in appetite regulation. Endocrine Journal 2010; 5: 359–72

Marx 2003 Cellular Warriors at the Battle of the Bulge. Science Vol. 299; 5608: 846–849

Buyken et al. 2010 Optimal dietary approaches for prevention of type 2 diabetes: a life-course perspective. Diabetologia 53: 406–418

Rolls, Drewnowski, Ledikwe 2005 Changing the Energy Density of the Diet as a Strategy for Weight Management. J Am Diet Assoc. 105; 5: 98–103

Voigt and Fink 2015 Serotonin controlling feeding and satiety. Behav Brain Res. 15; 277: 14–31

Hara and Zero 2014 (nur Abstract) The Potential of Saliva in Protecting against Dental Erosion https://www.karger.com/Article/Abstract/360372

Enck, Frieling, Schemann 2017 Darm an Hirn, Herder Verlag

Chlup et al. 2009 Impact of Buccal Glucose Spray, Liquid Sugars and Dextrose Tablets on The Evolution of Plasma Glucose Concentration in Healthy Persons. Biomed Pap Med Fac Univ Palacky Olomouc Czech Repub. 2009 Sep; 153 (3): 205–209

Mayer 2016 Das zweite Gehirn, Riva Verlag, S. 36

Enders 2014 Darm mit Charme, Ullstein Verlag, S. 129

4 Eine Kalorie ist nicht gleich eine Kalorie

Ernährungsmedizin, Thieme Verlag, 2. Überarbeitete und erweiterte Auflage, S. 28

Mann et al. 2019, Medicare's search for effective obesity treatments: Diets are not the answer. Am Psychol. 2007 Apr; 62 (3): 220–33

Malhotra et al. 2015 It is time to stop counting calories, and time instead to promote dietary changes that substantially and rapidly reduce cardiovascular morbidity and mortality. Open Heart 2015; 2: e000273

Harcombe 2018 US dietary guidelines: is saturated fat a nutrient of concern? Br J Sports Med 2018; 0: 1–4

Harcombe et al. 2015 Evidence from randomised controlled trials did not support the introduction of dietary fat guidelines in 1977 and 1983: a systematic review and meta-analysis. Open Heart 2015; 2: e000196

https://www.cdc.gov/mmwr/preview/mmwrhtml/mm5304a3.htm

https://www.destatis.de/DE/Presse/Pressemitteilungen/Zahl-der-Woche/2019/PD19_14_p002.html

https://www.dge.de/wissenschaft/referenzwerte/

Feinman und Fine 2004 ›A calorie is a calorie‹ violates the second law of thermodynamics. Nutrition Journal 2004, 3: 9

Feinman et al. 2015 Dietary carbohydrate restriction as the first approach in diabetes management: Critical review and evidence base. Nutrition 2015; 31: 1–13

Markova et al. 2017 Proteinreiche Ernährung für Typ 2 Diabetiker? Gastroenterology 2017; 152: 571–585

Sung, et al. 2018 Resolution of fatty liver and weight loss: Independent associations with changes in serum lipids and apolipoproteins. Atherosclerosis 2018; 272: 47–53

Lai et al. 2019 Serial Plasma Phospholipid Fatty Acids in the De Novo Lipogenesis Pathway and Total Mortality, Cause-Specific Mortality, and Cardiovascular Diseases in the Cardiovascular Health Study. J Am Heart Assoc. 2019; 8: e012881

https://www.zeit.de/wissen/gesundheit/2019-05/nahrungsergaenzungsmittel-vitamin-b12-krebsverdacht-martin-smollich

https://www.klartext-nahrungsergaenzung.de/wissen/projekt-klartext-nem/die-dosis-macht-das-gift-13392

https://www.pflanzenforschung.de/de/journal/journalbeitrage/ein-unverwechselbares-aroma-was-macht-den-geruch-von-er-10048

Ernährungsumschau 2015_Sekundäre Pflanzenstoffe_Carotinoide_EU11_M652-M663

Worm 2015 Flexi-Carb, Riva Verlag

World Health Organization. Diet, Nutrition and the Prevention of Chronic Diseases. Geneva, Switzerland: World Health Organization (WHO Technical Report Series, No. 916); 2003.

Rolls, Drewnowski, Ledikwe 2005 Changing the Energy Density of the Diet as a Strategy for Weight Management. J Am Diet Assoc.105:S98-S103

Yao and Roberts 2001 Dietary Energy Density and Weight Regulation. Nutrition Reviews@,Vol. 59, No. 8

Ledikwe et al. 2004 Dietary energy density is associated with energy intake and weight status in US adults. Am J Clin Nutr 2006; 83:1362–8

5 Im Fluss bleiben

Köhnke K 2011 Der Wasserhaushalt und die ernährungsphysiologische Bedeutung von Wasser und Getränken, Ernährungsumschau

https://www.planet-wissen.de/natur/wildtiere/kamele/pwieueberlebenskuenstlerinderwueste100.html

https://www.ernaehrungs-umschau.de/news/31-10-2018-ist-eine-ernaehrungsbedingte-uebersaeuerung-des-koerpers-moeglich/

https://www.ernaehrungs-umschau.de/print-artikel/12-10-2011-eu-1011-saeure-basen-haushalt-und-ernaehrung/

Wacker 2004 Gesundheitserlebnis Basenfasten – Entsäuern mit Genuss https://www.thieme-connect.com/products/ejournals/html/10.1055/s-2004-828281

Ernährungsumschau 2019 Flüssigkeitsmanagement im Sport

https://www.bzfe.de/forum/index.php/forum/showExpMessage/id/6627/page1/6/searchstring/+/forumId/7

Maughan 2003 Caffeine ingestion and fluid balance: a review. J Hum Nutr Diet. 2003 Dec; 16 (6): 411–20

Sadiq Butt 2011 Coffee and its Consumption Benefits and Risks. Critical Reviews in Food Science and Nutrition. Volume 51; 4.

Schubert 2017 Caffeine, coffee, and appetite control: a review. Int J Food Sci Nutr. 2017 Dec; 68 (8): 901–912

Cappelletti 2015 Caffeine: Cognitive and Physical Performance Enhancer or Psychoactive Drug? Current Neuropharmacology 2015, 13, 71–88

Nieber 2017 The Impact of Coffee on Health. https://www.thieme-connect.com/products/ejournals/abstract/10.1055/s-0043-115007

Ebert and Witt 2016 Fructose malabsorption. Molecular and Cellular Pediatrics (2016) 3:10

Imamura et al. 2015 Consumption of sugar sweetened beverages, artificially sweetened beverages, and fruit juice and incidence of type 2 diabetes: systematic review, meta-analysis, and estimation of population attributable fraction. BMJ 2015;351:h3576

Ma et al. 2016 Gradual reduction of sugar in soft drinks without substitution as a strategy to reduce overweight, obesity, and type 2 diabetes: a modelling study. Lancet Diabetes Endocrinol 2016

Popkin and Hawkes 2015 Sweetening of the global diet, particularly beverages: patterns, trends, and policy responses. Lancet Diabetes Endocrinol 2015

Wood et al. 2018 Risk thresholds for alcohol consumption: combined analysis of individual-participant data for 599 912 current drinkers in 83 prospective studies. Lancet 2018; 391: 1513–23

https://www.dhs.de/suchtstoffe-verhalten/alkohol.html

6 Rund und bunt – Naturschönheiten sind die Basis

https://www.dge.de/fileadmin/public/doc/ws/stellungnahme/DGE-Stellung-nahme-Gemuese-Obst-2012.pdf

https://www.5amtag.de/wissen/was-ist-5-am-tag/

Riboli and Norat 2003 Epidemiologic evidence of the protective effect of fruit and vegetables on cancer risk. Am J Clin Nutr 2003; 78

Donohoe et al. 2011 Visceral adiposity, insulin resistance and cancer risk. Diabetology & Metabolic Syndrome 2011, 3: 12

Doyle et al. 2011 Symposium 3: Obesity-related cancers. Visceral obesity, metabolic syndrome, insulin resistance and cancer. Proceedings of the Nutrition Society

Godsland 2010 Insulin resistance and hyperinsulinaemia in the development and progression of cancer. Clinical Science 2010; 118, 315–332

Bundesministerium für Ernährung und Landwirtschaft; Deutschland wie es isst. Ernährungsbericht 2019 https://www.bmel.de/SharedDocs/Downloads/Broschueren/Ernaehrungsreport2019.pdf?__blob=publicationFile

Jenkins et al. 2011 The relation of low glycaemic index fruit consumption to glycaemic control and risk factors for coronary heart disease in type 2 diabetes. Diabetologia 2011; 54: 271–279

Livesey and Taylor 2008 Fructose consumption and consequences for glycation, plasma triacylglycerol, and body weight: meta-analyses and meta-regression models of intervention studies. Am J Clin Nutr 2008; 88: 1419–37

Drewsnowski 2017 Nutrient density: addressing the challenge of obesity. Br J Nutr. 2018 Aug; 120 (1): 8–14

Baranski et al. 2017 Effects of organic food consumption on human health; the jury is still out! FOOD & NUTRITION RESEARCH 2017 Vol. 61, NO. 1, 1–5

https://www.ernaehrungs-umschau.de/print-artikel/09-10-2002-donald-studie-zuckerverzehr-und-naehrstoffverduennung-maskierung-durch-anreicherung/

Ho 2016 A systematic review and meta-analysis of randomized controlled trials of the effect of barley β-glucan on LDL-C, non-HDL-C and apoB for cardiovascular disease risk reduction NAFLD. European Journal of Clinical Nutrition (2016), 1–7

Worm 2018 Ernährungstherapie der nicht-alkoholischen Fettleber. Ernährung & Medizin 2018; 33: 111–118

Spiegel Nr. 27 vom 29.06.2019

Baranski et al. 2014 Higher antioxidant and lower cadmium concentrations and lower incidence of pesticide residues in organically grown crops: a systematic literature review and meta-analyses. British Journal of Nutrition 2014; 112: 794–811

Westphal A, Böhm V 2015 arotenoids. Properties, distribution,bioavailability, metabolismand health effects. Ernahrungsumschau 62(11): 196–207

https://de.statista.com/statistik/daten/studie/974601/umfrage/umsatz-auf-dem-deutschen-markt-fuer-nahrungsergaenzungsmittel-nach-vertriebsweg/

https://www.dge.de/presse/pm/deutschland-ist-kein-vitaminmangelland/

Nationale Verzehrsstudie II, Teil 2. Max Rubner-Institut Bundesforschungsinstitut für Ernährung und Lebensmittel 2008

Gepner et al. 2019 The beneficial effects of Mediterranean diet over low-fat diet may be mediated by decreasing hepatic fat content. Journal of Hepatology Vol. 71; 2: 379–388

Masana et al. 2017 n-3 Fatty acids, Mediterranean diet and cognitive function in normal aging: A systematic review. Experimental Gerontology 2017; 91: 39–50

Toobert et al. 2003 Biologic and Quality-of-Life Outcomes from the Mediterranean Lifestyle Program. Diabetes Care 26:2288–2293

Schwink 2014 Vegane Ernährung. Ernährungsumschau 07/2014

https://www.msdmanuals.com/de-de/profi/ernährungsbedingte-störungen/vitaminmangel,-abhängigkeit-und-intoxikation/vitamin-d

Fassio et al. 2019 Vitamin D – no efficacy without deficiency. What's new? Reumatismo 2019; 2

Malet et al. 2019 Peripheral neuropathy with hypervitaminosis B6 caused by self-medication. Rev Med Interne. 2020; 41 (2): 126–129

Binkley and Krueger 2000 Hypervitaminosis A and bone. Nutrition Reviews, Vol. 58, Nr. 5

7 Eiweiß – der Erste unter den Nährstoffen

Apovian 2015 The low-fat, low-carb debate and the theory of relativity. Am J Clin Nutr. 2015; 102 (4): 719–20

Bueno et al. 2013 Very-low-carbohydrate ketogenic diet v. low-fat diet for long-term weight loss – a meta-analysis of randomised controlled trials. British Journal of Nutrition

S3 Leitlinie, 2015, Ernährungsempfehlungen zur Behandlung des Diabetes mellitus – Empfehlungen zur Proteinzufuhr, Deutsche Diabetes Gesellschaft, awmf online

S3-Leitlinie 2019, Versorgung von Patienten mit chronischer nichtdialysepflichtiger Nierenerkrankung in der Hausarztpraxis, Deutsche Gesellschaft für Allgemeinmedizin und Familienmedizin, AWMF online

Siener 2011 Säure-Basen-Haushalt und Ernährung. Ernährungsumschau doi: 10.1111/obr.12131

Gosby et al. 2013 Protein leverage and energy intake. obesity reviews doi: 10.1111/obr.12131

Govers et al. 2017 Guideline for the Management of Insulin Resistance. International Journal of Endocrinology and Metabolic Disorders doi: 10.1111/obr.12131

Larsen et al. 2010 Diets with High or Low Protein Content and Glycemic Index for Weight-Loss Maintenance. n engl j med 363; 22

Krieger et al. 2006 Effects of variation in protein and carbohydrate intake on body mass and composition during energy restriction: a meta-regression. Am J Clin Nutr 2006; 83: 260–74

Gannon and Nuttall 2006 Control of blood glucose in type 2 diabetes without weight loss by modification of diet composition. Nutrition & Metabolism 2006, 3: 16

Hu 2005 Protein, body weight, and cardiovascular health. Am J Clin Nutr 2005; 82 (suppl): 242–7

Evangelista et al. 2009 Reduced Body Weight and Adiposity with a High-Protein Diet Improves Functional Status, Lipid Profiles, Glycemic Control, and Quality of Life in Patients With Heart Failure: A Feasibility Study. J Cardiovasc Nurs. 2009; 24(3): 207–215

Glogowski 2017 Interview in Ernährungsumschau M390-M393

Markova et al. 2017 Proteinreiche Ernährung für Typ 2 Diabetiker? Gastroenterology 2017; 152: 571–585

Ströhle et al. 2015 Rotes Fleisch – Vom gehaltvollen Nährstofflieferanten zum kanzerogenen Agens? Ernährung im Fokus 15-09–10; 15

Händel et al. 2019 Processed meat intake and chronic disease morbidity and mortality: An overview of systematic reviews and meta-analyses PLoS ONE 14(10): eo22 3883

Bradley et al. 2019 Unprocessed Red Meat and Processed Meat Consumption: Dietary Guideline Recommendations From the Nutritional Recommendations (NutriRECS) Consortium, Annals of Internal Medicine, doi. org/10.7326/M19–1621

https://www.zeit.de/wissen/umwelt/2019-08/sonderbericht-klimawandel-ipcc-landflaechen-nutzung-nachhaltigkeit#2-der-fleischkonsum-ist-absurd-hoch

Deutsche Gesellschaft für Ernährung. Vollwertig essen und trinken nach den 10 Regeln der DGE. https://www.dge.de/index.php?id=52

Lecerf and Lorgeril 2011Dietary cholesterol: from physiology to cardiovascular risk. British Journal of Nutrition 2011; 106: 6–14

Zazpe et al. 2011 Egg consumption and risk of cardiovascular disease in the SUN Project. European Journal of Clinical Nutrition 2011; 65: 676–682

Fuller et al. 2015 The effect of a high-egg diet on cardiovascular risk factors in people with type 2 diabetes: The Diabetes and Egg (DIABEGG) study – a 3-mo randomized controlled trial. Am J Clin Nutr 2015; 101: 705–13

Taylor 2018 Translating aetiological insight into sustainable management of type 2 diabetes. Diabetologia 2018; 61: 273–283

Woocby et al. 2020 Skin Health from the Inside Out. Annu. Rev. Food Sci. Technol. 2020. 11:5.1–5.20

Wilkins et al. 2017 Probiotics for Gastrointestinal Conditions: A Summary of the Evidence. American Family Physician Vol 96 Nr 3

Rautiainen et al. 2016 Dairy consumption in association with weight change and risk of becoming overweight or obese in middle-aged and older women: a prospective cohort study. Am J Clin Nutr doi: 10.3945/ ajcn.115.118406

https://www.lebensmittelklarheit.de/forum/unterschied-zwischen-kokosmilch-und-kokosdrink

Astrup 2014 A changing view on SFAs and dairy: from enemy to friend. Am J Clin Nutr doi: 10.3945/ajcn.

Yakoob et al. 2016 Circulating Biomarkers of Dairy Fat and Risk of Incident Diabetes Mellitus Among Men and Women in the United States in Two Large Prospective Cohorts. Circulation 2016; 133: 1645–1654

Baranski et al. 2017 Effects of organic food consumption on human health; the jury is still out! FOOD & NUTRITION RESEARCH, 2017 VOL. 61, NO. 1: 1–5

Gebauer et al. 2011 Effects of Ruminant trans Fatty Acids on Cardiovascular Disease and Cancer: A Comprehensive Review of Epidemiological, Clinical, and Mechanistic Studies. American Society for Nutrition. Adv. Nutr. 2: 332–354, 2011;

https://www.faz.net/aktuell/stil/essen-trinken/forscherin-spricht-ueber-verganismus-und-snackification-16361577.html?GEPC=s2&GEPC=s5&premium=0xe37fda791402bdf09d4bb6eb38f14870

8 Was haben Kohlenhydrate mit Zucker zu tun?

Taylor 2013 Type 2 Diabetes Etiology and Reversibility. DIABETES CARE, Vol. 36, APRIL 2013

S2-Leitlinie 2017 Praxisempfehlungen, Deutsche Diabetes Gesellschaft Diabetologie und Stoffwechsel 2017; 12(S 02): S93

https://www.diabetesde.org/ueber_diabetes/therapie_bei_diabetes/rund_um_die_therapie/diabetisches_koma_erkennen_und_vermeiden

Kroemer et al. 2018 Carbotoxicity-Noxious Effects of Carbohydrates. Cell 175 doi.org/10.1016/j.cell.2018.07.044

Crabtree et al. 2019 Quantification of Human Central Adipose Tissue Depots: An Anatomically Matched Comparison Between DXA and MRI Tomography Vol 5, No 4

Kwon et al. 2017 Body Fat Distribution and the Risk of Incident Metabolic Syndrome: A Longitudinal Cohort Study. Scientific Reports. doi:10.1038/s41598-017-09723-y

Ladeiras-Lopes 2017 The Ratio Between Visceral and Subcutaneous Abdominal Fat Assessed by Computed Tomography Is an Independent Predictor of Mortality and Cardiac Event. Rev Esp Cardiol (Engl Ed). 2017; 70 (5): 331–337

Lai et al. 2019 Serial Plasma Phospholipid Fatty Acids in the De Novo Lipogenesis Pathway and Total Mortality, Cause-Specific Mortality, and Cardiovascular Diseases in the Cardiovascular Health Study. J Am Heart Assoc. 2019; 8: e012881

https://de.statista.com/statistik/daten/studie/175483/umfrage/pro-kopf-verbrauch-von-zucker-in-deutschland/

https://www.dge.de/wissenschaft/referenzwerte/kohlenhydrate-ballaststoffe/

https://de.statista.com/statistik/daten/studie/171911/umfrage/haeufigkeit-sport-treiben-in-der-freizeit/

Worm 2015 Flexi-Carb, Riva Verlag

Keys A 1953 Prediction and Possible Prevention of Coronary Disease. American Journal of Public Health

Yerushalmy and Hilleboe 1957 Fat in the diet and mortality from heart disease; a methodologic note. N Y State J Med; 57: 2343–2354. In: Acheson 2013 Diets for body weight control and health: the potential of changing the macronutrient composition. European Journal of Clinical Nutrition (2013) 67, 462–466

American Diabetes Association (ADA) (2008) Nutrition recommendations and interventions for diabetes. A position statement of the American Diabetes Association. Diabetes Care. Vol.31(Suppl 1), pp.S61–78.

Dyson, P. A., Kelly, T., Deakin, T., Duncan, A., Frost, G., Harrison, Z., Khatri, D., Kunka, D., McArdle, P., Mellor, D., Oliver, L., and Worth, J., on behalf of Diabetes UK Nutrition Working Group 2011 Diabetes UK evidence-based nutrition guidelines for the prevention and management of diabetes. Diabetic Medicine: A Journal of the British Diabetic Association, Vol. 28 (11), 1282–8

American Diabetes Association 2020 Facilitating Behavior Change and Well-being to Improve Health Outcomes: Standards of Medical Care. In: Diabetes Care 2020; 43 (Suppl. 1): 48–65

Feinman et al. 2015 Dietary carbohydrate restriction as the first approach in diabetes management: Critical review and evidence base Nutrition 2015; 31: 1–13

Evert et al. 2019 Nutrition Therapy for Adults With Diabetes or Prediabetes: A Consensus Report. Diabetes Care

Gonder 2004 Mehr Fett! Hirzel Verlag

Goletzke et al. 2016 Glycaemic and insulin index of four common German breads. European Journal of Clinical Nutrition (2016): 1–4

https://www.ugb.de/lebensmittel-im-test/technische-hilfsstoffe-zutaten-undercover/druckansicht.pdf

https://www.bzfe.de/inhalt/hilfsstoffe-in-der-lebensmittelherstellung-29359.html

https://www.oekolandbau.de/verarbeitung/produktion/verfahren/backwaren/enzyme-in-bio-backwaren/

Ho 2016 A systematic review and meta-analysis of randomized controlled trials of the effect of barley β-glucan on LDL-C, non-HDL-C and apoB for cardiovascular disease risk reduction NAFLD. European Journal of Clinical Nutrition (2016): 1–7

Buyken et al. 2010 Optimal dietary approaches for prevention of type 2 diabetes: a life-course perspective. Diabetologia 53: 406–418

Weltgesundheitsorganisation (WHO), Zuckeraufnahme für Erwachsene und Kinder. https://www.who.int/nutrition/publications/guidelines/sugars_intake/en/

9 Vom Stoffwechsel zum Ölwechsel

Ludwig et al. 2018 Dietary fat: From foe to friend? Science 362, 764–770

Malhotra et al. 2015 It is time to stop counting calories, and time instead to promote dietary changes that substantially and rapidly reduce cardiovascular morbidity and mortality. Open Heart 2015; 2: e000273

Dehghan 2017 Associations of fats and carbohydrate intake with cardiovascular disease and mortality in 18 countries from five continents (PURE) – a prospective cohort study.

Tobias et al. 2015 Effect of low-fat diet interventions versus other diet interventions on long-term weight change in adults: a systematic review and meta-analysis. Lancet Diabetes Endocrinol 2015 Dec, 3(12): 968–79

Simopoulos AP 2008 The importance of the omega-6/omega-3 fatty acid ratio in cardiovascular disease and other chronic diseases. Exp Biol Med (Maywood). 2008; 233 (6): 674–88

Szefel 2015, Factors Influencing the Eicosanoids Synthesis In Vivo. BioMed Research International Vol. 2015, Article ID 690692

Baumann 2013 Ernährung und Immunologie. Ernährungsumschau 12/2013

Hu et al. 2019 Marine Omega-3 Supplementation and Cardiovascular

Disease: An Updated Meta-Analysis of 13 Randomized Controlled Trials Involving 127 477 Participants. J Am Heart Assoc. 2019;8:e013543

Von Schacky 2019 Verwirrung um die Wirkung von Omega-3-Fettsäuren. Der Internist 12/2019

Ramsden et al. 2010 n-6 Fatty acid-specific and mixed polyunsaturated dietary interventions have different effects on CHD risk: a meta-analysis of randomised controlled trials. British Journal of Nutrition (2010), 104, 1586–1600

Garg 1998 High-monounsaturated-fat diets for patients with diabetes mellitus: a meta-analysis. Am J Clin Nutr 1998; 67 (suppl): 577–82

Astrup et al. 2019 WHO draft guidelines on dietary saturated and trans fatty acids: time for a new approach? BMJ 2019; 366: l4137

Kleber et al. 2015 Trans fatty acids and mortality in patients referred for coronary angiography: the Ludwigshafen Risk and Cardiovascular Health Study. European Heart Journal

Gershuni 2018 Saturated Fat – Part of a Healthy Diet. Curr Nutr Rep. 2018 Sep; 7 (3): 85–96

De Souza et al. 2015 Intake of saturated and trans unsaturated fatty acids and risk of all cause mortality, cardiovascular disease, and type 2 diabetes – systematic review and meta-analysis of observational studies. BMJ; 351: h3978

Jebb et al. 2010 Effect of changing the amount and type of fat and carbohydrate on insulin sensitivity and cardiovascular risk: the RISCK (Reading, Imperial, Surrey, Cambridge, and Kings) trial. Am J Clin Nutr; 92: 748–58

Shah et al. 2004 Effect of a high-carbohydrate vs a high-cis-monounsaturated fat diet on lipid and lipoproteins in individuals with and without type 2 diabetes. Nutrition Research 24 (2004): 969–979

Greupner et al. 2018 Effects of a 12-week high-α-linolenic acid intervention on EPA and DHA concentrations in red blood cells and plasma oxylipin pattern in subjects with a low EPA and DHA status. Food Funct., 2018, 9, 1587

Egert et al. 2018 Effects of a hypoenergetic diet rich in α-linolenic acid on fatty acid composition of serum phospholipids in overweight and obese patients with metabolic syndrome. Nutrition 2018; 49: 74–80

www.naturland.de

Dehghan et al. 2018 Association of dairy intake with cardiovascular disease and mortality in 21 countries from five continents (PURE) – a prospective cohort study. The Lancet

Praagman et al. 2016 The association between dietary saturated fatty acids and ischemic heart disease depends on the type and source of fatty acid in EPIC. Am J Clin Nutr

10 Essen mit Taktgefühl

Gallant et al. 2014 Nutritional Aspects of Late Eating and Night Eating. Curr Obes Rep. 3(1): 101–7

Coulthard 2015 Timing of the evening meal how is this associated with weight status in uk children. British Journal of Nutrition 2016; 115: 1616–1622

Lee 2016 Combined eating behaviors and overweight: Eating quickly, late evening meals, and skipping breakfast. Eat Behav. 2016 Apr; 21: 84–8

Mattson et al. 2017 Impact of intermittent fasting on health and disease processes, Ageing Res Rev. 39: 46–58

De Cabo and Michaelsen 2019 Effects of Intermittent Fasting on Health, Aging, and Disease. N Engl J Med 2019; 381: 2541–51

Patterson and Sears 2017 Metabolic Effects of Intermittent Fasting, Annu. Rev. Nutr. 37: 371–93

Tinsley and La Bounty 2015 Effects of intermittent fasting on body composition and clinical health markers in humans. Nutrition ReviewsVR Vol. 73 (10): 661–674

https://de.statista.com/statistik/daten/studie/182650/umfrage/fettle-ibigkeit-bevoelkerungsanteil-in-europa-nach-geschlecht/

https://ec.europa.eu/eurostat/tgm/table.do?tab=table&init=1&plugin=1&pcode=tec00134&language=de

Mokhlesi 2019 Association of Self-Reported Sleep and Circadian Measures With Glycemia in Adults With Prediabetes or Recently Diagnosed Untreated Type 2 Diabetes. Diabetes Care 2019 Jul; 42(7): 1326–1332

12 Yes, I can!

Wendy Wood 2019 Good Habits, Bad Habits: The Science of Making Positive Changes That Stick, Macmillan

https://www.idf.org/e-library/guidelines.html (2019)

https://www.idf.org/e-library/consensus-statements/60-idfconsensus-world-wide-definitionof-the-metabolic-syndrome.html (2006)

Abbildungsverzeichnis

41: © AdobeStock / Oleksii Afanasiev mod. nach Petersen et al. 2007

67: © Adobe Stock / eveleen 007 (Organe), © Freepik / macrovector (Körper/ Gehirn)

116, 126, 128, 137, 142, 150, 155, 161f, 166, 168, 171, 189f, 214, 216, 221, 240, 246, 262, 265f, 268, 279, 288ff, 296, 300, 307: © AdobeStock / sharpnose (Icons)

126, 246, 284: © AdobeStock / nadiinko (Nüsse), 284 Zahlenquelle: BLS 1.8.11.0; Skyr: Herstellerangabe

248: © AdobeStock / reineg (Getreidekorn)

277: Vorlage: Souci, Fachmann, Kraut (2008): Die Zusammensetzung der Lebensmittel – Nährwert-Tabellen. 7. revidierte und ergänzte Aufl. Wiss. Verlagsgesellschaft, Stuttgart

282: © AdobeStock / Do Ra (Flaschenumrisse)

Aus Verantwortung für die Umwelt hat sich der
Verlag Kiepenheuer & Witsch zu einer nachhaltigen
Buchproduktion verpflichtet. Der bewusste Umgang
mit unseren Ressourcen, der Schutz unseres
Klimas und der Natur gehören zu unseren obersten
Unternehmenszielen.

Gemeinsam mit unseren Partnern und Lieferanten
setzen wir uns für eine klimaneutrale Buchproduktion
ein, die den Erwerb von Klimazertifikaten zur
Kompensation des CO_2-Ausstoßes einschließt.

Weitere Informationen finden Sie unter:
www.klimaneutralerverlag.de

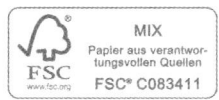

MIX
Papier aus verantwor-
tungsvollen Quellen
FSC
www.fsc.org
FSC® C083411

Verlag Kiepenheuer & Witsch, FSC® N001512

1. Auflage 2021

© 2021, Verlag Kiepenheuer & Witsch, Köln
Alle Rechte vorbehalten
Covergestaltung: Mario Moths
Covermotiv: © iStock.com / AlexRaths
Illustrationen im Innenteil: *elftraud* Edi Berentzen, Hamburg
Gesetzt aus der Minion Pro und der News Gothic
Satz: Buch-Werkstatt GmbH, Bad Aibling
Druck und Bindung: CPI books GmbH, Leck
ISBN 978-3-462-05432-3

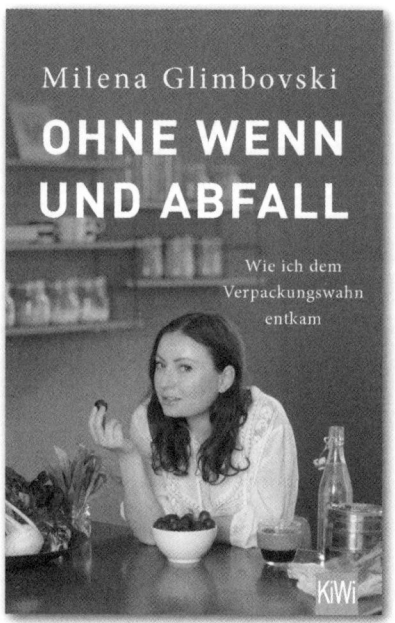

Milena Glimbovski

OHNE WENN UND ABFALL

Wie ich dem
Verpackungswahn
entkam

KiWi

Muss man Käse wirklich dreimal verpackt kaufen? In Folie gehüllte Gurken – ernsthaft? Und für Nüsse und Obst hat doch Mutter Natur schon die perfekte Verpackung entworfen. Ohne Plastik einfacher, gesünder und natürlicher leben – wie geht das? Mit praktischen Anleitungen und Rezepten zeigt dieses Buch, wie man Minimalismus und »Zero Waste« in den eigenen Alltag bringt und dabei auch noch Spaß hat.

KiWi

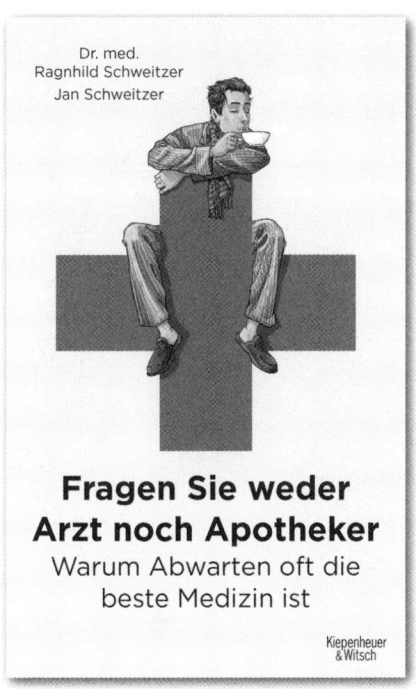

Dr. med.
Ragnhild Schweitzer
Jan Schweitzer

**Fragen Sie weder
Arzt noch Apotheker**
Warum Abwarten oft die
beste Medizin ist

Kiepenheuer
& Witsch

»Das Buch ist kein blindes Ärztebashing, sondern eine fundierte und gut verständliche Auseinandersetzung mit dem ernsten Thema der Überversorgung mit Diagnostik und Operationen.«
Dr. Eckart v. Hirschhausen

Kiepenheuer
& Witsch